上部消化管内視鏡
スクリーニング検査マニュアル

監修 日本消化器内視鏡学会

医学図書出版株式会社

執筆者一覧（執筆順）

間部克裕（独立行政法人国立病院機構　函館病院　消化器科）

田中聖人（京都第二赤十字病院　消化器内科）

岡崎和一（関西医科大学附属病院　内科学第Ⅲ講座）

河合　隆（東京医科大学病院　内視鏡センター）

吉村理江（特定医療法人財団博愛会　人間ドックセンターウェルネス）

田邉　聡（北里大学医学部新世紀医療開発センター　低侵襲光学治療学）

石戸謙次（北里大学医学部　消化器内科学）

引地拓人（福島県立医科大学附属病院　内視鏡診療部）

渡辺　晃（福島県立医科大学附属病院　内視鏡診療部）

中村　純（福島県立医科大学附属病院　内視鏡診療部）

菊地　眸（福島県立医科大学附属病院　内視鏡診療部）

河村卓二（京都第二赤十字病院　消化器内科）

小林正夫（京都第二赤十字病院　健診部）

今川　敦（医療法人社団　今川内科医院）

松田浩二（聖マリアンナ医科大学　横浜市西部病院　消化器内科・内視鏡部）

加藤勝章（公益財団法人宮城県対がん協会　がん検診センター）

川田和昭（静岡赤十字病院　健診部・経鼻内視鏡センター）

青木利佳（公益財団法人とくしま未来健康づくり機構　徳島県総合健診センター）

安田　貢（国家公務員共済組合連合会　KKR 高松病院　人間ドックセンター）

井上和彦（一般財団法人淳風会　旭ヶ丘病院　内視鏡センター）

清水勇一（北海道大学病院　光学医療診療部）

竹内　学（長岡赤十字病院　消化器内科）

鈴木志保（加古川中央市民病院　消化器内科）

吉村大輔（福岡県済生会福岡総合病院　消化器内科）

遠藤昌樹（開運橋消化器内科クリニック）

小野尚子（北海道大学病院　光学医療診療部）

山﨑泰史（大阪国際がんセンター　消化管内科）

上堂文也（大阪国際がんセンター　消化管内科）

関口正宇（国立がん研究センター中央病院　検診センター）

川田　登（静岡県立静岡がんセンター　内視鏡科）

堀田欣一（静岡県立静岡がんセンター　内視鏡科）

小野裕之（静岡県立静岡がんセンター　内視鏡科）

大泉晴史（医療法人社団至誠会　大泉胃腸科内科クリニック）

門馬　孝（もんま内科・皮ふ科医院）

吉澤和哉（済生会新潟第二病院　検診センター　健康検診科）

武田弘明（山形県立中央病院　消化器内科）

有川　卓（山形市医師会健診センター）

松田尚久（国立研究開発法人　国立がん研究センター中央病院　検診センター／内視鏡科）

発刊に寄せて

　2015年3月発刊の「有効性評価に基づく胃がん検診ガイドライン2014年版」で内視鏡検査による胃がん検診が対策型検診として推奨されました。それをふまえて，厚生労働省「がん検診のあり方に関する検討会」により，胃がん検診の検査項目として胃内視鏡検査を加えるとの提言がなされ，2016年から内視鏡検査が導入されました。またわが国における*H.pylori*感染率は低下し，除菌治療も広く普及してきています。このような時代的・社会的背景をもとに，胃内視鏡検診の実態とこれからの時代にどのような内視鏡検診が求められるのかを明らかにするために，日本消化器内視鏡学会では，内視鏡検診・健診あり方委員会を設けることになりました。2015年10月の理事会にて委員会設立が承認され，2016年1月6日に第1回の委員会が開催されました。そこで委員会設立の目的と方向性について，「上部消化管および下部消化管における内視鏡を用いた検診・健診だけではなく，内視鏡スクリーニング検査に対する日本消化器内視鏡学会としての適切な方法論，安全性，教育，データベースなどを整理し，将来に向けた方向性を示すこと」が確認されました。その後，「日本における内視鏡検診の実態調査」が行われ，その内容については第1項で間部克裕氏が詳しく解説されています。2016年4月28日に第2回目の委員会が開催され，「上部消化管内視鏡スクリーニング検査マニュアル」を発刊することが決定しました。その位置づけとしては，日本消化器がん検診学会で発行している「対策型検診のための胃内視鏡検診マニュアル」と違い，対策型検診だけではなく，スクリーニング検査を行うすべての医療従事者を対象とすることとしました。項目として上部消化管内視鏡検査の方法，内視鏡スクリーニング検査に必要な準備，内視鏡洗浄と管理，生検時の注意，標準的撮影部位，リスク層別化による質の高い内視鏡スクリーニング，画像強調観察・拡大内視鏡などが取り上げられ，実践の場で必要な基本的知識がわかりやすく整理されています。さらに後半には記録・データベース，教育と指導体制，精度管理も解説されており，上部消化管内視鏡をスクリーニング検査として行うために医師・メディカルスタッフのみならず実施医療施設にとって必要不可欠な事項がすべて網羅されております。本書が，上部消化管内視鏡スクリーニング検査を行うすべての医療従事者のマニュアルとして，必ずお役に立てるものと確信しています。

　日本消化器内視鏡学会としては，今後，Japan Endoscopy Database（JED）プロジェクトと連結したデータベース化を積極的に推進するとともに日本医師会の先生方，全国の自治体関係者ならびに日本消化器がん検診学会，日本人間ドック学会の先生方のご協力とご支援を賜りながら，わが国における内視鏡検診が適切でより有効な方向で実施され，広く国民の福利厚生に貢献できるように努めていきたいと考えております。

　本書の編集を担当された内視鏡検診・健診あり方委員会担当理事　加藤元嗣先生，同委員長　河合　隆先生ならびに委員の先生方，解説ならびにご査読いただいた先生方に深甚の謝意を表します。

2017年5月

日本消化器内視鏡学会理事長
田尻久雄

目　次

序 ·· 加藤　元嗣　　1

1　日本における内視鏡検診の実態調査 ························ 間部　克裕　　2

2　内視鏡スクリーニング検査に関わる学会としての役割 ·········· 田中　聖人, 他　　8

3　上部消化管内視鏡検査の方法（経鼻，経口）と特徴～コツと注意点～
　　·· 吉村　理江　　11

4　内視鏡スクリーニング検査に必要な準備

　　総論 ··· 田邉　　聡, 他　　19
　　1）問診内容と事前検査 ······························· 引地　拓人, 他　　21
　　2）抗血栓薬の取り扱い ······························· 間部　克裕　　29
　　3）検査前の食事と飲水，服用すべき，中止すべき薬剤 ····· 河村　卓二　　33
　　4）前処置 ··· 河村　卓二, 他　　35
　　5）鎮静方法と検査中のモニタリング ··················· 今川　　敦　　42

5　内視鏡の洗浄と管理，処置具の取扱い ···················· 松田　浩二　　49

6　生検すべき対象と生検時の注意点 ······················· 加藤　勝章　　53

7　上部消化管内視鏡スクリーニングの標準的な撮影部位：画像と撮影のコツ，
　　見落としやすい部位，客観的評価可能な画像とは？

　　1）経鼻 ··· 川田　和昭　　65
　　2）経口 ··· 青木　利佳, 他　　74

8　リスク層別化による質の高い内視鏡スクリーニング

　　総論 ··· 井上　和彦　　84
　　1）咽喉頭，食道のハイリスク ························· 清水　勇一　　86
　　2）接合部のハイリスク ······························· 竹内　　学　　92
　　3）胃のハイリスク
　　　　①血清 ·· 井上　和彦　　97
　　　　②内視鏡所見によるヘリコバクター・ピロリ感染診断 ···· 鈴木　志保　　106
　　　　③ヘリコバクター・ピロリ未感染胃癌 ··············· 吉村　大輔　　116
　　4）十二指腸で生検すべき所見，疾患は？ ··············· 遠藤　昌樹　　121

9　色素内視鏡，画像強調内視鏡，拡大内視鏡のエッセンス

　　1）BLI，LCI ··· 小野　尚子　　128
　　2）NBI ··· 山崎　泰史, 他　　135

書籍　上部消化管内視鏡スクリーニング検査マニュアル お詫びと訂正

『上部消化管内視鏡スクリーニング検査マニュアル』におきまして下記の誤りがございました。訂正させていただきますとともに、読者の皆様にご迷惑をおかけしましたこと深くお詫び申し上げます。

■　2 内視鏡スクリーニング検査に関わる学会としての役割（p8 ～ 10）に誤りがありましたので，お詫びし訂正いたします。

P9.　表1タイトル

【誤】

表1　日本消化器がん検診学会発行『対策型検診のための胃内視鏡検診マニュアル』における検査医の資格要件と資格認定要件

【正】

表1　日本消化器がん検診学会発行『対策型検診のための胃内視鏡検診マニュアル』における検査医の資格要件と資格認定要件（**文献2より引用**）

P10.　表2タイトル

【誤】

表2　日本消化器がん検診学会発行『対策型検診のための胃内視鏡検診マニュアル』における胃内視鏡検診運営委員会（仮称）の要件

【正】

表2　日本消化器がん検診学会発行『対策型検診のための胃内視鏡検診マニュアル』における胃内視鏡検診運営委員会（仮称）の要件（**文献2より引用**）

p10.　文献

【誤】

文　　献

1) 日本消化器内視鏡学会：「専門研修プログラム整備基準」へのパブリックコメントに対する回答について. http://www.jges.net/index.php/member_submenu/archives/498

【正】

文　　献

1) 日本消化器内視鏡学会：「専門研修プログラム整備基準」へのパブリックコメントに対する回答について. http://www.jges.net/index.php/member_submenu/archives/498

2) 一般社団法人　日本消化器がん検診学会　対策型検診のための胃内視鏡検診マニュアル作成委員会編：対策型検診のための胃内視鏡検診マニュアル2015年版.

■ 12 精度管理方法〜質の高い胃内視鏡検診のために〜（p160〜174）に関しまして、書籍【対策型検診のための胃内視鏡検診マニュアル 2015年】（一般社団法人　日本消化器がん検診学会発行）より多くの引用箇所があるにも関わらず、許諾申請前に発刊しましたこと深くお詫びいたします。

著作権のある一般社団法人　日本消化器がん検診学会様より該当箇所の許諾を頂きましたので、訂正いたします。

引用箇所を下記にまとめました。

上部消化管内視鏡スクリーニング検査マニュアル			対策型検診のための胃内視鏡検診マニュアル　2015年度版	
ページ	部位		引用ページ	内容
160	Ⅱ	精度管理指標	23	（1）精度管理指標
160	1.	技術・体制指標	23	①技術・体制指標
160	2.	プロセス指標	23	②プロセス指標
161	3.	アウトカム指標	23	③アウトカム指標
160	図1	がん検診の精度管理指標	24	図2　がん検診の精度管理指標
161	Ⅲ	胃内視鏡検診運営委員会（仮称）	30	2. 胃内視鏡検診運営委員会（仮称）
161	図2	胃内視鏡検診運営委員会の役割	31	図1　胃内視鏡検診運営委員会（仮称）の役割
161	Ⅳ	検診受診対象	32	3. 検診受診対象
161	1.	検診対象の除外条件	32	1）検診対象の除外条件
161	2.	胃内視鏡検査の禁忌	32	2）胃内視鏡検査の禁忌
162	Ⅴ	検査医・メディカルスタッフ	33	4. 検査医・メディカルスタッフ
162	1.	検査医の条件	33	1）検査医の条件
162	1）	対策型検診の知識	33	（1）対策型検診の知識
162	2）	胃内視鏡検査医の技量、資格	33	（2）胃内視鏡検査医の技量
162	2.	メディカルスタッフの役割	34	2）メディカルスタッフの役割
162	Ⅵ	検査関連機器	35	5. 検査関連機器
162	1.	内視鏡の種類	35	1）内視鏡の種類
163	Ⅶ	読影体制	37	6. 読影体制
163	1.	ダブルチェック	37	1）ダブルチェックの必要性
163	2.	読影委員会	37	2）読影委員会の役割
165	3.	検査画像の提出・管理	37	3）検査画像の提出
165	図3	検診内視鏡画像の提出	38	図1　検診内視鏡画像の撮影と読影委員会への画像提出
165	4.	画像点検	38	4）画像点検
166	図4	画像点検票	40	表1　画像点検票（例）
165	Ⅷ	結果判定	41	7. 結果判定
167	図5	胃内視鏡検診結果判定票	42	表1　胃内視鏡検診結果判定票（例）
165	Ⅸ	検診データベース	43	8. 検診データベース
166	Ⅹ	精度管理指標の算出（表3）	46	9. 精度管理指標の算出
168	表3	プロセス指標の算出	46	表1　プロセス指標の算出
168	図6	感度・特異度の算出	47	図1　感度・特異度の算出
167	ⅩⅠ	研修カリキュラム	48	10. 研修カリキュラム
169	表4	研修カリキュラム	48	研修カリキュラム（案）
167	5.	機器管理	64	5. 機器管理
168	6.	結果報告	67	6. 結果報告
168	1）	検査後の説明	67	1）検査後の説明
168	2）	受診者への結果報告（図7）	67	2）受診者への結果報告
170	図7	検診結果報告様式	68	表1　検診結果報告様式（例）
168	ⅩⅢ	不利益への対策	69	Ⅷ. 不利益への対策
168	1.	偽陽性	10	1. 偽陽性
			69	1. 偽陽性
169	2.	過剰診断	10	2. 過剰診断
169〜170	3.	偶発症	71	4. 偶発症
171	図8	胃内視鏡検診偶発症報告のフローチャート	73	図1　胃内視鏡検診偶発症報告のフローチャート
172	表5	胃内視鏡検診偶発症報告様式	74	表3　胃内視鏡検診偶発症報告様式（例）
171	ⅩⅣ	受診率とキャパシティ	27	10行目：実際に導入できるのは…可能性がある。
			28	6行目：当初は大学医学部の…進みやすいと考えられる
173	表6	胃内視鏡検診実施のための自己採点表【医療機関版】	78	表2　胃内視鏡検診実施のための自己採点表【医療機関版】

この度、【上部消化管内視鏡スクリーニング検査マニュアル】をご購入頂きましたお客様には大変ご迷惑をお掛け致しまして申し訳ございません。

また、一般社団法人　日本消化器がん検診学会様にこの場を借りて、お詫び申し上げるとともに、謹んで訂正いたします。今後は、このような事が無いよう編集部一同、対策を講じてまいります。

今後共、変わらぬお引き立てを賜りますよう御願い申し上げます。

10　スクリーニング検査で必要な所見と記録内容：JED，データベース

1）内視鏡診療における大規模データベースの必要性 ················ 関口　正宇　　142
2）JED をふまえた所見，検診（スクリーニング）JED ············· 田中　聖人，他　146

11　内視鏡スクリーニング検査の教育，指導体制のこれから

1）教育施設 ·· 川田　　登，他　152
2）クリニック・医師会・地域の立場から ··················· 大泉　晴史，他　155

12　精度管理方法～質の高い胃内視鏡検診のために～ ·············· 小林　正夫　　160

13　内視鏡スクリーニング～症例集～ ························· 175

付録　検診（スクリーニング）JED 用語一覧 ···················· 199

索引 ··· 205

おわりに ································· 河合　　隆　211

序

　2014年に世界保健機構の国際がん研究機関（IARC）が，胃癌予防対策として*H. pylori*除菌を世界に向けて推奨しました。わが国では2013年の*H. pylori*感染胃炎に対する除菌治療の適用拡大により，*H. pylori*除菌が急速に広がり，胃癌撲滅の基盤が整ったので，国家レベルで本格的な胃癌予防に邁進する必要があります。2016年に日本ヘリコバクター学会はピロリ菌の診断と治療に関するガイドラインを7年ぶりに改訂を行い，胃癌予防のあり方についての提言がなされました。そこでは，未成年者から胃癌発症リスクが高まる世代までの胃癌予防対策が提示されています。中高校生など若年者に対する*H. pylori*除菌は，若年胃癌を含めた胃癌リスクを大幅に減らすことと，彼らの子供たちへの感染を阻止することが期待できます。成人においては，*H. pylori*感染者を拾い上げ，感染者には一次予防として除菌治療を行い，除菌後は胃癌リスクに応じて二次予防として定期的な胃癌スクリーニングを行うことです。除菌後の胃癌スクリーニングは内視鏡検査で行うのが理想的ですが，地域によっては内視鏡医不足から胃X線検査で対応することもありえます。

　さらに，2016年から胃がん検診に内視鏡検査が導入されました。日本における対策型胃がん検診は，長きにわたって胃X線検査のみが推奨されてきました。有効性評価に基づく胃がん検診ガイドライン2014年度版で，初めて胃内視鏡検査が推奨グレードBと胃X線検査と同様の推奨度とされ，厚生労働省の指針で胃内視鏡検診が正式に推奨されました。実臨床においては，かなり以前から胃癌のスクリーニングは内視鏡検査で行われており，遅きに期した印象であります。わが国と並んで胃癌大国の韓国では，内視鏡検査による胃がん検診の普及により胃癌死亡率の減少効果が認められています。今後わが国でも内視鏡による胃がん検診の普及により，胃癌発見率，早期癌比率，5年生存率の向上と死亡率減少効果が期待できます。

　今，内視鏡スクリーニング検査には，従来からの胃癌の発見という役割の他に，*H. pylori*感染胃炎を診断するという重要な役割が求められています。新たな内視鏡の胃炎分類として「胃炎の京都分類」が発表されました。この分類のコンセプトは，内視鏡により胃粘膜の状態を*H. pylori*未感染粘膜，*H. pylori*感染粘膜，*H. pylori*既感染・除菌後粘膜に診断することにあります。「胃炎の京都分類」が内視鏡的な胃炎所見を体系化したことで，*H. pylori*感染胃炎の診断が容易となり除菌治療へ誘導ができるだけではなく，*H. pylori*感染状態によって異なる胃癌の特徴を理解することで，効率的な胃癌スクリーニング検査が可能になります。

　現在多くの胃癌は医療機関で行われている内視鏡スクリーニング検査で発見されていますが今後は内視鏡検診によって発見される胃癌が増えてくると考えられます。胃がん検診で行われる内視鏡スクリーニング検査にも内視鏡専門医が施行する内視鏡スクリーニング検査と同レベルの胃癌や胃炎の診断能が求められるのは必然で，胃がん検診のスクリーニング精度が低くていいはずはありません。そこで，質の高い内視鏡スクリーニング検査を目指して，日本消化器内視鏡学会では内視鏡スクリーニング検査マニュアルを作成しました。

　慢性胃炎への除菌適用拡大は単なるプロローグに過ぎず，今や*H. pylori*除菌は大きな波となっています。胃癌予防の両輪の一方である内視鏡スクリーニング検査の普及と質の向上によって，わが国の胃癌死撲滅が成し遂げられると信じています。

国立病院機構函館病院院長
加藤元嗣

1 日本における内視鏡検診の実態調査

はじめに

日本における対策型胃がん検診は，長きにわたって胃X線検査のみが推奨されてきた。有効性評価に基づく胃がん検診ガイドライン2014年度版が2015年3月に発刊され，初めて胃内視鏡検査が証拠のレベル2＋，推奨グレードBと胃X線検査と同様の推奨とされた。2016年2月には日本消化器がん検診学会から，対策型検診のための胃内視鏡検診マニュアルが発刊され，厚生労働省の指針が改訂され胃内視鏡検診が正式に推奨された。臨床においては胃のスクリーニング検査は胃X線から内視鏡に変わっており，胃X線の撮影や読影のできる医師の高齢化，減少が問題になっている中，長く待ちわびていた内視鏡検診の推奨であるが，現在の日本における内視鏡検診の実態はどうであるか。本稿では日本の内視鏡検診の実態と今後の課題も含めて概説する。

I 日本消化器内視鏡学会によるアンケート調査

2016年2月〜3月にかけて，全国の自治体，医師会，内視鏡学会指導施設にアンケート調査を依頼した。回収率はそれぞれ，58％（1,109/1,912），48％（424/882），67％（907/1,356）と予想以上の回収率であり，内視鏡検診に対する関心が高い現状がうかがわれた。なお，指導施設においては，71％の施設が検診を実施しているが，多くは任意型検診，いわゆるドックであった。また，施設内の学会加入者，専門医数は消化器内視鏡学会と消化器病学会は2名以上の複数施設がほとんどであったが，消化器がん検診学会，人間ドック学会など検診に関係する学会は加入者，専門医ともに少ない結果であった。そのため，以下のアンケート結果については実際に対策型胃内視鏡検診を実施すると考えられる自治体と医師会の回答を中心にまとめた。また，医療新聞社が2016年4月に全国の自治体1,742市町村を対象に行った胃がん検診に関するアンケート調査（回収率43.4％）も適時用いた。

1. 内視鏡検診の実施状況（図1）

現時点で行う見込みがない，と回答したのが過半数であり特に実施主体の自治体では64％と高い結果であった。一方，すでに実施しているのは自治体19％，医師会23％であり，20％弱程度はすでに内視鏡検診が実施されている実態が明らかになった。

医療新聞社のアンケートでは，実施していると回答した自治体は117，15.5％であり，一方，回答の詳細を見ると，希望者のみの実施，人間ドックとして対応などが大半であった。

2. 実施する見込みがない理由

複数回答可の選択としたところ，自治体では内視鏡検査，内視鏡医のキャパシティ（510），具体的な実施方法（372），予算（208）と回答し，医師会は，内視鏡キャパシティ（118），具体的な方法（113），予算（72）であった。予算確保の困難が多いと予測していたが，実際には内視鏡医や内視鏡検査枠のキャパシティの問題と，精度管理など具体的な実施方法に困難を感じているとの回答

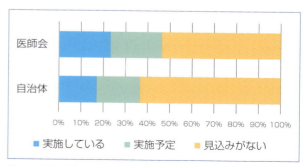

図1 内視鏡検診の実施について

が圧倒的に多かった。困難な理由としてあげた個別の意見では，専門医不足とそれによる実施困難や読影委員会設置の困難，キャパシティの把握ができない，キャパシティ不足など自治体レベルでの実施が困難である理由が記載されていた。

医療新聞社のアンケートではキャパシティ問題が47.5％，精度管理体制が33.5％，予算が18.3％と回答されており，個別回答においても，指針に基づく実施は困難など，実施基準に沿えない，読影委員会の設置が難しい，二次読影は困難など，すでに実施している自治体においても，改訂された指針に基づく実施体制の構築は困難との見解が多かった。

3. 実施している内視鏡検診の種別

自治体は職域検診（80），住民検診（10），医師会は職域検診（29），住民検診（25）であり，住民検診として内視鏡検診を実施している自治体はさらに少ない結果であった。指導施設のアンケートでも同様であったが，2016年現在行われている内視鏡検診は指針改訂前でもあり，そのほとんどが人間ドックや希望者対象のもので対策型検診として本格的に実施している自治体は少ない現状が明らかになった。

4. 内視鏡検診の担当施設

自治体へのアンケート結果では，検診センターは1～2施設が43％（60件），次いでなしが32％（45件），病院も1～2施設が43％（102件），3～5施設が23％（56件），6～10施設が14％（33件），クリニックは1～10施設が54％（108件），11～20施設が16％（33件）であり，集団検診を行える検診センターが少なく，病院，クリニックともに少ない。

5. 学会加入者と専門医数

いずれも内視鏡学会，消化器病学会の順に多く，消化器がん検診学会，人間ドック学会の加入者，専門医は少なくゼロと回答する自治体，医師会も半数弱存在していた。

6. 内視鏡検診の対象年齢

改訂された指針通りの50歳以上と回答したのが，自治体37％（137），医師会34％（64），これまで通り40歳以上と回答したのは，それぞれ37％（135），医師会40％（75）で対象年齢の上限設定はなしが自治体83％（274），医師会93％（167）であった。上限ありとした自治体では74歳との回答が20件と最多であった。

7. 検診間隔

自治体は43％が逐年，34％が2～3年ごと，医師会は45％が逐年，38％が2～3年ごとと回答し，逐年が多いものの，2～3年ごとと回答したのも30％を超える結果であり，指針の影響が早くもみられた。

8. 撮影枚数，撮影箇所や報告所

自治体は，決まっている22％，検討中27％，決めていない36％，医師会は，決まっている34％，検討中29％，決めていない28％であった。20～30％は決まっているが，その他は検討中または決めていないとの回答であり，標準的な撮影方法や枚数，報告書の必要性が明らかになった。

9. 精度管理方法

精度管理の方法の課題が内視鏡検診実施の大きな壁になっていることが2.で明らかになったが，精度管理方法が決まっていると回答したのは，自治体18％，医師会29％と過半数が決まっていないか検討中という結果であった（図2）。精度管理を行っている中では，ダブルチェックなしは自治体9％，医師会27％で，全例全画像のダブルチェックを行っているのはそれぞれ59％，65％であった。

医療新聞社のアンケートでは二次読影についての質問に対し，実施しているが30.7％，検討中25.3％，実施困難25.3％であった。

すなわち，精度管理やダブルチェックは実施できているところは20～30％程度であるが，行っている自治体，医師会においてはほとんどがダブるチェックをしており，全例，全画像を行っているのが60％程度であった。自治体に対するアンケートでは精度管理について非常に厳しい意見が目立った。ダブルチェック，専門医，読影委員会などのハードルが高く理想論としては良いが，一部の先進地域でのみ実施され多くの自治体は実施できないままになってしまい本来の検診の意味を

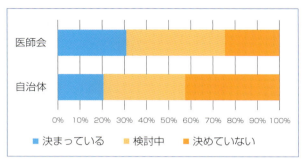

図2 精度管理方法について

なさない。もっと地域の実情を調査し，具体的に実施できるシステムや体制を検討してからマニュアルを出すべきである。これまで内視鏡検診を実施してきたが，指針が出たため医師会，検診団体と相談したが指針通りは不可能との判断で中止した，など，実施可能な方法を示せないまま先進地区の理想的な体制で指針やマニュアルを作成，発表したことに対して厳しい意見が多くみられた。また，内視鏡ファイリングシステムの規格が異なり，画像やデータをしっかりと同じシステムに収集して検討できるよう標準フォーマットを作成するなど，学会主導で内視鏡検診実施前にするべきとの意見もみられた。地域ごとに医師や施設の不足など様々な課題があり，内視鏡検診が日本全体としてマススクリーニングの役割を果たすためには，実態調査に基づく実施可能な精度管理体制，実施医師に対する教育体制の確立など様々な課題があることが明らかになった。集団検診が難しく個別検診になることで行政の管理体制がさらに難しくなることも大きな課題となっており，画像，データのonlineでの管理システムの開発も急務である。

10. 胃がんリスク（ピロリ菌感染，萎縮など）を診断し結果に反映しているか？

胃がんリスクはピロリ菌感染の有無，特に未感染と感染（現感染と過去感染）により大きく異なり，感染の中でも萎縮の程度によって変わる。この点から検診においてピロリ感染，萎縮について結果に反映しているかをたずねた。

自治体はすでに反映させている16%（57），今後診断することを検討している36%（113），診断する予定はない25%（90），その他にはABC検診実施が18件などであった。医師会は回答数が少なかったもののすでに反映させている16%，検討中17%，診断する予定はないが25%であった。いずれにしても，胃がんリスク層別化に非常に重要なピロリ感染状態や萎縮度などについて診断して結果に反映しているところは20%に満たないことが明らかになった。

一方，指導施設に対するアンケートでは84%が診断し結果に反映していると回答しており，萎縮の程度についても同様に84%で実施していた。しかし，結果に萎縮の程度を反映しているのは57%のみであった。指導施設では日常診療として定着しているものの，検診実施においてはまだまだピロリ菌感染の有無，萎縮の程度などの診断およびリスク層別化の考えについての普及が必要であることが明らかになった。

また，医療新聞の調査では血清検査による胃がんリスク層別化（ABC分類）の実施についてアンケートしており，実施しているが11.8%（89），検討しているが5.7%（43）と報告されている。自治体においても胃がん検診にリスク層別化の考えがあることは普及してきており，内視鏡検診との組合せについても検討がされつつある。

検診におけるリスク層別化の考えが普及してきた時期に内視鏡検診が推奨されたことは，大きな意義があるだろう。可能な限り精度が高い検診が求められることはもちろんであるが，全国各地で広く実施できる，受診率の高い検診システムを提案し，検証していく必要がある。同時に，ピロリ陽性疑いの受検者には，ピロリ菌検査と除菌治療に誘導する仕組みを作り，除菌後にも胃がん検診を継続する仕組みが重要である。

II これから求められる内視鏡検診システムとは？

対策型胃がん内視鏡検診を実施する場合，病院や検診施設での集団検診の実施は実質状難しいことがアンケート結果からも明らかになり，クリニックなどによる個別検診が中心となる。自治体がデータ管理，運営していくためには，医師会などと協力し，内視鏡検診運営委員会や読影委員会を設置して管理していくことが必要になる。それぞれ異なる内視鏡機器で撮像し，内視鏡ファイリングシステムも複数社存在し，行政単位ごとに広

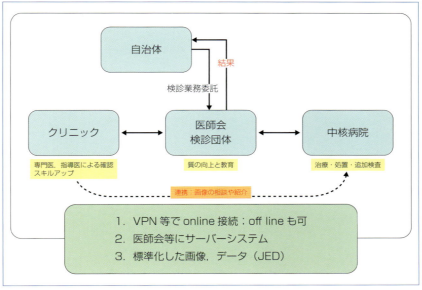

図3　医師会を核とした胃内視鏡検診システム

域にわたって検診実施施設が存在することにより，これまで以上に管理が難しくなることが容易に想像できる。

画質の管理，精度管理を行うために，画像や診断結果を広く分布する複数の施設から集めて保存し管理，運営することが現状では難しい面が多々ある。現在行われている地域ではCD-Rで撮像した画像を医師会等に集め，画像を読み取って保存し，読影を行っているところが多い。この場合，CD-Rの回収，PCへの保存作業など様々な費用が生じうる。

そのため，医師会などを核とした内視鏡検診の管理組織が必要となり，ここにonlineで画像と問診情報，診断結果を集めることができるシステムが求められる。市町村合併で広域となった静岡県浜松市ではすでにこのようなonlineでの画像，データの統括システムを開発し運用が開始されている。今回のアンケート調査でも，自治体の31％，医師会の48％がonlineによる画像，データの収集と精度管理について検討したいと回答しており関心の高さがわかる。現在，数社でこのようなonlineシステムの開発が進行している。医師会等にサーバーを置き，onlineで画像，データを収集。二次読影に使用したり，検診結果や集計を自治体に提供したり，検診発見胃がんの前回内視鏡画像の検討を行う，教育に使用するなど様々な効果が期待される（図3）。重要なことは，画像保存の形式を揃え，診断結果や問診情報については，標準言語，すなわちJapan Endoscopy Database（JED）による問診，検査結果をonlineで医師会に送付し，その内容はデジタルデータとして保存し，運営委員会で解析し自治体に対する報告書や集計データなどを提出できることであり，これにより大幅な業務軽減と確実な管理が可能となる。

Ⅲ　韓国における内視鏡検診

年齢調整胃癌罹患率が世界で一番高い韓国では，国全体でがん検診プログラムが策定され，国家プロジェクトの中で胃がん検診は40歳以上に対して2年ごとに内視鏡または胃X線検査を選択性で行うガイドラインが2001年に作成され，定期的に改訂され2015年に最新版が出されている。

当初10％弱だった検診受診率は2011年には44％と大幅な受診率向上を果たし，ドックなどその他の検査を含めると70％を超える受診率となった。検診無償の対象者を収入レベルが低い順番に徐々に拡大，検診受診勧奨を郵送と電話で行う，検診受診者の医療費補助などインセンティブを作成など様々な努力がなされている。内視鏡検査の比率は20％から70％を超えるまで増加し，胃がん5年生存率は43％から67％に向上し，胃がん死亡率は全体で32％，内視鏡検診では59％の減

1. 日本における内視鏡検診の実態調査

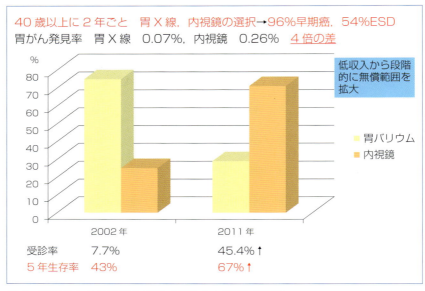

図4 韓国における胃がん検診（文献1より引用改変）

少効果を認めた。韓国では画像を患者本人以外が施設外に持ち出すことが法律で禁止されていること，撮像枚数が少ないこともあり，いわゆるダブルチェックは行われていない。内視鏡学会がガイドライン作成，教育プログラムの実施，認定制度を作ることで質の担保を行い，受検者数の増加に伴う検査医の育成を行い，胃がん発見率，早期癌比率，5年生存率の向上と死亡率減少効果など確実な効果を上げている。

日本では2016年から推奨された内視鏡検診であるが，キャパシティーの問題，精度管理の問題などで全国に普及するには時間を要するのが現状であり，高い受診率と確実な効果を上げている韓国の胃がん検診（図4）から学ぶことも多い。

おわりに

胃X線に加えて胃内視鏡検診が対策型胃がん検診の方法として認められたことは，受検者，施行医の双方にとって待望の朗報である。しかし，行ったアンケート調査の結果からは，現在までに公表された指針やマニュアルでは実施困難な自治体，医師会が多くを占め，有効な内視鏡検診の実現には様々な課題があり時間を要することが明らかになった。具体的な実施方法，特にダブルチェックを必須とする精度管理体制は医師不足などによりハードルが高いことが多くの回答にみられた。マニュアルはこれまでに内視鏡検診を実施してきた先進地区の胃X線検診の手法を基本にした方法であり，50万人から100万人規模の都市での報告が多く，それ以上大きな都市や小さな地域でそのままの方法を取ることは困難である様子がうかがえた。多くの地域で受診率，精度の高い内視鏡検診が実施できるよう具体的な方法を提示していく必要がある。また，内視鏡医や内視鏡件数のキャパシティーの問題は可能な件数の把握ができていない現状がある。隣国の韓国では目覚ましい受診率の向上と内視鏡検査の増加にも関わらず大きな混乱なく検診が実施できている。人間ドックや検診，医療でスクリーニングやサーベイランスで行われている内視鏡も含めた内視鏡件数の把握をすることが必要である。内視鏡学会が進めている共通言語であるスクリーニングJEDを用いたデータベースシステム，内視鏡検診システムを構築し，個別検診が中心となる内視鏡検診について医師会や検診管理委員会にデータ収集して学会と連携して件数その他のデータを管理していくことが必要である。

文　献

1) Sangeun Lee, Jae Kwan Jun, Mina Suh, et al：Gastric Cancer Screening Uptake Trends in Korea：Results for the National Cancer Screening Program From 2002 to 2011. Medicine 94：e533, 2015

（間部克裕）

健診と検診の違いは？

健診

特定の病気の発見を目的とするものではなく，健康状態の確認，疾患の危険因子の有無を見るための健康診断のこと。学校健診や特定健診など。

検診

特定の病気の早期発見と早期治療による予防効果を目的として，検査することにより一定数以上の当該疾病が発見される疾患に対して診察・検査を行うこと。がん検診，肝炎ウイルス検診など。

がん検診の種類

がん検診はその目的・提供体制によって対策型がん検診・任意型がん検診の2つに分けられる（表）。また，いずれの検診も健常人を対象とすることから，安全で偶発症の少ない検査が採択されている。

対策型がん検診

対策型がん検診とは，当該がんの早期発見・早期治療により対象集団全体のがん死亡率を減少させることを目的として，有効性が確立された検査方法で実施される。

公的資金を使用して提供されるがん検診であり，施策として実施される2次予防対策である。

例）住民検診，職域検診など。

任意型がん検診

任意型がん検診とは，医療機関などが任意で提供する医療サービスであり，個人の疾病リスクの低減を目的に実施される検診であり，対策型がん検診以外の検診が該当する。

個人のリスクを軽減する目的から，死亡率減少効果が確立していない検査や精密検査に近い検査が行われる場合もある。

例）人間ドックなど。

表　対策型がん検診と任意型がん検診 （http://canscreen.ncc.go.jp/kangae/kangae7.html より引用）

検診方法	対策型がん検診 （住民検診型）	任意型がん検診 （人間ドック型）
基本条件	当該がんの死亡率を下げることを目的として公共政策として行うがん検診。	対策型がん検診以外のもの。
検診対象者	検診対象として特定された集団構成員の全員（一定の年齢範囲の住民など）。ただし，無症状であること。症状があり，診療の対象となる者は該当しない。	定義されない。ただし，無症状であること。有症状者や診療の対象となる者は該当しない。
検診方法	当該がんの死亡率減少効果が確立している方法を実施する。	当該がんの死亡率減少効果が確立している方法が選択されることが望ましい。
利益と不利益	利益と不利益のバランスを考慮する。利益が不利益を上回り，不利益を最小化する。	検診提供者が適切な情報を提供した上で，個人のレベルで判断する。
費用負担	公的資金を使用。無料あるいは一部，少額の自己負担が設定される。	全額自己負担。ただし，保険者等が一定の補助を行っている場合もある。
精度管理	がん登録を利用するなど追跡調査も含め，一定の基準やシステムのもとに継続的な中央管理が行われる。	一定の基準やシステムはなく，検診提供者の裁量に委ねられている。
具体例	健康増進事業による市区町村の住民対象のがん検診（特定の検診施設や検診車による集団方式と，検診実施主体が認定した個別の医療機関で実施する個別方式がある）。	検診機関や医療機関で行う人間ドックや総合健診。 保険者が福利厚生を目的として提供する人間ドック。

2 内視鏡スクリーニング検査に関わる学会としての役割

Ⅰ 日本消化器内視鏡学会の専門医に対する取り組みと考え方

現在日本消化器内視鏡学会では，新専門医機構が提唱する専門医の仕組みに合わせた専門医像を定義し，プログラム整備基準や研修カリキュラムを会員の Public Comment 取得を経て，発行している[1]。これらの取組は，当学会がサブスペシャリティ学会になるためには，専門医の育成が不可欠で重要なためである。この書籍が発行される 2017 年初頭においては，基本領域学会の専攻医の研修が開始される時期は 2018 年度からではないか？ という素案があるのみで，大きな方向性は決定していない。とはいえ，国民に向けて十分な教育を受けた専門医が責任を持った診療を行うことは重要な点であり，時期的なものはともかく，専門医制度がより厳格になることは必要なことであると思われる。

専門医制度において重要な点として，専攻医の研修実績を厳格に管理されることがあげられる。基本領域学会を中心とする各学会では，領域ごとの特性を考慮して，いろいろな実績取得方法が採用されている。すなわち外科系の学会では NCD（National Clinical Database）への手術記録を義務付け，内科系の各学会では病歴要約を必要な症例分の登録を義務付けるとされている。また一部の外科系以外の学会においても，病理学会の剖検詳報や心臓 IVR（Interventional Radiology）領域のごとく NCD への登録が求められている。これに対して内視鏡学会は JED（Japan Endoscopic Database）Project を利用する計画である。すなわち治療手技の精緻なデータ収取を目的とし，それを専門医制度における業績として反映させる NCD とは異なり，JED では診断内視鏡の実績も取得する仕組みを構築する。内視鏡診療では治療だけでなく，診断という非常に大切なプロセスがある。誤解を恐れずに言うならば正常所見を多数観ることも内視鏡医としては重要な経験である。そのため JED では内視鏡ファイリングシステムからデータを取得し，内視鏡医自らが検査・処置・治療時に記載した生の情報を集積するものとしている。中でもスクリーニング検査は内視鏡診断の根幹をなすものと考えられる。すなわちスクリーニング検査は消化器内視鏡専門医にとって不可欠な要件であると言える。

このように専門医制度では内視鏡専門医の実績として，スクリーニング検査のスキルに関する評価は非常に重要である。

Ⅱ スクリーニング内視鏡における専門医の在り方

内視鏡診療においては，早期癌に対する内視鏡治療や，胆膵領域における内視鏡技術など，複雑で習得が難しいものに目が行きがちである。しかしそれらの高度技術は，内視鏡検査という診断技術を通じて培われるべきものであり，通常内視鏡検査の重要性は決して低くみられるべきではない。ことに内視鏡的な早期癌治療を考えたときに発見ができなければ，治療に至らないわけで『Catch Up できる』ということは紛れもなく高度な技術であると言える。

消化器内視鏡専門医においても，まず評価されるべき点は病変を見つける，そして見落とさない技術であり，スクリーニング内視鏡は消化器内視鏡専門医にとって必須の技術である。先に示した新しい専門医制度において，消化器内視鏡専門医の資格認定条件として上部消化管内視鏡検査 1,000 例，下部消化管内視鏡検査 300 例の経験を最低条件として規定しているのも，内視鏡医にとって検査そのもの，精確な観察に根付いた経験こそが最も重要なものであると捉えているからである。

表1　日本消化器がん検診学会発行『対策型検診のための胃内視鏡検診マニュアル』における
検査医の資格要件と資格認定要件

★検査医の資格

　胃内視鏡検診に参加する医師の資格として，日本消化器がん検診学会認定医と日本消化器内視鏡学会専門医の両方の資格を有することが理想的であるが，その取得を前提とすることは困難である。しかし，適切なプログラムと精度管理対策を実施することによって，胃内視鏡検診に携わる検査医の知識・技量の質を改善し，ひいては検診の質の担保をすることは可能である。

★胃内視鏡検診参加検査医条件

　①日本消化器がん検診学会認定医，<u>日本消化器内視鏡学会専門医，日本消化器病学会専門医のいずれかの資格を有する医師</u>。
　②診療，検診に関わらずおおむね年間100例以上の胃内視鏡検査を実施している医師。

★検査医資格認定

　胃内視鏡検診に参加する医師は，専門医の資格を有していない場合でも，現在，診療において定期的に胃内視鏡検査を実施していることが最低条件となる。
　胃内視鏡検診委員会は，胃内視鏡検診の実績を勘案し，検査医として参加可能か否かを判断する。検査医としての継続は検査件数のみならず，ダブルチェックのための読影会や研修会への出席状況についても勘案すべきである。専門医以外の医師は，その技量を改善させるため，ダブルチェックのための読影会や研修会に出席するとともに，画像点検で指摘された点について改善すべく常に努力すべきである。

Ⅲ　日本消化器内視鏡学会専門医と胃がん内視鏡検診とのかかわり

1.　現在提示されている方法論

　現在，上梓されている日本消化器がん検診学会『対策型検診のための胃内視鏡検診マニュアル』によると『日本消化器がん検診学会認定医と日本消化器内視鏡学会専門医の両方の資格を有することが理想的であるが，その取得を前提とすることは困難である。しかし，適切なプログラムと精度管理対策を実施することによって，胃内視鏡検診に携わる検査医の知識・技量の質を改善し，ひいては検診の質の担保をすることは可能である。』とした上で胃内視鏡検診参加検査医条件として，
①日本消化器がん検診学会認定医，日本消化器内視鏡学会専門医，日本消化器病学会専門医のいずれかの資格を有する医師。
②専門医の資格を有していない場合でも，現在，診療において定期的に胃内視鏡検査を実施していることが最低条件となる。胃内視鏡検診に参加する以前に胃内視鏡検査を実施してきた経験が求められ診療，検診に関わらずおおむね年間100例以上の胃内視鏡検査を実施している医師。
の二種類をあげている（表1）。
　さらに検査医資格認定を行う組織として，対策型胃内視鏡検診を行うには『内視鏡を担当する，

地域の医師会，検診機関や専門医を含む構成で胃内視鏡検診運営委員会を設置』し，この委員会組織において『胃内視鏡検診の実績を勘案し，検査医として参加可能か否かを判断する。』としている。
　加えて，胃内視鏡検診運営委員会の業務として下記のものを提示している（表2）。
①胃内視鏡検診運営委員会はダブルチェックを担当する読影委員会を管理し，（中略）専門医あるいは同等の技量を有する医師から構成される読影委員会のメンバーを選任する。
②胃内視鏡検診運営委員会は各地域の実情に応じた検査医資格認定の基準を定め，胃内視鏡検診に参加できる検査医を認定する。委員会により認定された検査医のみが，胃内視鏡検診に携わるようにすべきである。検査医としての継続は検査件数のみならず，ダブルチェックのための読影会や研修会への出席状況についても勘案すべきである。
③専門医以外の医師は，その技量を改善させるため，ダブチェックのための読影会や研修会に出席するとともに，画像点検で指摘された点について改善すべく常に努力すべきである。
　このマニュアルにも記載されているように，急速に増加すると予測される胃内視鏡検診をすぐに日本消化器内視鏡学会の専門医のみで施行管理することは，おそらく不可能であろう。
　一定の経験を有し，日常的に内視鏡検査を施行

2. 内視鏡スクリーニング検査に関わる学会としての役割

表2 日本消化器がん検診学会発行『対策型検診のための胃内視鏡検診マニュアル』における胃内視鏡検診運営委員会（仮称）の要件

- 胃内視鏡検診運営委員会には内視鏡検診を担当する地域の医師会，検診機関や専門医などが含まれていなければならない。
- 胃内視鏡検診運営委員会はダブルチェックを担当する読影委員会を管理し，（中略）専門医あるいは同等の技量を有する医師から構成される読影委員会のメンバーを選任する。
- 胃内視鏡検診運営委員会は各地域の実情に応じた検査医資格認定の基準を定め，胃内視鏡検診に参加できる検査医を認定する。委員会により認定された検査医のみが，胃内視鏡検診に携わるようにすべきである。

表3 関連諸学会と議論すべき論点

①胃内視鏡検診に検査医，あるいは検診運営委員会に関わる『専門医』として日本消化器内視鏡学会以外の専門医は妥当なのか。

②技能の評価の担い手はどの『専門医』であるべきか？

③すべての内視鏡検診においてダブルチェックという文化が果たして妥当なものなのか。

④検査担当医に対するインセンティブを関連学会間で調整しているか。

⑤内視鏡学会の専門医，指導医の要件，役割は胃内視鏡検診に十分に対応しているか？

している医師が胃内視鏡検診を担う，という医師の基準要件は理解できるものであり妥当であると思われるが，今後専門医制度が厳格化して行く中では上記の基準に問題があることは間違いない。

また，検査医の技能向上の方法論として，何らかの研修や検査技術に関してチェックを受ける体制の構築は必須であるが，検診という枠組みの中とはいえ，その方法論が消化器内視鏡を行うという観点で作られた体制となっているかは，十分に検証，検討していく必要があると思われる。

すなわち（表3），

①胃内視鏡検診に検査医，あるいは検診運営委員会に関わる『専門医』として日本消化器内視鏡学会以外の専門医は妥当なのか？

②技能の評価の担い手はどの『専門医』であるべきか？

③すべての内視鏡検診においてダブルチェックという文化が果たして妥当なものなのか？

④検査担当医に対するインセンティブを関連学会間で調整しているか？

⑤内視鏡学会の専門医，指導医の要件，役割は胃内視鏡検診に十分に対応しているか？

これらの点を消化器内視鏡に関わる複数の学会と密に連絡を取りながら話し合いを続けていきたい。

文　献

1) 日本消化器内視鏡学会：「専門研修プログラム整備基準」へのパブリックコメントに対する回答について. http://www.jges.net/index.php/member_submenu/archives/498

（田中聖人，岡崎和一，河合　隆）

3 上部消化管内視鏡検査の方法（経鼻，経口）と特徴〜コツと注意点〜

はじめに

上部消化管内視鏡は先端形状から直視鏡，側視鏡，斜視鏡に分けられるが，検診・スクリーニングで用いられるのは直視鏡もしくは斜視鏡である。また内視鏡の径については近年は経鼻挿入可能な細径内視鏡（以後経鼻内視鏡と称する）が検診を中心としたスクリーニング検査で普及が進んでいる。一方で従来のいわゆる「通常径」内視鏡（以後経口内視鏡と称する）においては拡大機能を有する比較的細径のモデルも市販され，スクリーニングの段階から拡大観察による生検の要否判定の精度向上も試みられている。経口内視鏡（直視または斜視）と経鼻内視鏡（直視のみ）の特徴を表に記す（表1）。

使用する機器選択は各施設および検査医に一任されるが，内視鏡医はそれぞれの特徴や注意点をよく理解し，特に検診・スクリーニングでは被検者の希望に配慮し負担が過度にならないようにすることが重要である。

内視鏡の機種，径に関わらず重要なことは，まず前処置として被検者層のヘリコバクター・ピロリ関連率が高い施設ではプロナーゼを内服させ，十分な粘液除去を心がけること，検査開始前には可能な限り被検者とコミュニケーションを図るなどして精神的緊張を緩和すること，挿入は愛護的に努め，観察は粘液を十分に除去洗浄し，粘膜に接触しないように丁寧に吸引し，検査者が体得したルーティーンに沿ってもれなく観察すること，検査終了後は被検者をねぎらい丁寧な説明を行うことである。検査者にとっては数多くの検査のひとつであっても，被検者にとっては一生記憶に残るイベントであることを忘れてはならない。

以下に経口，経鼻ごとに内視鏡の特性と検査にあたっての留意点を述べる。

I 経口内視鏡

1. 特徴

経口内視鏡は，経鼻内視鏡と比較して，より高画質で鮮明な画像が得られる。近年は拡大機能が搭載された機種が一般臨床で使用されるようになり，検診・スクリーニングにおける拡大観察は，生検必要性の判断や悪性疾患鑑別に高いアドバンテージとなる。

一方でその径の太さや舌根部を圧迫する挿入ルートから，被検者によっては嘔吐反射を惹起し

表1 経口内視鏡と経鼻内視鏡の特徴

	経口内視鏡	経鼻内視鏡
径の太さ	8〜12mm	5〜6mm
苦痛	大きい	少ない
鎮静剤	使用する場合がある	必要ない
呼吸循環動態への影響	あり	少ない
検査中の会話	できない	できる
生検	できる	できる
切除	できる	できない
画質	高画質	最新の経口より劣る
拡大機能	搭載機種あり	なし
画像強調機能	搭載機種あり	搭載機種あり

やすく，受容性に課題が残る。また呼吸循環動態への影響が経鼻より大きいとされ，特に高齢者での検査では十分に配慮が必要である。

2．注意点

1）操作における注意点

当然ながら検診・スクリーニング検査は十分な教育を受けた経験ある内視鏡医が担当すべきである。特に口腔から食道入口部の挿入は最も苦痛を感じる場所であり，口蓋垂に触れないようにすることや，通過困難で嚥下をさせる場合は食道入口部手前にスコープを保持してタイミング良く滑らせて挿入することなど，細心の注意が必要である。

2）観察における注意点

接線となる後壁は盲点になりやすく，十分に意識して観察を行う。また経口内視鏡は経鼻内視鏡ほどシャフトが柔らかくないため，反転観察でも胃体下部〜胃角部の小彎および後壁が正面視しにくい。噴門部周辺は十分に送気し近接観察を心がける。詳細は他項も参照していただきたい。

3．偶発症

経口内視鏡による偶発症は稀ではあるが出血，穿孔など重篤なものもあり，死亡例も報告されている。詳細は後述の「偶発症について」を参照していただきたい。

Ⅱ　経鼻内視鏡

1．特徴

1993年，オリンパス株式会社から経鼻挿入可能な細径内視鏡が発売されて以降，富士フイルムメディカル株式会社，HOYA株式会社からも経鼻内視鏡が次々に発売された（表2）。発売当初は経口内視鏡と比較して画質が悪くその用途は限定的であったが，視野角が120度から140度に広がり，その後も画像解像度の向上やIEE（Image enhanced endoscopy）機能の搭載など改良が進み，現在では経口内視鏡と遜色ないスクリーニング検査が可能であり，検診を中心に広く普及している。

経鼻内視鏡の特徴は，（1）舌根を触れずに検査可能であるため嘔吐反射が少なく，鎮静剤が原則不要であること，（2）呼吸循環動態への影響が少なく[1〜3]，特に高齢者において安全に使用できること[4]，（3）検査中会話が可能であるため，仰臥位への体位変換や深吸気など被検者の協力を得ながら観察が可能であること，（4）口腔・咽喉頭領域において経口内視鏡より広域範囲が可能であること[5]，などがあげられる。

一方で，噴門部周囲の生検狙撃性が悪い，鉗子カップが小さいため十分な組織標本が得にくい，などの指摘もある。生検については使用する鉗子や操作法の工夫[6]により克服可能である。細径であるため画質や鉗子口径，吸引効率では経口内視鏡には及ばないことにも十分留意し，その特性を生かしたスクリーニング検査が望ましい。

2．注意点

1）操作における注意点

経鼻内視鏡はシャフトが柔らかくたわみやすいため，外鼻孔から離れた位置を把持すると鼻孔が伸展され痛みを生じやすい。鼻腔挿入時および抜去時は右第2指で外鼻孔との距離を確認しながら操作するため，右手はペンホルダー式ではなく，必ずシェイクハンド式で内視鏡を保持する。また検査中や抜去時もできるだけ外鼻孔に近い位置で把持し苦痛軽減に努めることが重要である。

また，レンズに曇りが生じると解消しにくいため，観察時および粘液吸引時は胃粘膜に直接レンズが触れないように注意する。特に胃粘膜に付着した粘液を吸引する際，直接吸うのではなく，洗浄して浮かせてから吸引するとレンズの曇りを回避できることが多い。

胃内過伸展や瀑状胃などではスコープが胃内でたわみやすく，十二指腸への挿入がやや困難となることがある。その際は，できるだけ胃内空気を抜去して再度挿入を試みると良い。

2）観察における注意点

経鼻内視鏡では嚥下運動が可能なため，唾液の流入，蠕動運動が生じやすい。特に食道観察では，抜去時は観察困難になることが多いため，挿入時の観察がより重要となる。胃内観察においても，洗浄は必須である。内視鏡送水装置（ウォータープリーズ AF-WP1（フォルテグロウメディカル社製））は一定圧での持続洗浄が可能であり，経鼻内視鏡における効率的な洗浄に有用である[7]。

胃内観察においては，接線となりやすい体部後

表2　A：経鼻内視鏡の仕様（オリンパス社）

	GIF-N30	GIF-N260	GIF-XP260N	GIF-XP260NS	GIF-XP290N
発売年	1993年	2005年	2006年	2010年	2012年
視野角	120°	120°	120°	120°	140°
先端部径	5mm	4.9mm	5.0mm	5.4mm	5.4mm
ライトガイド本数	2本	1本	1本	2本	2本
鉗子チャンネル	2.0mm	2.0mm	2.0mm	2.0mm	2.2mm

B：経鼻内視鏡の仕様（富士フイルムメディカル社）

	EG-470N	EG-530N	EG530N2	EG-530NW	EG-580NW	EG-580NW2	EG-L580NW
発売年	2003年	2005年	2007年	2009年	2011年	2013年	2014年
視野角	120°	120°	120°	140°	140°	140°	140°
先端部径	5.9mm	5.9mm	5.9mm	5.9mm	5.9mm	5.9mm	5.9mm
ライトガイド本数	2本	2本	2本	2本	2本	2本	2本
鉗子チャンネル	2.0mm	2.0mm	2.0mm	2.0mm	2.0mm	2.4mm	2.4mm

C：経鼻内視鏡の仕様（HOYA社）

	EG-1540	EG-1580K	EG-1690K	EG16-K10
発売年	2001年	2005年	2008年	2010年
視野角	140°	140°	140°	140°
先端部径	5.3mm	5.5mm	5.3mm	5.2mm
ライトガイド本数	2本	2本	2本	2本
鉗子チャンネル	1.9mm	2.0mm	2.0mm	2.0mm

壁は注意が必要である。また，胃角小彎や体部大彎皺襞間は送気量が少ないと観察がしづらくなるため，十分に送気を行い，それでも観察不十分な場合は適宜仰臥位への体位変換も有用である。

3）生検実施の注意点

経鼻内視鏡はシャフトが柔らかいため，硬い生検鉗子を挿入すると屈曲しにくくなり，噴門周辺など反転操作での組織採取が困難となる場合がある。経鼻内視鏡専用の生検鉗子が各メーカーから発売されており，本稿執筆時点（2016年11月）で最も柔らかい住友ベークライト社のSB生検鉗子（リユース品）は噴門部周辺の狙撃性に優れている[8]が，リユース製品を使用する場合にはガイドラインに準拠して使用する必要がある。SB生検鉗子はディスポーザブル製品も発売されているが，噴門部周辺の狙撃性が同等であるかは不明である。他メーカーから発売されている経鼻内視鏡専用生検鉗子は全てディスポーザブル製品である。

3．偶発症

全ての上部内視鏡の偶発症は他項を参照していただきたい。経鼻内視鏡に特有な偶発症として重要なものは鼻痛と鼻出血である。その他，抜去困難，歯痛，側頭部痛などがあげられるが，いずれも頻度は低い。

1）鼻痛

鼻粘膜とスコープの接触により鼻痛を生じることがある。血管収縮剤の効果が最大となるタイミング（ナファゾリン硝酸塩の場合は15分）を待って検査開始することが鼻痛回避には最も重要である[8]。また，鼻腔が狭く強い抵抗を感じる症例では被検者に鼻痛の程度を確認の上，適宜潤滑剤を追加しながらゆっくり挿入を試みるか，対側鼻腔への変更を躊躇せず検討すべきである。

2）鼻出血

経鼻内視鏡の挿入経路（中鼻甲介下端，下鼻甲介下端）を遵守すれば，キーゼルバッハ部位からの出血は起こり得ず，鼻甲介粘膜からの出血がほ

3. 上部消化管内視鏡検査の方法（経鼻，経口）と特徴～コツと注意点～

とんどである。鼻出血のハイリスク因子は若年者と女性で，抗血栓療法は有意なリスク因子ではない[9]。

筆者施設での鼻出血頻度は，男性約0.5％，女性約2％で，若年の痩せ型女性でやや多く認められるものの，耳鼻科的処置を要する重篤例はなく，いずれも軽微な出血であった。

鼻出血を認めた場合は，鼻翼圧迫のみで止血することがほとんどであるが，出血量が多い場合には血管収縮剤を染み込ませた綿球もしくは歯科用ローラーコットンなどの挿入が望ましい。

鼻出血を回避するために重要な点は，(1) 血管収縮剤の効果発現時間を担保し，十分な前処置を徹底すること，(2) 強い抵抗を感じた場合は無理に押し進めず，他ルートに変更すること，(3) 鼻出血を認めた場合は挿入ルート，鼻出血や鼻痛，抵抗感の程度などを記録し，被検者への説明も含めて次年度以降に情報共有させること，である。

Ⅲ 偶発症について

上部消化管内視鏡検査の偶発症調査は，日本消化器内視鏡学会，日本消化器がん検診学会がそれぞれ実施している。

1. 日本消化器内視鏡学会における全国調査報告

日本消化器内視鏡学会は1983年から5年ごとに指導施設，評議員所属施設を対象にアンケート調査を実施しており，最新は第6回調査（2008～2012年）である。この報告は生検を含む観察のみならず，処置内視鏡，下部消化管や胆膵内視鏡も含まれ，診療で行われる内視鏡検査全般が対象である。第6回調査では検査総数17,087,111件，偶発症数12,548件（0.073％）で過去5回の調査と比較していずれも増加している（表3）。

前処置に関する偶発症472件（0.0028％）のうち，上部消化管内視鏡関連は鎮静・鎮痛薬関連219件（46.5％），咽頭麻酔関連39件（8.3％），鎮痙薬関連31件（6.6％），鼻腔麻酔29件（6.1％），抗血栓薬休薬26件（5.5％）の順であった。死亡数は9件（0.00005％）で，鎮静・鎮痛薬関連が最も多く4件，抗血栓薬休薬関連も1件発生していた（表4）。抗血栓薬休薬関連での偶発症および死亡例

表3 日本消化器内視鏡学会　検査総数と偶発症発生数（文献10より引用改変）

	検査総数	偶発症数	％
第1回調査	4,425,654	1,188	0.027
第2回調査	8,068,439	5,205	0.065
第3回調査	12,131,194	2,609	0.022
第4回調査	12,844,551	4,152	0.032
第5回調査	12,563,287	7,242	0.057
第6回調査	17,087,111	12,548	0.073

表4 日本消化器内視鏡学会　前処置に関連する偶発症（第6回調査）（文献10より引用改変）

前処置内容	偶発症件数	死亡数
鎮静・鎮痛薬	219	4
腸管洗浄液	105	3
咽頭麻酔	39	0
鎮痙薬	31	0
鼻腔麻酔	29	0
抗血栓薬休薬	26	1
原因不明	18	1
その他の局所麻酔	5	0
合計	472	9

報告は第6回全国調査報告が初めてであり，2012年に発表された「抗血栓薬服用者に対する消化器内視鏡診療ガイドライン」の遵守が極めて重要であることが示唆される。

検診・スクリーニングと類似の対象群と思われる「観察のみ（生検を含む）の内視鏡検査」の件数と偶発症発生数の機種別集計を表5に示す。上部消化管内視鏡（経口）の偶発症は550件/10,299,643件（0.005％）で，出血や裂創が多く，十二指腸穿孔も26例認め，手技的問題である可能性も否めない内容である。死亡例は13件（0.00013％）で，その内訳は検査中の心肺停止が8例，穿孔が3連，誤嚥と気胸が1例ずつであった（表6）。一方，上部消化管内視鏡（経鼻）の偶発症は232件/966,041件（0.024％）で鼻出血が最多であり，死亡例を含む重篤な偶発症は認めなかった（表7）。

2. 日本消化器がん検診学会における全国調査

日本消化器がん検診学会における内視鏡検診偶発症調査は2010年から毎年実施しており，最新

表5　日本消化器内視鏡学会　観察のみ（生検を含む）の内視鏡検査の件数と偶発症発生数（機種別）
（文献10より引用改変）

機種	総検査例数	偶発症数（%）	死亡例数（%）
1. 上部消化管内視鏡（経口）	10,299,643	550（0.005）	13（0.00013）
2. 上部消化管内視鏡（経鼻）	966,041	232（0.024）	0（0）
3. バルーン小腸内視鏡（経口）	9,923	33（0.333）	1（0.010）
4. バルーン小腸内視鏡（経肛門）	11,809	11（0.093）	0（0）
5. 小腸内視鏡（その他）	1,520	0（0）	0（0）
6. 大腸内視鏡	3,815,118	438（0.011）	16（0.0004）
7. 側視型十二指腸内視鏡（ERCP）	222,365	716（0.322）	17（0.0076）
8. バルーン小腸内視鏡（ERCP）	6,710	30（0.448）	0（0）
9. 超音波内視鏡専用機（上部）	43,130	9（0.021）	0（0）
10. 超音波内視鏡専用機（下部）	2,096	1（0.048）	0（0）
11. 超音波内視鏡専用機（胆・膵）	71,896	30（0.042）	0（0）
12. 超音波プローブ（上部）	51,299	3（0.006）	0（0）
13. 超音波プローブ（下部）	8,934	0（0）	0（0）
14. 管腔内超音波（胆管）	13,200	25（0.189）	0（0）
15. 管腔内超音波（膵管）	2,864	35（1.222）	0（0）
16. 膵管鏡	603	2（0.332）	0（0）
17. 胆道・胆嚢鏡（経皮経肝）	933	0（0）	0（0）
18. 胆道・胆嚢鏡（経口）	1,684	7（0.416）	1（0.059）
19. カプセル内視鏡	15,347	34（0.222）	0（0）
総数	15,545,115	2,155（0.014）	48（0.00031）

は2013（平成25）年度である。この報告は胃がん検診として実施された胃X線検診および内視鏡検査を対象としている。

2013（平成25）年度の内視鏡検査総数は325,611件と2012（平成24）年度までと比較して増加し，中でも経鼻内視鏡の件数が増加している（表8）。

偶発症は234件（0.072%）で，日本消化器内視鏡学会の全国調査報告と同等の割合であった（表9）。最も多い粘膜裂創212件（0.065%）のほとんどが経鼻内視鏡による鼻腔出血であると報告されているが，前述の通り鼻出血は軽微なものがほとんどであり，粘膜裂創には当てはまらないとする意見もある。

生検部からの後出血は7件（0.0021%）で，うち1件は入院を要した。「抗血栓薬服用者に対する消化器内視鏡診療ガイドライン」の発表以降，1剤のみ服用の場合は生検可能であるが，不必要な生検が行われることがないよう，十分な精度管理のもとで行う必要がある。

死亡例は認めなかった。

Ⅳ　鎮静薬・鎮痛薬について

日本消化器内視鏡学会による「消化器内視鏡関連の偶発症に関する第6回全国調査報告」によれば，上部消化管内視鏡検査の前処置における偶発症件数および死亡例は鎮静薬・鎮痛薬に起因したものが最も多く報告されている[10]。健常者を対象とした胃がん検診は安全に遂行されなければならず，日本消化器がん検診学会ガイドラインでは鎮静薬・鎮痛薬は原則使用しない[11]ことになっているが，被検査の受容性への配慮や，嘔吐反射などによる検査精度低下を回避する目的で，外来スクリーニングでは使用されている場合も少なくない。検診・スクリーニングにおける鎮静薬・鎮痛薬の使用については，今後も十分な検討が必要である。

鎮静薬・鎮痛薬を使用する場合は「内視鏡診療における鎮静に関するガイドライン」を熟知し，

3. 上部消化管内視鏡検査の方法（経鼻，経口）と特徴～コツと注意点～

表6　日本消化器内視鏡学会　上部消化管内視鏡（経口）における偶発症（文献10より引用改変）

前処置内容	件数	偶発症に対する処置 （保存的／内視鏡治療／手術）	死亡例
出血	189	153/33/3	0
裂創（Mallory-Weiss 症候群を含む）	169	126/43/0	0
穿孔	26	19/2/5	3
歯牙損傷	14	14/0/0	0
皮下気腫	10	9/1/0	0
血腫（下咽頭など）	10	9/1/0	0
誤嚥	8	8/0/0	1
下顎骨脱臼	8	7/0/1	0
心肺停止	8	8/0/0	8
気胸	2	2/0/0	1
膵炎	1	1/0/0	0
気管支痙攣	2	2/0/0	0
逆行性健忘	2	2/0/0	0
頸部腫脹（Compton's pouch）	2	2/0/0	0
縦隔気腫	2	2/0/0	0
食道粘膜剥離	2	2/0/0	0
抜去困難	1	1/0/0	0
縦隔炎	1	1/0/0	0
くも膜下出血	1	0/0/1	0
義歯落	1	1/0/0	0
咽頭炎症（ヨードによる）	1	1/0/0	0
過呼吸，ふるえ	1	1/0/0	0
急性耳下腺炎	1	1/0/0	0
喉頭浮腫	1	1/0/0	0
骨折（検査後に台から転落）	1	1/0/0	0
左頸部の腫脹と違和感	1	1/0/0	0
左梨状窩の発赤と浮腫	1	1/0/0	0
前胸部皮疹	1	1/0/0	0
転落による擦過傷	1	1/0/0	0
合計	469	379/80/10	13

被検者に不利益がないよう，必ずガイドラインを遵守しなければならない。具体的な薬剤の種類，注意点については他項を参照していただきたい。

V　IEE（Image enhanced endoscopy）について

狭帯域光観察（Narrow Band Imaging：NBI，Blue Laser Imaging：BLI，Linked Color Imaging：LCI），赤外光観察（Infra-Red Imaging：IRI），自家蛍光観察（Auto-Fluorescence Imaging：AFI）などの IEE は検診・スクリーニングに必須ではないと考える。ただし，早期胃癌の診断[12～14]やヘリコバクター・ピロリ感染胃炎の診断[15]に有用とする報告や，不要な生検を回避できる可能性も指摘されており[14,16]，これらの機能が搭載された内視鏡を保有している施設では，さらなる検査精度向上のために有効利用することが望ましい。

表7　日本消化器内視鏡学会　上部消化管内視鏡（経鼻）における偶発症（文献 10 より引用改変）

前処置内容		件数	偶発症に対する処置 （保存的 / 内視鏡治療 / 手術）	死亡例
出血	鼻出血	111	111/0/0	0
	その他	8	4/4/0	0
後腹膜炎		9	1/8/0	0
裂創		8	7/1/0	0
縦隔気腫		2	2/0/0	0
嘔吐		2	2/0/0	0
気管支痙攣		1	1/0/0	0
皮下気腫		1	1/0/0	0
誤嚥		1	1/0/0	0
過換気症候群		1	1/0/0	0
鼻粘膜周囲の変色		1	1/0/0	0
歯牙損傷		1	1/0/0	0
合計		146	133/13/0	0

表8　日本消化器がん検診学会　2010（平成 22）から 2013（平成 25）年度の検査総数と偶発症発生数

	検査総数	経口	経鼻	不明（経口，経鼻区分不明）
2010（平成 22）年度	244,899	213,331	31,568	15,759
2011（平成 23）年度	271,020	169,909	31,064	70,047
2012（平成 24）年度	208,567	170,696	33,758	4,113
2013（平成 25）年度	325,611	206,111	44,147	75,353

表9　日本消化器がん検診学会　2013（平成 25）年度　胃内視鏡検診偶発症のまとめ（文献 17 より引用改変）

	偶発症件数	偶発症割合
偶発症頻度	234 / 325,611	0.072%
消化管穿孔	0	0%
粘膜裂創 / 偶発症	212 / 234	90.6%
粘膜裂創 / 検査総数	212 / 325,611	0.0651%
鼻腔出血 / 粘膜裂創	186 / 212	87.7%
鼻腔出血 / 経鼻内視鏡検査	186 / 119,500〜44,147	0.16〜0.42%
生検部からの後出血 / 検査総数	7 / 325,611	0.0021%
アナフィラキシーショック / 検査総数	1 / 325,611	0.0003%
鎮静剤による呼吸抑制 / 検査総数	2 / 325,611	0.0006%
要入院 / 偶発症	5 / 234	2.14%
要入院 / 検査総数	5 / 325,611	0.0015%
死亡例	0	0%
訴訟例	0	0%

文　献

1) Yagi J, Adachi K, Arima N, et al：A prospective randomized comparative study on the safety and tolerability of transnasal esophagogastroduodenoscopy. Endoscopy 37：1226-1231, 2005

2) Kawai T, Miyazaki I, Yagi K, et al：Comparison of the effects on cardiopulmonary function of ultrathin transnasal versus normal diameter transoral esophagogastroduodenoscopy in Japan. Hepato-Gastroenterol 54：770-774, 2007

3) Mori A, Ohashi N, Tatebe H, et al：Autonomic nervous function in upper gastrointestinal endoscopy：a prospective randomized comparison between transnasal and oral procedures. J Gastroenterol 43：38-44, 2008

4) 結城美佳, 駒澤慶憲, 楠　真帆, 他：高齢者において, 経鼻内視鏡は本当に経口内視鏡に比べ向いているか？　消化器内視鏡 26：1883-1889, 2014

5) 川田研郎, 河野辰幸, 杉本太郎, 他：経鼻内視鏡ならではの咽頭・喉頭癌のスクリーニング法. 消化器内視鏡 26：1819-1827, 2014

6) 川田和昭：Ⅳ 経鼻内視鏡検査手順, 6 生検. 経鼻内視鏡による胃がん検診マニュアル, 日本消化器がん検診学会, 胃細径内視鏡検診研究会編, 医学書院, 東京, pp.57-59, 2014

7) 吉村理江：人間ドックにて, 経鼻内視鏡で早く, 多数の患者を検査するコツ. 消化器内視鏡 26：1815-1817, 2014

8) 川田和昭：人間ドックにおける経鼻内視鏡胃がん検診を円滑に行うための工夫. 日消がん検診誌 29：517-526, 2011

9) 結城美佳, 駒澤慶憲, 雫稔　弘：抗血栓療法と経鼻内視鏡検査における鼻出血の危険因子の前向き検討. Gastroentrol Endosc 58（Suppl 1）：546, 2016

10) 古田隆久, 加藤元嗣, 伊藤　透, 他：消化器内視鏡関連の偶発症に関する第 6 回全国調査報告. 2008 年〜2012 年までの 5 年間. Gastroenterol Endosc 58：1466-1491, 2016

11) 成澤林太郎：Ⅳ 検査手順, 3 前処置. 対策型検診のための胃内視鏡検診マニュアル 2015 年度版, 日本消化器がん検診学会, 対策型検診のための胃内視鏡検診マニュアル作成委員会編, pp.53-55, 2015

12) Muto M, Minashi K, Yano T, et al：Early detection of superficial squamous cell carcinoma in the head and neck region and esophagus by narrow band imaging：a multicenter randomized controlled trial. J Clin Oncol 28：1566-1572, 2010

13) Kato M, Kaise M, Yonezawa J, et al：Magnifying endoscopy with narrow-band imaging achieves superior accuracy in the differential diagnosis of superficial gastric lesions identified with white-light endoscopy：a prospective study. Gastrointest Endosc 72：523-529, 2010

14) 八尾建史, 江副康正, NBI Gastric Study Group：胃癌診断における拡大併用 Narrow-band imaging（NBI）の有用性：多施設ランダム化比較試験. Gastroenterological Endoscopy 53（suppl 1）：619, 2011

15) 鎌田智有, 春間　賢, 井上和彦, 他：Helicobacter pylori 感染と内視鏡的胃炎—胃炎の京都分類—. 日消誌 112：982-993, 2015

16) 山里哲郎：胃癌スクリーニングにおける NBI 拡大内視鏡の使用経験. 日消がん検診誌 49：649-656, 2011

17) 渋谷大助, 石川　勉, 一瀬雅夫, 他：平成 25 年度胃がん検診偶発症アンケート調査報告. 日消がん検診誌 54：113-118, 2016

（吉村理江）

4 内視鏡スクリーニング検査に必要な準備

総 論

はじめに

　安全かつ苦痛を最小限にした上部消化管内視鏡検査を提供するためには，検査前の十分な準備が不可欠である。検査を受ける患者さんも高齢化し，様々な基礎疾患を有し，内服している薬剤も多岐に渡る場合が多い。そのため，上部消化管内視鏡検査を行うにあたり，必要な準備について考えてみたい。

I　インフォームドコンセント（説明・同意書）

　上部内視鏡検査の必要性，起こり得る偶発症について専門用語の使用はできるだけ避け，平易な言葉で説明することが重要である。なお，未成年者，精神発達遅滞者，認知症を伴うような高齢者，意識障害を伴う患者など，本人の自己判断が困難と考えられる症例の場合には，その家人や後見人に対して説明し，同意を得る必要がある。

II　問診内容

　検査を受ける患者は，年齢や背景も様々な患者が対象となるため，患者が抱える背景を明らかにし，医療チーム内で情報を共有するために重要である。アレルギー情報，内服内容，既往歴，原病，前処置や処置に関連する疾患，ピロリ菌検査，除菌歴と結果などを事前に確認する。

III　抗血栓薬の取扱い

　社会の高齢化に伴い，様々な基礎疾患に対して抗血栓薬を服用している患者が増加している。現状では2012年に日本消化器内視鏡学会で作成された「抗血栓薬の休薬に関するガイドライン」[1]

に準拠して運用されている場合が多い。服薬している抗血小板薬，抗凝固薬の種類を確認するとともに，処方医に休薬の是非について確認することが重要である。内視鏡のスクリーニング検査であれば，生検も含めて休薬せずに施行が可能である。

IV　検査前の注意事項

　食事については，前日早めに夕食を摂取すること，当日は禁食で来院することなどを確認する。特に，胃切除後の場合には，食物残渣が貯留する場合があり，より注意深い指導が必要である。服用すべき薬剤としては，降圧薬，向精神薬，抗てんかん薬など，その他，中止すべき薬剤としては，血糖降下薬などの指導を行う。

V　前処置

　消泡薬と粘液溶解除去薬を内服させる。経口内視鏡検査の場合は，局所麻酔薬による咽頭の表面麻酔を行う。経鼻内視鏡検査では，鼻腔麻酔を行うが，血管収縮薬によりまず鼻腔を拡張し，鼻腔麻酔を行う。消化管運動の抑制には，抗コリン薬があり，それ以外にはグルカゴンが用いられる。抗コリン薬は緑内障，心疾患，前立腺肥大などに禁忌である。スクリーニング検査では，消化管運動抑制薬を必要としない場合が多く，最近では胃内に直接噴霧するミンクリア内用散布液®なども使用される。

VI　鎮静方法と検査中のモニタリング

　近年，上部内視鏡スクリーニング検査にも鎮静を行う機会が増加している。2013年に日本消化器内視鏡学会で作成された「内視鏡診療における鎮静に関するガイドライン」[2]を参考に安全な鎮静を提供することが肝要である。鎮静を行う際に

は，COPD などの呼吸器疾患，睡眠時無呼吸症候群などの基礎疾患，過去に鎮静下での内視鏡検査の経験がある場合には，鎮静による有害事象の有無を確認しておくことが重要である。

上部内視鏡スクリーニング検査における妥当な鎮静レベルは中等度鎮静（意識下鎮静），すなわち「問いかけまたは触覚刺激に対して反応でき，呼吸循環機能と気道防御反射は維持されている状態」が推奨されている[2]。ベンゾジアゼピン系の鎮静薬を主体に鎮静を行う。モニタリング機器としては，パルスオキシメーター，自動血圧計を装着し，SpO_2，血圧，脈拍をチェックするとともに検査中は患者の顔色，呼吸数，胸郭の動きなどを注意深く観察する。

以上，内視鏡スクリーニング検査に必要な準備について概要を述べた。各項目の詳細については，それぞれの各論に詳述されているので参考にされたい。

文　献

1) 藤本一真，藤城光弘，加藤元嗣，他：抗血栓薬服用者に対する消化器内視鏡ガイドライン．Gastroenterological Endoscopy 54：2075-2102, 2012
2) 小原勝敏，春間　賢，入澤篤志，他：内視鏡診療における鎮静に関するガイドライン．Gastroenterological Endoscopy 55：3822-3847, 2013

（田邉　聡，石戸謙次）

4 内視鏡スクリーニング検査に必要な準備

1) 問診内容と事前検査

はじめに

上部消化管内視鏡検査を確実かつ安全に行うためには，検査前の問診が非常に重要である。また，一口に上部消化管のスクリーニング内視鏡検査といっても，胃がん検診（あるいは健診）なのか[1]，症状を有する患者への検査なのかで，聴取する内容が若干異なる。また，内視鏡検査を経鼻的に行う場合には，鼻腔の情報を確認することも必要である。

問診は看護師が行うことが多いと思われるが，検査の目的によっては，医師がさらに補足をして聴取する必要がある。また，スクリーニング内視鏡の前に施行すべき検査は限られているが，ワルファリン服用者では PT-INR の測定[2]が必要である。そこで，いくつかの施設や自治体における上部消化管内視鏡検査時の問診票を例にあげながら（図 1 〜 4），スクリーニング検査における問診内容と事前検査について述べる。

I　共通の問診内容（図 1 〜 3A）

1. 内視鏡検査の経験

上部消化管内視鏡検査の経験がない患者であれば，当然ながら検査に対する不安感や恐怖感が強い。したがって，経験者に比べて，より丁寧な説明が必要である。問診の後に，検査の前後の一連の流れや検査を楽に受けるためのアドバイスも行えると良い。また，経験者の場合には，これまでの検査で辛かったことや指摘された病変を確認しておくと，確実で安全な検査につながる。

2. 現病歴と既往歴

近年は上部消化管内視鏡検査では，鎮痙薬を使用しない施設や副作用が少ない L- メントール製剤[3, 4]を使用している施設が増えていると思われ

る。しかし，そのような施設でも，同じ患者で大腸内視鏡検査を行う際に，抗コリン薬やグルカゴンを使用することもあり，上部消化管内視鏡検査の問診票を兼用することが多いと思われる。したがって，現状では，上部消化管内視鏡スクリーニング検査においても，抗コリン薬やグルカゴンの禁忌とされている疾患の問診は重要である。抗コリン薬では大腸炎（出血性大腸炎，赤痢菌などの重篤な細菌性下痢，潰瘍性大腸炎など），緑内障，前立腺肥大，心臓病（心拍数が増加すると症状が悪化する危険がある心不全や不整脈），麻痺性腸閉塞を，グルカゴンでは褐色細胞腫の有無を聴取する必要がある。気管支喘息，高血圧症，慢性閉塞性肺疾患（COPD）の聴取も重要であり，高血圧症の患者で緊張から血圧が上がっている場合には落ち着いてから検査を行うことも考慮する。また，上部消化管のスクリーニング検査でも CO_2 送気を行う施設があると思うが，COPD 患者では禁忌とされている。ヨード染色を行う可能性がある患者ではヨードアレルギーや甲状腺疾患の有無に，鎮静を行う患者ではてんかんや精神疾患の有無に注意を払う。

その他，出血リスクのある血液疾患，整形外科の疾患など，可能な範囲で現病歴を聴取する（女性であれば妊娠の有無）。整形外科の疾患や身体障害がある患者では，検査台への移動や体勢の保持に介助が必要かどうかを判断する。

3. 服薬内容・服薬状況

服用薬の確認は重要である。しかし，患者がすべての薬を認識しているとは限らず，一包化をされている場合もあるため，検査時に「お薬手帳」を持参させることが望ましい。また，服用薬の中で，当日朝の服用の有無を確認する。特に，降圧薬の服用や血糖降下薬の休薬の確認は重要である。降圧薬を服用してこなかった患者では，血圧測定をして血圧に問題がないことを確認してから

4. 内視鏡スクリーニング検査に必要な準備

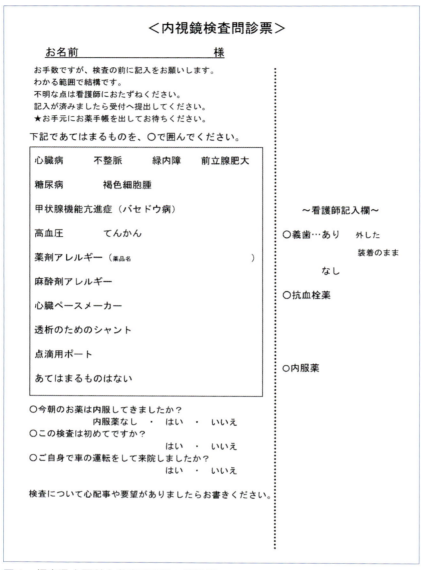

図1　福島県立医科大学附属病院の問診票

検査を行う．また，誤って血糖降下薬の服用やインスリンの注射をしてしまった患者では，気分不快などの症状を確認し，迅速キットで血糖を測定した上で検査を行う．

近年，抗血栓薬服用者が増加しており，その聴取も必須である．「抗血栓薬服用者に対する消化器内視鏡診療ガイドライン」[2]において，生検を施行する際にも抗血栓薬の休薬は必須ではないとされているが，むやみな生検を行わないためにも，抗血栓薬服用の聴取はきわめて重要である．また，医師の指示や自己判断で抗血栓薬を休薬している場合もある．その場合には，休薬期間を聴取し，血栓塞栓症をきたさないような注意を払う．なお，スクリーニング検査でも鎮静下に行う施設がある．その場合には，効果や拮抗作用の確認のために，麻薬系の薬や抗てんかん薬，精神疾患に対する薬の服用の有無を聴取し，最後に服用した日時も確認する（図2）．

4. 生活習慣

日頃の飲酒や喫煙を聴取する．飲酒歴がある患者では，頻度（毎日なのか，週3日以上なのか，週2日以下なのか，禁酒中なのか）や1日に飲むアルコールの量を確認する．なお，飲酒で顔が真っ赤になる，いわゆる「フラッシャー」の患者は，食道癌のリスクが高いとされている．したがって，食道癌の早期発見のためにも，「フラッシャー」であるかどうかの確認をしておくと良い．

09997745　/ テスト　05B－1・/

上部消化管内視鏡検査問診票

テスト　05B－14　様（ID：09997745　）

検査日時は、

です。（状況により前後します。）

別紙の検査同意書に署名した上、この問診票とともに受付にお出しください。

1）これまでに、上部消化管内視鏡(胃カメラ)の検査を受けたことがありますか　（ある　・　ない）

2）下記の病気があると言われたことがある、もしくは現在治療中の場合は○で囲んでください
緑内障　心臓病(狭心症、心筋梗塞、心不全、不整脈など)　前立腺肥大　糖尿病　喘息　高血圧

3）血液を固まりにくくするお薬や、血液をさらさらにするお薬を服用していますか
ワーファリン、バイアスピリン(バファリン)、カルナクリン、チクピロン(パナルジン)、プレタール、プラビックス　など
（はい　・　いいえ）
はい、と答えた方はお薬の名前と、内服中止を指示された場合は中止した日をお答えください
お薬の名前　（　　　　）　中止した日　　月　　日

4）痛み止めなどの目的で、現在麻薬系の薬（オキシコンチン、オプソ、オキノーム、デュロテップMTパッチなど）を使用していますか　（ある　・　ない）
ある、と答えた方はお薬の名前と、最後に服用した日時をお答えください
お薬の名前　（　　　　）　最後の服用日時　　月　　日　　時

5）これまでにお薬(抗生物質、造影剤など)でアレルギー症状を起こしたことがありますか
（気分が悪くなった、発疹がでたなど）　（はい　・　いいえ）
はい、と答えた方は具体的に（　　　　）

6）麻酔薬(キシロカインなど)で気分不快・血圧低下・意識消失などの症状を起こしたことがありますか
（はい　・　いいえ）

7）最後に食事をしたのは何時ですか　（　月　日　時頃）

8）①普段、飲酒をされていますか　（はい　・　いいえ）
②飲酒ですぐに顔が真っ赤になる、または以前は赤くなっていたが現在はならない
（はい　・　いいえ）

9）喫煙をされていますか　（はい　・　いいえ）

10）義歯を装着していますか　（総義歯　・　部分　・　いいえ）

文書 No.49　静岡がんセンター
3

図２　静岡県立静岡がんセンターの問診票

喫煙は，胃癌のみならず，食道癌や大腸癌，スコープが通過する部位である口腔癌，咽喉頭癌のリスク因子であるため，これらの癌のハイリスクと認識するために必要な情報である。また，喫煙者は内視鏡挿入時に嘔吐反射をきたしやすいため，より慎重なスコープ挿入や看護が必要である。喫煙歴は，現在継続か，過去の喫煙か，1日何本を何年間か聴取する。

5．アレルギー情報・有害事象

これまで薬（造影剤や抗菌薬も含む）で気分不快や発疹などのアレルギー症状が出現したことがないか，特にリドカインなどの麻酔薬やヨード製剤で気分不快や血圧低下などを生じたことがないかを聴取する。リドカインの使用歴を患者が覚えていない場合には，「歯の治療で麻酔を使った際に気分が悪くなったことはありませんか？」と聞くと良い。また，アルコールに対するアレルギーの有無は「アルコール綿で気分が悪くなったことはありませんか？」と聞く。アレルギー症状や薬の有害事象が生じたことがある患者では，いつごろ，どのような薬で，どのような症状が出現したかを確認する。内視鏡検査で施行する薬に対してアレルギー症状や有害事象が生じたことがある場合には，それらの薬は使用しない。たとえば，リドカインアレルギーのある患者では，咽頭麻酔は施行せず，鎮静下での内視鏡検査やリドカインを使用しない無麻酔下での経鼻内視鏡検査を検討す

A

上部消化管内視鏡検査の説明・問診及び同意書

＿＿＿＿＿＿＿＿＿＿様　　　　　　平成　年　月　日

1．上部消化管内視鏡検査とは

食道、胃、十二指腸の中を内視鏡で観察して診断を行なう方法です。必要があれば検査中に以下のことを行ないます。

1）組織の検査を行なうために粘膜の一部を鉗子でつまみ取ります（生検）。

2）病変を明らかにするために色素を散布します。

3）出血が見られたときは内視鏡で止血を行ないます。

2．内視鏡検査にはまれですが以下のような合併症があります。

1）内視鏡がこすれてできる傷からのわずかな出血。

2）生検による出血。

3）前処置の薬剤によるアレルギー（発疹、血圧低下など）。

4）治療中の病気（脳梗塞、心臓病など）の悪化。

以上の症状が起きたときは速やかに処置いたします。

3．問診

1）緑内障、心臓病、前立腺肥大症、糖尿病にかかっていますか。　□はい　□いいえ

2）体内心臓ペースメーカー・うめこみ型除細動器（ICD）はありますか。　□はい　□いいえ

3）のどの麻酔薬にアレルギーはありますか（歯科の麻酔で気分が悪くなったなど）。　□はい　□いいえ

4）血液を固まりにくくする薬を内服していますか。　□はい　□いいえ

5）出血しやすい体質ですか。　□はい　□いいえ

説明医師署名＿＿＿＿＿＿＿＿説明立会者署名＿＿＿＿＿＿＿＿

同意書

□ 検査を受けることに同意します。

□ 検査を受けることに同意しません。

平成　年　月　日

患者様または代理人（続柄　　　）署名＿＿＿＿＿＿＿＿

*必要時には下記に緊急連絡先を記入する

緊急連絡先：氏名＿＿＿＿＿＿＿＿（続柄：＿＿＿）　電話番号＿＿＿＿＿＿＿＿

福島赤十字病院

B

上部消化管経鼻内視鏡検査の説明・問診及び同意書

＿＿＿＿＿＿＿＿＿＿様　　　　　　平成　年　月　日

1．上部消化管経鼻内視鏡検査とは

口から内視鏡を挿入するかわりに、直径約 5mm の細い内視鏡を鼻から挿入し、食道・胃・十二指腸の中を観察して診断する方法です。必要があれば検査中に　以下の事を行ないます。

1）組織の検査を行なうため粘膜の一部を鉗子でつまみ採ります（生検）。

2）病変を明らかにするために色素を散布します。

3）出血が見られたときは経口内視鏡で止血を行なうことがあります。

2．経鼻内視鏡検査にはまれですが以下のような合併症があります。

1）内視鏡がこすれてできる傷からのわずかな出血。

2）生検による出血。

3）鼻出血。

4）前処置の薬剤によるアレルギー（発疹、血圧低下など）。

5）治療中の病気（脳梗塞、心臓病など）の悪化。

以上の症状が起きたときは速やかに処置します。また鼻腔が狭いために内視鏡が挿入できないことがあり、この場合無理はせず経鼻内視鏡を口から挿入して検査します。

3．問診（下記の 1)–3)　いずれかを満たす場合、経鼻内視鏡検査を行うことができません。）

1）血液を固まりにくくする薬を内服していますか。　□はい　□いいえ

2）出血しやすい体質ですか。　□はい　□いいえ

3）アレルギー性鼻炎、副鼻腔炎（蓄膿症）、鼻骨骨折の既往はありますか。　□はい　□いいえ

4）緑内障、心臓病、前立腺肥大症、糖尿病にかかっていますか。　□はい　□いいえ

5）体内心臓ペースメーカー・うめこみ型除細動器（ICD）はありますか。　□はい　□いいえ

6）喉の麻酔薬にアレルギーはありますか（歯科の麻酔で気分が悪くなったなど）。　□はい　□いいえ

説明医師署名＿＿＿＿＿＿＿＿説明立会者署名＿＿＿＿＿＿＿＿

同意書

□ 検査を受けることに同意します。

□ 検査を受けることに同意しません。

平成　年　月　日

患者様または代理人（続柄　　　）署名＿＿＿＿＿＿＿＿

*必要時には下記に緊急連絡先を記入する

緊急連絡先：氏名＿＿＿＿＿＿＿＿（続柄：＿＿＿）　電話番号＿＿＿＿＿＿＿＿

福島赤十字病院

図３　福島赤十字病院の問診票（同意書を兼ねている）
A：経口内視鏡　B：経鼻内視鏡

る。上部消化管のスクリーニング検査でも鎮静下に行う施設で，プロポフォールを用いる場合には，添加物である卵や大豆に対するアレルギーにも注意をする。

6．最後の食事の時間と症状

当日食事をしていないことを確認する。また，前日遅く時間まで食事をした場合には，食残が残っていることもある。したがって，最後の食事時間も聴取しておくと良い。前回の内視鏡検査で食残がみられた患者や消化管の術後の患者，糖尿病患者などで，胃の蠕動運動が低下していること予想される患者が前日遅くまで食事をしていた場合には，検査の開始時間を遅めにすることを考慮する。なお，最後の食事時の症状として，つかえ感がなかったかも聴取すると良い。つかえ感が強い場合には，細径のスコープを考慮する。

7．歯の状態

歯を誤嚥あるいは誤飲すると大きな問題となる。したがって，事前に義歯の有無を聴取し，義歯を外した場合の残歯のぐらつきや，義歯でない場合にも，抜けそうな歯がないかを確認する。義歯は，通常は外して検査を行うことが多いが，広い範囲の義歯で，装着したままの方がマウスピースをかみやすい場合には，装着したままでも良い。なお，義歯を外した場合には，検査後に忘れずに返却をするようにメモをしておくか，患者に保管をしてもらう。

8．交通手段・付き添い者

検査後に具合が悪くなる場合があるので，どのような交通手段で受診したのか，付き添いがいるのかを確認する。なお，鎮静をする場合には，当日の車の運転をさせてはいけない。また，抗コリン薬の投与をした場合，目がかすむことがあるため，数時間は車を運転しないように指導する。

1) 問診内容と事前検査

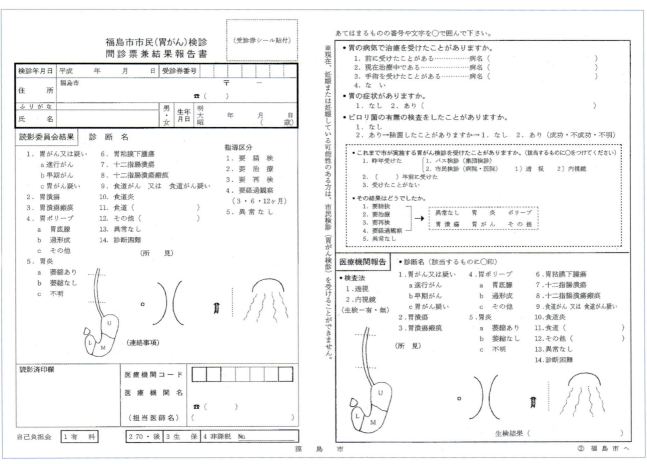

図4 福島市の対策型胃がん検診の問診票（結果報告書を兼ねている）

9. その他

血圧測定の際の注意点として，血液透析のシャントや点滴用のポートの有無を確認する（図1）。また，スクリーニング検査で高周波を使用する場面は稀であると思われるが，万が一，消化管出血を生じてしまい，高周波を使用する可能性がある場合を想定し，心臓のペースメーカーやうめこみ型除細動器（ICD）の有無を確認しておくと良い（図1, 3A, 3B）。

II 胃がん検診での追加の問診内容（図4）

1. 胃がん検診の受診歴

胃がん検診を受けた患者であれば，もっとも最近の胃がん検診を，どこで（同日市町村あるいは同じ施設なのか），いつ，どんな方法で（内視鏡，X線，リスク検診など）受けたか，どのような結果だったかを聴取する。胃がんの家族歴も確認しておくと良い。

2. 胃の疾患に関する現病歴・既往歴

現在胃の疾患で治療中の患者や胃の手術歴がある患者は，本来であれば検診の対象ではないとされているが，実際の検診では，このような患者も受診することが多いと思われる。したがって，胃がんや胃潰瘍などの胃疾患の既往歴や手術歴，腹部症状を確認することは重要である。

3. ピロリ菌

胃がんのリスク因子は，ピロリ菌感染と萎縮性胃炎の程度である。また，ピロリ菌感染胃炎は治療の対象である。したがって，これまでピロリ菌の診断を受けたことがあるか，結果はどうであったかを聴取する。可能であれば，検査の方法（血液検査，尿素呼気試験など）も確認する。ピロリ菌感染者であれば，除菌治療を受けたことがあるかを聴取し，いつ頃に除菌治療を受け，除菌判定の結果がどうであったかも確認する。胃がんリスク検診として，ピロリ菌感染や萎縮性胃炎の診断

4. 内視鏡スクリーニング検査に必要な準備

表1 上部消化管内視鏡スクリーニング検査の問診内容

1. 上部消化管内視鏡検査を受けたことがありますか。
   □はい（直近：　　　　年　　　月頃）□いいえ　□わからない

2. 現在，治療を受けている病気はありますか。受けている場合には，あてはまるものに印をつけてください。
   □いいえ　□大腸炎　□緑内障　□前立腺肥大　□心臓病　□麻痺性腸閉塞
   □甲状腺機能亢進症　□重症筋無力症　□褐色細胞腫　□インスリノーマ
   □糖尿病　□肝硬変　□糖原病Ⅰ型　□気管支喘息　□高血圧症
   □慢性閉塞性肺疾患　□てんかん　□精神疾患　□出血傾向のある血液疾患
   □頚椎症などの整形外科疾患　□その他（　　　　　　　　　　　　）

3. 現在，抗血栓薬（血液を固まりにくくする薬，血液をさらさらにする薬）を飲んでいますか。
   □はい　□いいえ　□わからない

4. 3で「はい」とお答えの方は，薬の名前と，飲んできたか飲まないできたかを教えてください。
   薬の名前（　　　　　　　　　　　　）□飲んできた　□飲まないできた
   薬の名前（　　　　　　　　　　　　）□飲んできた　□飲まないできた
   薬の名前（　　　　　　　　　　　　）□飲んできた　□飲まないできた

5. 現在，以下の薬を飲んでいますか（麻薬系は皮膚に貼っている場合も）。
   □いいえ　□高血圧の薬　□麻薬系の薬　□抗てんかん薬　□精神疾患に対する薬

6. タバコは吸いますか。
   □現在吸っている　□過去に吸っていたがやめた　□吸わない

7. お酒は飲みますか。
   □毎日飲む　□週3日以上飲む　□週2日以下で飲む　□機会飲酒　□禁酒中
   □飲まない

8. お酒ですぐに顔が真っ赤になる，または以前は赤くなっていたが現在はならない。
   □はい　□いいえ　□わからない

9. 薬剤（麻酔，アルコール綿，造影剤，抗菌薬なども含む）や食事に対するアレルギー症状を起こしたことがありますか（気分が悪くなった，発疹がでた，など）。
   □はい（種類：　　　　　　　　　　　　）□いいえ　□わからない

10. 歯の治療の麻酔で気分が悪くなったことはありませんか。
    □ない　□ある　□わからない　□治療を受けたことがない

11. 最後の食事時間は何時ですか。
    □（　　　）月（　　　）日（　　　）時頃

12. 入歯（義歯）や抜けそうな歯はありませんか。
    □ない　□総入歯　□部分入歯　□入歯はないが，抜けそうな歯がある

13. どのような交通手段で病院にきましたか。
    □自分で車を運転　□車で送ってもらった　□タクシー　□バス　□電車　□自転車
    □徒歩　□その他（　　　　　　　　　　　　）

14. 心臓のペースメーカーやうめこみ型除細動器はありませんか。
    □ない　□心臓のペースメーカー　□うめこみ型除細動器

15. 血液透析のシャントや点滴用のポートはありませんか。
    □ない　□血液透析のシャント　□点滴用のポート

16. 経鼻内視鏡検査をご希望の方に質問です。
    1）経鼻内視鏡検査を受けたことがありますか。
    □はい（直近：　　　　年　　　月頃）□いいえ　□わからない

表 1　つづき

2) 受けたことがある方は，左右どちらの鼻から挿入をしましたか。
　　□右　□左　□どちらもある　□わからない

3) 通りがよい方の鼻はどちらですか。
　　□右　□左　□どちらも良い　□どちらも悪い　□わからない

4) 受けたことがある方は，検査後に鼻出血はありませんでしたか。
　　□ない　□ある　□わからない

5) 以下の鼻の病気をしたことがありますか。
　　□ない　□副鼻腔炎　□鼻茸　□アレルギー性鼻炎　□わからない

17. 胃がん検診の方に質問です。

1) 胃がん検診を受けたことがありますか。
　　□はい（直近：　　　年　　　月頃）　□いいえ　□わからない

2) 胃がん検診を受けたことがある方は，もっとも最近は，どの種類で受けましたか。
　　□市町村　□職場　□人間ドック　□わからない

3) 胃がん検診を受けたことがある方は，もっとも最近は，どんな方法で受けましたか。
　　□内視鏡　□Ｘ線　□血液検査（リスク検診，ピロリ菌抗体，など）

4) 家族で胃がんにかかった人はいますか。
　　□いない　□はい（父，母，配偶者，子供，兄弟／姉妹，祖母，祖父）　□わからない

5) 胃がんにかかったことはありますか。
　　□はい（　　　　　年　　　月　　頃）　□いいえ　□わからない

6) 胃の手術を受けたことがありますか。
　　□はい（外科手術）　□はい（内視鏡治療）　□いいえ　□わからない

7) 現在，胃の病気（胃潰瘍など）で治療を受けていますか。
　　□はい　□いいえ　□わからない

18. ピロリ菌に関して質問です。

1) ピロリ菌の検査を受けたことがありますか。
　　□はい　□いいえ　□わからない

2) 1）で「はい」とお答えした方は，どのような結果でしたか。
　　□陽性　□陰性　□わからない

3) 2）で「陽性」とお答えした方は，除菌治療を受けましたか。
　　□受けた　□受けていない　□わからない

4) 3）で「受けた」とお答えした方は，除菌結果はいかがでしたか。
　　□成功　□失敗　□判定していない　□わからない

を採用している市町村や施設も増えてきている。

Ⅲ　経鼻内視鏡検査での追加の問診内容（図 3B）

1. 経鼻内視鏡検査の経験

　以前の検査では，左右どちらの鼻から挿入をしたか，検査後に鼻出血がなかったかを聴取する。

2. 現病歴・既往歴

　重篤な副鼻腔炎，鼻茸，アレルギー性鼻炎などの耳鼻科疾患の有無ならびに鼻腔の手術歴を聴取する。

Ⅳ　事前検査

1. 抗血栓薬服用者

　上部消化管のスクリーニング内視鏡検査は，抗

血栓薬は継続で良いとされているが，ワルファリン服用者では当日検査前に PT-INR を測定し，結果を確認してから検査を行う。PT-INR が 3 以上である場合には，生検は控えるべきである[1]。

2. ピロリ菌

スクリーニング検査で検査前にピロリ菌の感染診断を行うことは，保険で認められていない。したがって，内視鏡検査でピロリ菌感染が疑われる場合に，感染診断を行う。胃がんリスク検診を市町村での対策型検診や人間ドックなどの任意型検診で採用している場合もある。いずれにしても，胃がん撲滅を考えた場合，上部消化管内視鏡検査でピロリ菌感染の有無を推定し，感染が疑われる場合には，感染診断を行い，除菌治療を行うこと，除菌判定と除菌後の定期的経過観察を継続することが重要である。

3. 肝炎ウイルスなどのその他の感染症

感染症の陰性，陽性に関わらず，全症例で「消化器内視鏡の感染制御に関するマルチソサエティ実践ガイド」に基づいた洗浄が必要である[5]。したがって，そのような状況下であれば，検査前の感染症検査（HBs 抗原，HCV 抗体，梅毒反応，HIV）は必須ではない。しかし，施設の状況や考え方で，検査前の感染症検査を行う場合もあり得る。その場合，感染症検査の必要性や費用について，説明と同意を得ることが望ましい。

おわりに

本稿で述べた上部消化管スクリーニング内視鏡

検査時の問診内容を表 1 にまとめる。これらの問診内容をすべての施設で聴取する必要はないのかもしれないが，各施設の特徴に応じて，問診をしていただければ幸いである。なお，本稿の作成に際して，問診票のご提供をくださった静岡県立静岡がんセンターの小野裕之先生，吉田将雄先生，福島赤十字病院の加藤恒孝先生，福島市医師会胃がん検診委員会事務局の田嶋直人様，武田沙知子様，ならびに本執筆に関してご助言をくださいました北里大学の田邉聡先生，国立函館病院の間部克裕先生，福島県立医科大学附属病院内視鏡診療部スタッフに深謝申し上げる。

文　献

1) 日本消化器がん検診学会，対策型検診のための胃内視鏡検診マニュアル作成委員会編：対策型検診のための胃内視鏡検診マニュアル 2015 年版．三田村印刷所，東京，2016

2) 藤本一眞，藤城光弘，加藤元嗣，他：抗血栓薬服用者に対する消化器内視鏡診療ガイドライン 54：2075-2102，2012

3) Kikuchi H, Hikichi T, Takagi T, et al：Clinical application of L-menthol in the upper gastrointestinal endoscopic procedure. Fukushima J Med Sci 61：160-166, 2015

4) 水野順子，引地拓人，鈴木孝子，他：上部消化管内視鏡検査の鎮痙剤としてペパーミントオイルは有用である―内視鏡医，患者，看護師，それぞれの立場から―．福島医学雑誌 57：9-16，2007

5) 消化器内視鏡の感染制御に関するマルチソサエティ実践ガイド作成委員会（日本環境感染学会，日本消化器内視鏡学会，日本消化器内視鏡技師会）：消化器内視鏡の感染制御に関するマルチソサエティ実践ガイド．2013

（引地拓人，渡辺　晃，中村　純，菊地　眸）

4 内視鏡スクリーニング検査に必要な準備

2) 抗血栓薬の取り扱い

はじめに

　高齢化と血栓症の二次，一次予防法の確立により，抗血栓薬（抗血小板薬と抗凝固薬）の服用者が増加しており，内視鏡スクリーニング検査の対象者における服用者も増加している。従来はこれらの薬剤服用により内視鏡検査，処置における出血性合併症が増加することを懸念し，一定期間の休薬後に内視鏡検査，処置を行うことが安全管理であった。しかし，抗血栓薬の休薬により血栓症のリスクが増加する一方，休薬の有無で出血率には有意差がないとの報告が多くなされ，欧米のガイドラインでは抗血栓薬を可能な限り継続して内視鏡検査，処置を行うことが記載されるようになった。

　アスピリンの休薬により，虚血性心疾患や脳梗塞のリスクが3倍に上がると報告され[1,2]，ワルファリン休薬では脳梗塞や肺梗塞，虚血性腸炎などの血栓症が0.6％に発生し1例は死亡したと報告されている[3]。また，アスピリンの服用者の上部消化管出血者に対して上内視鏡的止血とPPI投与を行い，アスピリンまたはプラセボを再開するランダム化試験では，出血性合併症はアスピリン群で多いものの有意差はなく，心臓死や全死亡はプラセボ群で有意に多かったことが示された[4]。これらの結果から日本消化器内視鏡学会では2012年に，日本循環器病学会，日本神経学会，日本脳卒中学会，日本血栓止血学会，日本糖尿病学会と共同で抗血栓薬休薬による血栓症の予防に主眼を置いた新しい休薬基準のガイドラインを発表した。まず，内視鏡検査，手技を出血リスクに応じて4つに分類した（表1）。スクリーニング内視鏡検査は通常消化器内視鏡検査に分類され表1の観察のところにあたる。生検は内視鏡的粘膜生検に分類され，低出血リスク手技と同様の対応となる。内視鏡治療はステント挿入術以外ほとん

どが出血高リスク手技に分類される。次に抗血栓薬を投与している原疾患において休薬リスクが高い状態，疾患がまとめられている（表2）。この表の作成は内視鏡医では不可能であり，日本循環器病学会，日本神経学会，日本脳卒中学会，日本血栓止血学会，日本糖尿病学会からの参加者が中心になり決定した。抗血小板薬では薬剤溶出性ス

表1　出血危険度による消化器内視鏡の分類

1．通常消化器内視鏡

上部消化管内視鏡（経鼻内視鏡を含む）

下部消化管内視鏡

超音波内視鏡

カプセル内視鏡

内視鏡的逆行性膵胆管造影

2．内視鏡的粘膜生検（超音波内視鏡下穿刺吸引術を除く）

3．出血低危険度の消化器内視鏡

バルーン内視鏡

マーキング（クリップ，高周波，点墨，など）

消化管，膵管，胆管ステント留置法
（事前の切開手技を伴わない）

内視鏡的乳頭バルーン拡張術

4．出血高危険度の消化器内視鏡

ポリペクトミー（ポリープ切除術）

内視鏡的粘膜切除術

内視鏡的粘膜下層剥離術

内視鏡的乳頭括約筋切開術

内視鏡的十二指腸乳頭切除術

超音波内視鏡下穿刺吸引術

経皮内視鏡的胃瘻造設術

内視鏡的食道・胃静脈瘤治療

内視鏡的消化管拡張術

内視鏡的粘膜焼灼術

その他

4. 内視鏡スクリーニング検査に必要な準備

表2　休薬による血栓塞栓症の高発症群

抗血小板薬関連

　　　　　冠動脈ステント留置後 2 ヵ月

　　　　　冠動脈薬剤溶出性ステント留置後 12 ヵ月

　　　　　脳血行再建術（頸動脈内膜剥離術，ステント留置）後 2 ヵ月

　　　　　主幹動脈に 50％以上の狭窄を伴う脳梗塞または一過性脳虚血発作

　　　　　最近発症した虚血性脳卒中または一過脳虚血発作

　　　　　閉塞性動脈硬化症で Fontaine 3 度（安静時疼痛）以上

　　　　　頸動脈超音波検査，頭頸部磁気共鳴血管画像で休薬の危険が高いと判断される所見を有する場合

抗凝固薬関連*

　　　　　心原性脳塞栓症の既往

　　　　　弁膜症を合併する心房細動

　　　　　弁膜症を合併していないが脳卒中高リスクの心房細動

　　　　　僧帽弁の機械弁置換術後

　　　　　機械弁置換術後の血栓塞栓症の既往

　　　　　人工弁設置

　　　　　抗リン脂質抗体症候群

　　　　　深部静脈血栓症・肺塞栓症

*ワルファリン等抗凝固薬療法中の休薬に伴う血栓・塞栓症のリスクは様々であるが，一度発症すると重篤であることが多いことから，抗凝固薬療法中の症例は全例，高危険群として対応することが望ましい。

テント挿入後 1 年以内や抗凝固薬服用中等は特に休薬ハイリスクと認識することが必要である。内視鏡手技，抗血栓薬休薬のリスクを考慮して抗血栓薬の取り扱いを決めることになる。

I　抗血小板薬の取り扱い

検診や人間ドックにおける内視鏡検査では，これまでの慣例で休薬して上部消化管内視鏡検査を行う，または抗血栓薬内服者の内視鏡検査を行わないなどの対応が多いのが現状である。"対策型検診のための内視鏡検診マニュアル"には適切な止血処置ができない施設においては抗血栓薬内服者に対する内視鏡検診は勧められず，胃 X 線検診について説明すると記載されている。

一方，本学会のガイドラインでは上部消化管内視鏡検査は通常の消化器内視鏡検査になり，観血的処置を伴わない場合，アスピリン，アスピリン以外の全ての抗血小板薬を休薬なく施行可能である。ガイドラインの表（表3）では◎となり，休薬による血栓症のリスクを回避するために，抗血小板薬は休薬せずに内視鏡検査を行うことが原則

である。北海道地区における多施設前向き研究では上部消化管内視鏡検査において，抗血栓薬の服用者 2,678 例で出血は 1 例もなく，服用していない 20,230 例で出血は 1 例のみで有意差はなかった[5]。したがって，実施する施設の体制や受検者側の事情を考慮することは必要であるが，内視鏡検査を実施する以上，抗血栓薬の内服の有無に関わらず出血をはじめとした偶発症に対応できる体制で行う必要があり，休薬を行って内視鏡検査を行う，あるいは服用を理由に内視鏡検査を行わないことは受検者の不利益になる可能性を考慮して十分な検討，説明の上で行う必要がある。なお，上部消化管内視鏡検査では過送気や強いアングル操作などにより下咽頭から食道入口部の粘膜損傷やマロリーワイス症候群が起こる可能性があるため，過送気に注意して愛護的な操作を行うなどの配慮は当然必要である。

スクリーニング検査であっても胃癌疑いなどの所見があった場合，生検を要する場合がある。粘膜生検についても，本学会のガイドラインでは抗血小板薬 1 剤の場合には休薬せず生検を施行しても良いとなっており，表3 では○となっている。

2）抗血栓薬の取り扱い

表3　抗血小板薬・抗凝固薬の休薬
　　　単独投与の場合，投薬の変更は内視鏡に伴う一時的なものに留める。

単独投与　　内視鏡検査	観察	生検	出血低危険度	出血高危険度
アスピリン	◎	○	○	○ / 3～5日休薬
チエノピリジン	◎	○	○	ASA，CLZ 置換 /5～7日休薬
チエノピリジン 以外の抗血小板薬	◎	○	○	1日休薬
ワルファリン	◎	○ 治療域	○ 治療域	ヘパリン置換
ダビガトラン	◎	○	○	ヘパリン置換

◎：休薬不要，○：休薬不要で可能，/：または，ASA：アスピリン，CLZ：シロスタゾール

この意味するところは，休薬せずに施行しても良い，であり休薬可能な場合は休薬して実施して良い。検診センターなど施設の事情で出血に対する対応が十分にできない場合には，出血に対応可能な施設に生検を依頼するなどの対応をとることも選択肢の一つである。

Ⅱ　抗凝固薬の取り扱い

　ワルファリンや新規経口凝固薬（DOAC：direct oral anticoagulate drug）は，抗血小板薬に比較して出血リスク，休薬した場合の血栓症リスクともに高いことを理解しておく必要がある。特に，抗凝固薬服用者は休薬した場合に全例が血栓症ハイリスクと考える必要がある。

　したがって，上部消化管のスクリーニング内視鏡検査では，いずれの抗凝固薬も休薬せずに実施することが原則となり，表3では◎となっている。

　粘膜生検を行う場合も休薬せず施行可能，○となるが，ワルファリンの場合はPT-INR が治療域にあることを確認して行う必要がある。治療域とは具体的にどの程度を指すか，年齢や対象疾患によって治療域が異なるためガイドラインには具体的な数値が記載されていない。PT-INR 3.0 以上では消化管出血のコントロールが不良，PT INR 1.5 以下では血栓症が，2.6 以上では出血が多いことが報告[6]されていることから，PT INR2.6 未満であれば生検が可能と考えられる。

　DOAC はガイドライン策定時期には国内ではダビガトランのみが発売されており，ダビガトランのみの記載であり，ワルファリンと同様に内視鏡検査では原則休薬せず，粘膜生検は休薬せず行うことも可能となっている。しかし，DOAC は服用開始後直ちに抗凝固作用が出現し，中止により48時間以内に抗凝固作用が消失してしまう。48時間以上の休薬では血栓症のリスクが高くなることに注意が必要である。そのため，内視鏡スクリーニング検査は休薬せずに実施する。一方，DOAC は服薬してから5時間までは作用がピークであるため，生検を行う場合には投与から5時間以上の時間をあけてから行うことが望ましい。欧州内視鏡学会のガイドライン[7]では，出血低リスク手技である内視鏡検査，生検では全ての抗血小板薬は継続，ワルファリンは治療域であることを確認して継続，DOAC は当日朝の服薬を中止して行うことになっている。本学会のガイドラインも DOAC など抗凝固剤についてのガイドラインは近く改訂される見込みである。

Ⅲ　多剤併用療法の場合は？

　アスピリンとクロピドグレルまたはプラスグレルを併用する Dual Antiplatelet therapy：DAPT 症例や抗凝固薬と抗血小板薬の併用など抗血栓薬を多剤併用している場合，どう対応するか。ガイドラインでは，内視鏡検査や粘膜生検では症例に応じて慎重に対応する，とだけ記載されている。DAPT など抗血栓薬を多剤併用する症例は一般的に血栓症ハイリスクのため休薬を行うことに慎重である必要がある。一方で出血高危険手技では多剤の服用者では有意に出血が多いとの報告もあり，出血にも十分な注意が必要である。具体的に

4. 内視鏡スクリーニング検査に必要な準備

は対策型検診や任意型検診など検診現場では，多剤服用例でも内視鏡スクリーニング検査は休薬することなく実施可能である。粘膜生検に関しては十分なエビデンスがないことから，出血に対する体制が十分でない場合には生検を行わず，対応可能な施設に紹介して生検を行う対応が望ましい。ただし，あらかじめアスピリン1剤にすることが可能であると主治医の判断があればアスピリン1剤を継続して粘膜生検を行うことが可能である。抗凝固薬と抗血小板薬の併用の場合は抗凝固薬単剤にすることが可能である場合，抗凝固薬単剤として対応することが可能である。スクリーニング内視鏡検査に際して，抗血栓薬の多剤服用症例に対しては，あらかじめ抗血栓薬を単剤にすることの可否についてなど，より一層処方する主治医との連携が必要となる。

おわりに

　上部消化管スクリーニング内視鏡における抗血栓薬服用者に対する取り扱いについて概説した。抗血栓薬は一定期間の休薬を行うことに主眼が置かれていたが，現在では抗血栓薬休薬による血栓症の予防に主眼に置いた対応に変化している。抗血栓薬服用者は出血，血栓症の他，様々なリスクが高いため，内視鏡検査および抗血栓薬の取り扱いに関するインフォームドコンセントが重要である。特に被検者自身が以前の慣習から休薬指示がなくても1週間以上の休薬をして検査に訪れることもあるため，休薬について十分な説明と確認が必要である。抗凝固薬であるワルファリンと

DOACについては現行のガイドラインでは不十分であり，早期の更新とその検証が望まれる。

文　献

1) Biondi-Zoccai GG, Lotrionte M, Agostoni P, et al：A systematic review and meta-analysis on the hazards of discontinuing or not adhering to aspirin among 50,279 patients at risk for coronary artery disease. Eur Heart J 27：2667-2674, 2006

2) Maulaz AB, Beserra DC, Michel P, et al：Effect of discontinuing aspirin therapy on the risk of brain ischemic stroke. Arch Neurol 62：1217-1220, 2005

3) Gracia DA., Regan S, Henault LE, et al：Risk of thromboembolism with short-term interruption of warfarin therapy. Arch. Intern Med 168：63-69, 2008

4) Sung JJ, Lau JY, Ching JY, et al：Continuation of low-dose aspirin therapy in peptic ulcer bleeding：a randomized trial. Ann Intern Med 152：1-9, 2010

5) Mabe K, Kato M, Oba K, et al：A prospective, multicenter survey on the validity of shorter periendoscopic cessation of antithrombotic agents in Japan. J Gastroenterol：Epub ahead of print, 2016

6) Yasaka M, Minematsu K and Yamaguchi T：Optimal intensity of international normalized ratio in warfarin therapy for secondary prevention of stroke in patients with non-valvular atrial fibrillation. Internal Med 40：1183, 2001

7) Andrew M Veitch, Geoffroy Vanbiervliet, Anthony H Gershlick, et al：Endoscopy in patients on antiplatelet or anticoagulant therapy, including direct oral anticoagulants：British Society of Gastroenterology（BSG）and European Society of Gastrointestinal Endoscopy（ESGE）guidelines. Gut 65：374-389, 2016

（間部克裕）

4 内視鏡スクリーニング検査に必要な準備

─ 3）検査前の食事と飲水，服用すべき，中止すべき薬剤

I 検査前の食事

　胃内の観察のためには当然ながら検査前の絶食が必要である。長時間の絶食が必要のため慣例的に午前中に検査を行う施設が多い。午前中の検査の場合，従来の本邦からのガイドラインでは前日午後9時からの絶食が推奨されている[1]。

　午後からの検査の場合は，当日朝に食事をした後にどのくらいの時間を空けるべきか検討が行われている。近年の本邦からの報告では，①糖尿病患者で末梢神経障害が強いあるいは透析を要する症例，②絶食時間が7時間未満の症例，③検査までの飲水量が400mL未満の症例で検査困難例が認められたと報告されており[2]，一般的な被験者の場合は7時間の絶食で検査は可能と考えられる。また，朝食直後にモサプリドクエン酸塩錠15mgを内服し，その後6時間の絶食を経て午後に上部消化管内視鏡を行い，胃内残渣の有無を調べたところ，連続53例の検査で胃内残渣の貯留は1例も認めなかったと報告されている[3]。なお，米国のガイドラインでは上部消化管内視鏡前の絶食時間は6時間必要であると報告されている[4]。しかし米飯の場合は6時間の絶食では不十分であると報告され，米飯が主食のアジア系諸国では10時間の絶食が望ましいという報告がある[5]。

II 特別な配慮が必要な場合

　胃切除後の被験者は胃内に食物が残りやすいため，通常の食事は18時間以上前までとし，それ以降は柔らかい食事あるいは流動食が望ましいという報告がある[6]。また，胃切除後の被験者に対する内視鏡検査前日に500mLの飲水を行い，さらに当日に350mLを飲水する飲水群と，従来どおり飲水しないコントロール群とで比較検討したところ，飲水群では残渣が少ない傾向であったと

の報告がある[7]。また，前述のように糖尿病患者や透析中の患者でも腸管運動の低下の可能性があり配慮が必要と考えられる。

III 検査前の飲水

　米国のガイドラインでは検査前の飲水は4時間前まで可能とされてきた[4]。しかしながら検査1～2時間前に飲用水やゼリー状の経口補水液を投与することにより，被験者の口渇感や空腹感を改善させつつ検査に支障をきたさなかったという報告がある[8, 9]。ミネラルウォーターと牛乳を90分前に投与した比較試験では牛乳群で観察が不十分になると報告されており，牛乳などの摂取は控える必要がある[10]。しかしながら透明な飲用水やゼリー状の補水液であれば，摂取を制限する必要性は低いと考えられる。

IV 検査前に服用／中止すべき薬剤

　検査前に注意を要する薬剤の筆頭は抗血栓薬であるが，これは他稿にゆずる。

　絶食を要する検査のため，絶食時の糖尿病治療薬（内服およびインスリン）は中止の必要がある。検査に伴い血圧の変動が予想されるため，降圧薬の内服は通常通り行うことが望ましい。また，服用が望ましい薬剤として表1にあげるような抗不整脈薬・抗てんかん薬・抗不安薬などは通常通りに内服する。その他の内服薬については服用の要否は特に問わない。検査前薬剤投与の時間について2時間前までに約200mLの水で服用させることで支障なく検査を行うことが可能であったという研究がある[11]。

　以上の報告より，標準的な症例では以下の方法を推奨する。

4. 内視鏡スクリーニング検査に必要な準備

表1 検査前に服用すべき薬剤

服用を中止すべき薬剤	服用が望ましい薬剤	服用の要否は問わない薬剤
糖尿病治療薬 指示のある抗血栓薬	降圧薬 抗不整脈薬 狭心症治療薬 心不全治療薬 気管支喘息治療薬 抗てんかん薬 向精神薬 抗不安薬 など	左記以外の薬剤

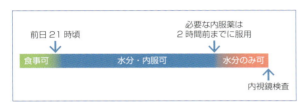

図1 午前中の検査の場合（例）

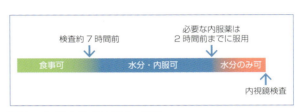

図2 午後の検査の場合（例）

午前中の検査の場合（図1）
前日夜9時までに食事を終了し以降は絶食とするが，検査直前まで透明な飲用水の摂取に制限はない．また，飲用水の代わりにゼリー状の補水液の服用を考慮してもよい．糖尿病薬（および指示のある抗血栓薬）以外で服用が望ましい常用薬は検査の2時間前までに十分な量の水で服用する．

午後の検査の場合（図2）
検査の7時間前までに食事を済ませ以降は絶食とするが，検査直前まで透明な飲用水の摂取に制限はない．また，飲用水の代わりにゼリー状の補水液の服用を考慮してもよい．糖尿病薬（および指示のある抗血栓薬）以外の服用が望ましい常用薬は検査の2時間前までに十分な量の水で服用する．

文献

1) 三木一正，荒川哲男，斎藤大三：上部消化管内視鏡ガイドライン．消化器内視鏡ガイドライン第3版．日本消化器内視鏡学会卒後教育委員会，医学書院，東京，pp.73-82, 2006
2) 土岐真朗，山口康晴，高橋信一：午後施行する上部内視鏡検査の可能性．Gastroenterol Endosc 52：21-26, 2010
3) 村上真基，杉山将洋：モサプリドクエン酸塩錠を前処置に用いた午後施行上部内視鏡検査の経験．Gastroenterol Endosc 55：300-303, 2013
4) Faigel DO, Eisen GM, Baron TH, et al：Preparation of patients for GI endoscopy. Gastrointest Endosc 57：446-450, 2003
5) De Silva AP, Niriella MA, Perera H, et al：Is a six hour fast after a rice meal sufficient before upper gastrointestinal endoscopy? Scand J Gastroenterol 45：987-991, 2010
6) Ahn JY, Jung HY, Bae SE, et al：Proper preparation to reduce endoscopic reexamination due to food residue after distal gastrectomy for gastric cancer. Surg Endosc 27：910-917, 2013
7) 向出裕美，井上健太郎，福井淳一，他：胃切除術後の患者に対する上部消化管内視鏡検査前飲水による食物残渣減少効果の検討．癌と化学療法 40：609-612, 2013
8) 岩田英之，黒崎哲也，松本浩次，他：上部消化管内視鏡検査前の経口補水液の有用性．Gastroenterol Endosc 55：12-21, 2013
9) Greenfield SM, Webster GJ, Brar AS, et al：Assessment of residual gastric volume and thirst in patients who drink before gastroscopy. Gut 39：360-362, 1996
10) Webster GJ, Bowling TE, Greenfield SM, et al：Drinking before endoscopy：milk or water? Gastrointest Endosc 45：406-408, 1997
11) 町田ひとみ，田路みずえ，田原真由美，他：検査前薬剤投与が上部消化管内視鏡検査に及ぼす影響．臨床看護 31：1417-1420, 2005

（河村卓二）

4 内視鏡スクリーニング検査に必要な準備

4）前処置

I 消泡剤

粘膜の視認性を改善させるには，消泡剤をはじめとする前処置薬の経口投与が勧められる[1]。前処置薬として消泡剤であるジメチコン（ガスコン®）単独よりもプロナーゼおよび重曹を併用したほうが視認性に優れていたという報告が多い[2]。これらの前処置薬は通常の白色光観察のみならず，色素内視鏡や狭帯域光観察などの画像強調観察（image-enhanced endoscopy）に際しても有効であると報告されている[1,3,4]。前処置薬の投与時間としては30分以内（特に10～30分前）が良いという報告[5]や20分前が良いという報告がある[6]。おおむね10～20分前に投与するのが適切と考えられる。

ただし，プロナーゼは「粘液の除去に伴い出血が悪化するおそれがある」という理由で胃内出血がある被験者には禁忌となっており，注意が必要である。

なお経鼻内視鏡の場合は，吸引力やレンズ面の洗浄力や弱さを補う目的で，消泡剤の内服量を増やして胃液の粘稠度を下げることが有用であるとの報告がある[7]。

以上の報告より前処置薬として本マニュアルでは以下の方法を推奨する。

> 良好な観察のための前処置薬（例）
> ジメチコン8cc＋重曹1g＋プロナーゼ20,000単位
> 以上を80ccの水に溶解し上部内視鏡検査の10～20分前に経口投与する（図1）。
> （経鼻内視鏡の場合は同濃度のジメチコン水を150ccに増量し内服することも有用）

II 咽頭（鼻腔）麻酔

1．経口内視鏡
1）咽頭麻酔の必要性

咽頭麻酔なしでも内視鏡の経口挿入は可能であるが，被験者の不快感の軽減および術者側から見た操作のしやすさの両面から，非鎮静下では咽頭麻酔は必要と考えられ[8]，特に若い被験者には必須と思われる[9]。

2）鎮静下内視鏡の咽頭麻酔

一方，鎮静下での咽頭麻酔の要否については議論があるところである。プロポフォール使用下では被験者の嘔吐反射の回数が有意に少なかったという報告がある一方で[10]，咽頭麻酔の有無で鎮静剤の量や術者・麻酔医の満足度は変わらなかったとの報告もある[11]。ミダゾラム使用下でも咽頭麻酔は有意に被験者の受容性および術者の評価を高めたという報告がある一方で[12]，咽頭麻酔の有無で挿入のしやすさや検査の受容性に有意差はなかったとの報告もある[13]。よって鎮静下で

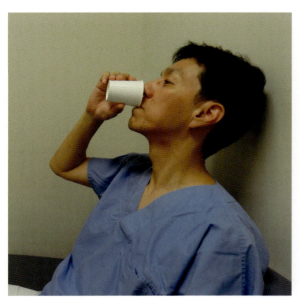

図1 消泡剤の服用
良好な観察条件を得るため，内視鏡挿入の10～20分前に「ジメチコン8cc＋重曹1g＋プロナーゼ20,000単位（例）」を服用する。

4. 内視鏡スクリーニング検査に必要な準備

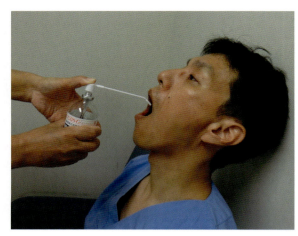

図2　8％リドカインスプレーを用いた咽頭麻酔
通常1〜5回の噴霧（溶液0.1〜0.5mL：リドカインとして8〜40mg）を検査の直前に行う。

行う場合には咽頭麻酔は必須とは言えず、特に誤嚥をしやすい高齢者などの場合は咽頭麻酔をせずに行うことも考慮してもよい。

3）咽頭麻酔の方法

咽頭麻酔の方法としては一般的にリドカイン（キシロカイン®）ビスカスおよびリドカインスプレーが知られている。両者を比較した臨床試験では、スプレー法のほうがスコープ挿入のしやすさや被験者および術者の満足度が優れていたと報告されているが[14,15]、各施設で使い慣れた方法を行っても問題はないと考えられる。また、最近ではリドカイン飴を使用した咽頭麻酔法の有用性も報告されている[16]。

4）咽頭麻酔薬の量

リドカインの量については、リドカインスプレー30mgと100mgを比較した結果、100mgを投与された被験者で咽頭違和感が少なかったという報告がある[17]。キシロカイン®スプレー8％の添付文書には「通常1〜5回の噴霧（溶液0.1〜0.5mL：リドカインとして8〜40mg）で十分である。広範な部位を麻酔する場合および麻酔効果をさらに長時間持続させる場合には、噴霧回数を適宜調節する。ただし一時に25回（リドカインとして200mg）以上の噴霧は避けること」と記載されている。また、キシロカイン®ビスカス2％の添付文書には「リドカイン塩酸塩として、通常成人では1回100〜300mg（5〜15mL：添付の匙ではほぼ1〜3杯又は注射筒に吸引して使用する）を1日1〜3回経口的に投与する」と記載

されている。リドカインにはショックなどの重大副作用もあり、咽頭麻酔が内視鏡偶発症に占める割合は鎮静・鎮痛薬／腸管洗浄液に次いで3番目に多い[18]。添付文書の用量を超える投与は厳に慎むべきである。

以上の報告より、本マニュアルでは添付文書に準じて以下の方法を推奨する。

> **経口内視鏡のための咽頭麻酔**
> ・8％リドカインスプレーを用いる場合（図2）
> 通常1〜5回の噴霧（溶液0.1〜0.5mL：リドカインとして8〜40mg）を検査の直前に行う。広範な部位を麻酔する場合および麻酔効果をさらに長時間持続させる場合には噴霧回数を適宜調節するが、一時に25回（リドカインとして200mg）以上の噴霧は避ける。
> ・2％リドカインビスカスを用いる場合
> 通常成人では1回100〜300mg（5〜15mL：添付の匙ではほぼ1〜3杯または注射筒に吸引して使用する）を経口的に投与する。

2. 経鼻内視鏡

1）鼻腔麻酔の必要性

経鼻内視鏡における鼻腔麻酔の要否を比較した臨床試験は存在しないものの、鼻腔の疼痛緩和目的に局所麻酔は必須と考えられる。なお、経鼻内視鏡は経口内視鏡に比べて被験者の苦痛を軽減できると考えられるため、原則として鎮静薬は不要である。

2）局所血管収縮剤の投与

経鼻内視鏡施行に当たっては、鼻腔麻酔に先立ち局所血管収縮剤の使用が勧められる。具体的には0.05％ナファゾリン硝酸塩などの局所血管収縮剤を両側の鼻腔に点鼻あるいは噴霧する。噴霧に際してはJackson式噴霧器（図3A）やディスポーザブルの噴霧器（図3B）を用いる。

0.05％ナファゾリン硝酸塩の添付文書上、局所血管収縮効果は15分以内に現れるとされている。投与直後にはその効果が十分でない可能性もあるため、薬剤投与は計画的に余裕をもって行う必要がある。

3）鼻腔麻酔の方法

鼻腔麻酔の方法について確立されたものはなく種々の方法が各施設で試みられている[19]。鼻腔

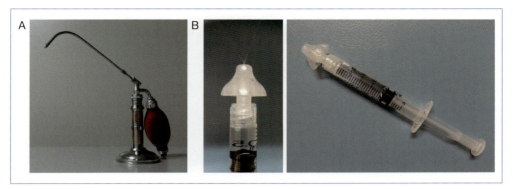

図3 A：ジャクソン式噴霧器
　　　B：ディスポーザブル噴霧器

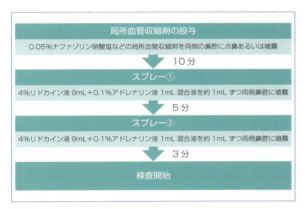

図4 スプレー法の手順

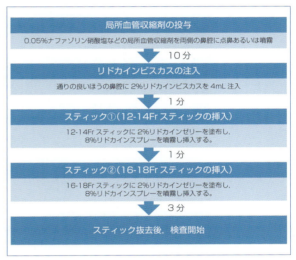

図5 スティック2本法の手順

麻酔は主にスプレー法[20]，スティック法[21]，および注入法[22]に大別され，それぞれを組み合わせて用いられていることも多い。確立された方法はないため，本マニュアルではそれぞれの具体的方法を列挙する。

4）スプレー法（図4）

リドカインスプレーを鼻腔に噴霧する方法であり[20]，比較的簡便である。しかしながらスプレー噴霧だけでは深部に麻酔液が十分に付着せず，効果が不十分になる可能性も指摘されている[23]。

5）スティック法

リドカインビスカスを鼻腔に注入後，麻酔薬を塗布したスティックを鼻腔に挿入する麻酔法である。細いスティックから2段階に分けて挿入する「スティック2本法」（図5，6）[21]と初めから比較的太めのスティックを挿入する「スティック1本法」（図7）[24]がある。

市販されている12～18Frの専用スティック（図8）の代わりにネラトンカテーテルを用いることもできるが，適応外の使用方法であることに留意が必要である。最近では10Frと18Frの2段階構造となったスティックも発売されており（図9），10Frチューブをガイドに18Frチューブをスライドさせて鼻腔に挿入することで，前処置がより効率的に行える可能性がある。

6）注入法（図10）

スティック法ではスティックの挿入する手技自体で疼痛を訴えられることがあり，麻酔薬の注入のみで行う方法も試みられている。2%リドカインビスカス2.6mLに8%リドカインスプレーを4回（0.4mL）噴霧させ撹拌し，2.8%リドカイン溶液を作成して注入する方法が報告されている[22]。

7）スプレー法とスティック法の組み合わせ

経口内視鏡と比べて麻酔処置に時間を要するため，メディカルスタッフの勤務体制なども麻酔方法の選択に影響すると考えられる。よって麻酔効果を落とすことなくより効率的な方法が各施設で工夫されている現状である。各方法の組み合わせによる麻酔法の代表例を提示する（図11，12）。

4. 内視鏡スクリーニング検査に必要な準備

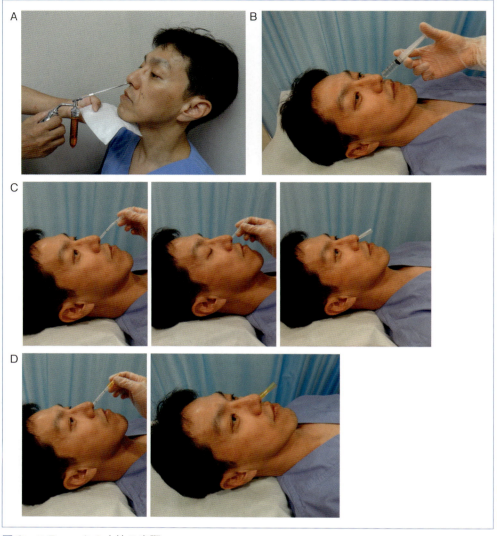

図6　スティック2本法の実際
　　A：血管収縮剤の投与。0.05％ナファゾリン硝酸塩を両側の鼻腔に噴霧する。
　　B：リドカインビスカスの注入。通りの良いほうの鼻腔に2％リドカインビスカスを注入。
　　C：12Frスティックに2％リドカインゼリーを塗布し，8％リドカインスプレーを噴霧後に1本目のスティックとして愛護的に挿入する。
　　D：1本目のスティックは約1分後に抜去し，続いて16Frスティックを同様の手順で愛護的に挿入する。さらに約1分留置した後，スティックを抜いて検査を開始する。

Ⅲ　鎮痙剤

　本邦では以前より慣例的に上部消化管内視鏡施行前に鎮痙剤として臭化ブチルスコポラミン（ブスコパン®）が使用されてきた[25]。しかしながら臭化ブチルスコポラミンには副交感神経遮断作用があり，とくに心血管系への影響が報告されている[26]。同様に鎮痙作用を有するグルカゴンは臭化ブチルスコポラミンに比べて心血管系への影響は少ないと報告されているが[27]，心筋の酸素消

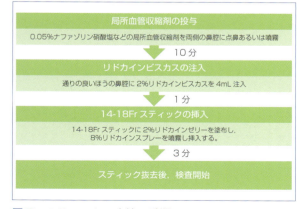

図7　スティック1本法の手順

4）前処置

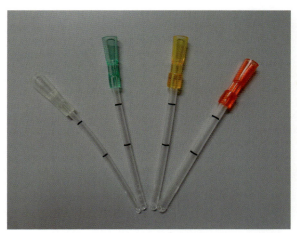

図8 スティック法に使用する市販のスティック（左より12Fr, 14Fr, 16Fr, 18Fr）。

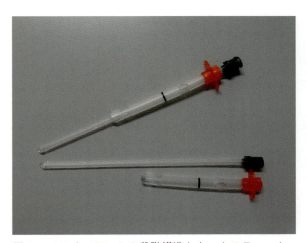

図9 10Frと18Frの2段階構造となったスティック

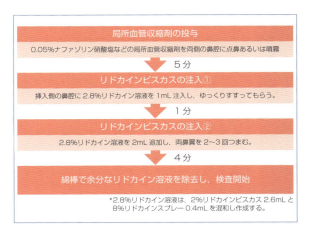

図10 注入法の手順

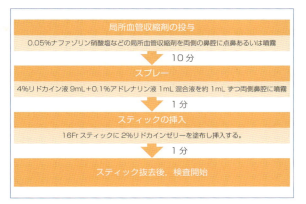

図11 スプレー/スティック併用法の手順（例）

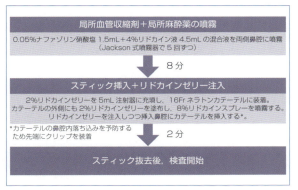

図12 著者らの方法（スプレー/スティック/注入併用法）

費量の増加に伴い虚血症状の悪化が起こる恐れがあるので，心疾患のある高齢者では慎重に投与する必要がある。また，グルカゴンでは投与数時間後の低血糖などの病態も懸念される。

最近の消化器内視鏡関連の偶発症全国調査では，鎮痙剤による偶発症は鎮静・鎮痛薬／腸管洗浄液／咽頭麻酔によるものに次いで4番目に多い[18]。近年，l-メンソールの散布が安全な鎮痙剤として報告されているが[28]，鎮痙剤の使用が病変検出率を上げるという報告は現在のところなく，スクリーニング検査での全例への鎮痙剤の使用は勧められるものではない。

鎮痙剤を使用する場合は禁忌・慎重投与となる以下の被験者には十分留意が必要であり，問診を怠ってはならない。

前投薬としての薬剤投与に留意が必要な病態
臭化ブチルスコポラミン：
＜投与禁忌＞緑内障・前立腺肥大による排尿障害・重篤な心疾患
＜慎重投与＞前立腺肥大・うっ血性心不全・不整脈・甲状腺機能亢進症
グルカゴン：
＜投与禁忌＞褐色細胞腫
＜慎重投与＞インスリノーマ・心疾患のある高齢者・糖尿病・肝硬変・糖原病1型

39

文　献

1) Fujii T, Iishi H, Tatsuta M, et al：Effectiveness of premedication with pronase for improving visibility during gastroendoscopy：a randomized controlled trial. Gastrointest Endosc 47：382-387, 1998

2) Kim GH, Cho YK, Cha JM, et al：Efforts to increase image quality during endoscopy：The role of pronase. World J Gastrointest Endosc 8：267-272, 2016

3) Kim GH, Cho YK, Cha JM, et al：Effect of pronase as mucolytic agent on imaging quality of magnifying endoscopy. World J Gastroenterol 21：2483-2489, 2015

4) Cha JM, Won KY, Chung IK, et al：Effect of pronase premedication on narrow-band imaging endoscopy in patients with precancerous conditions of stomach. Dig Dis Sci 59：2735-2741, 2014

5) Woo JG, Kim TO, Kim HJ, et al：Determination of the optimal time for premedication with pronase, dimethylpolysiloxane, and sodium bicarbonate for upper gastrointestinal endoscopy. J Clin Gastroenterol 47：389-392, 2013

6) Lee GJ, Park SJ, Kim SJ, et al：Effectiveness of Premedication with Pronase for Visualization of the Mucosa during Endoscopy：A Randomized, Controlled Trial. Clin Endosc 45：161-164, 2012

7) 川田和昭, 広川雅彦, 吾川弘之：ガスコン水150mLを用いた経鼻内視鏡検査—レンズ面の洗浄力を補うための工夫—. Gastroenterol Endosc 51：1586-1587, 2009

8) Hedenbro JL, Ekelund M, Jansson O, et al：A randomized, double-blind, placebo-controlled study to evaluate topical anaesthesia of the pharynx in upper gastrointestinal endoscopy. Endoscopy 24：585-587, 1992

9) Soma Y, Saito H, Kishibe T, et al：Evaluation of topical pharyngeal anesthesia for upper endoscopy including factors associated with patient tolerance. Gastrointest Endosc 53：14-18, 2001

10) Heuss LT, Hanhart A, Dell-Kuster S, et al：Propofol sedation alone or in combination with pharyngeal lidocaine anesthesia for routine upper GI endoscopy：a randomized, double-blind, placebo-controlled, non-inferiority trial. Gastrointest Endosc 74：1207-1214, 2011

11) de la Morena F, Santander C, Esteban C, et al：Usefulness of applying lidocaine in esophagogastroduodenoscopy performed under sedation with propofol. World J Gastrointest Endosc 5：231-239, 2013

12) Leitch DG, Wicks J, el Beshir OA, et al：Topical anesthesia with 50 mg of lidocaine spray facilitates upper gastrointestinal endoscopy. Gastrointest Endosc 39：384-387, 1993

13) Chuah SY, Crowson CP and Dronfield MW：Topical anaesthesia in upper gastrointestinal endoscopy. BMJ 303：695, 1991

14) Amornyotin S, Srikureja W, Chalayonnavin W, et al：Topical viscous lidocaine solution versus lidocaine spray for pharyngeal anesthesia in unsedated esophagogastroduodenoscopy. Endoscopy 41：581-586, 2009

15) 水野順子, 引地拓人, 板橋正子, 他：上部消化管内視鏡検査の咽頭麻酔におけるリドカインビスカスとリドカインスプレーの麻酔効果と麻酔苦痛度の比較検討. 福島医学雑誌 61：12-17, 2011

16) 楠本聖典, 浜田暁彦, 水本吉則, 他：上部消化管内視鏡検査における麻酔効果と苦痛度軽減におけるリドカイン飴法とリドカインビスカス法のランダム化比較試験. Gastroenterol Endosc 55：3745-3752, 2013

17) Mulcahy HE, Greaves RR, Ballinger A, et al：A double-blind randomized trial of low-dose versus high-dose topical anaesthesia in unsedated upper gastrointestinal endoscopy. Aliment Pharmacol Ther 10：975-979, 1996

18) 古田隆久, 加藤元嗣, 伊藤　透, 他：消化器内視鏡関連の偶発症に関する第6回全国調査報告 2008年〜2012年までの5年間. Gastroenterol Endosc 58：1466-1491, 2016

19) 安田　貢：前処置・前投薬. 経鼻内視鏡による胃がん検診マニュアル. 日本消化器がん検診学会, 胃細径内視鏡検診研究会編, 医学書院, 東京, pp.28-35, 2014

20) Abe K and Miyaoka M：Trial of Transnasal esophagogastroduodenoscopy. Digestive Endoscopy 18：212-217, 2006

21) 宮脇哲丸, 野瀬道宏：経鼻的上部消化管内視鏡検査—フジノン東芝社製スコープによる検査—. 臨床消化器内科 19：277-282, 2004

22) 伊藤正祐, 竹政伊知朗：経鼻内視鏡における2.8%リドカイン溶液鼻腔内注入麻酔法の経験. Gastroenterol Endosc 51：1454-1459, 2009

23) 河合　隆, 木下芳一：経鼻内視鏡. 消化器内視鏡ハンドブック, 日本消化器内視鏡学会卒後教育委員会編, 日本メディカルセンター, 東京, pp.97-103, 2012

24) 伊藤正祐：経鼻内視鏡のメリットを活かす前処置及び麻酔法—スティック法による鼻腔麻酔の実際と今後の展望—. 消化器内視鏡 19：573-579, 2007

25) 三木一正, 荒川哲男, 斎藤大三：上部消化管内視鏡ガイドライン. 消化器内視鏡ガイドライン第3版. 日本消化器内視鏡学会卒後教育委員会, 医学書院, 東京, pp.73-82, 2006

26) Saijyo T, Nomura M, Nakaya Y, et al：Assessment of autonomic nervous activity during gastrointestinal endoscopy：analysis of blood pressure

variability by tonometry. J Gastroenterol Hepatol 13：816-820, 1998
27) Hashimoto T, Adachi K, Ishimura N, et al：Safety and efficacy of glucagon as a premedication for upper gastrointestinal endoscopy--a comparative study with butyl scopolamine bromide. Aliment Pharmacol Ther 16：111-118, 2002

28) Hiki N, Kaminishi M, Yasuda K, et al：Antiperistaltic effect and safety of L-menthol sprayed on the gastric mucosa for upper GI endoscopy：a phase Ⅲ, multicenter, randomized, double-blind, placebo-controlled study. Gastrointest Endosc 73：932-941, 2011

（河村卓二，小林正夫）

4 内視鏡スクリーニング検査に必要な準備

5）鎮静方法と検査中のモニタリング

I 鎮静とは

1. 鎮静（sedation）と鎮痛（analgesia）の定義[1]

・鎮静（sedation）とは投薬により意識レベルの低下を惹起させることと定義されている。すなわち，検査前に鎮静剤を投与し，全身状態の安定のもと，適切に意識を低下させる。さらに被験者の不安や嘔吐反射などの苦痛を除去することにより，スムーズな内視鏡検査を行うことである。

・鎮痛（analgesia）とは意識レベルの低下をきたさずに痛みを軽減することと定義とされており，鎮静と鎮痛は明確に区別され，投与薬剤も異なる。

・長時間で複雑な治療内視鏡では，被験者の苦痛や負担が増すため，鎮静剤と鎮痛剤を併用するのが一般的であるが，通常のスクリーニングの上部消化管内視鏡検査（EGD）の場合は単剤の鎮静剤使用がほとんどである。

2. 鎮静剤の使用に対する現状

・スクリーニング EGD を受ける被験者は検診やドックが目的の 40 ～ 60 歳代を中心とした比較的若い群『若年者群』と併存疾患を持つ 70 ～ 80 歳代を中心とした『高齢者群』に分けることができる。

・『若年者群』は検査の経験が少なく，嘔吐反射も比較的強いため，より苦痛のない検査を選択する傾向がある。またヘリコバクターピロリ菌（HP）感染陰性者が多く，逆流性食道炎の検索のため胃食道接合部を，HP 陰性腫瘍の検索のため胃体部大弯の観察が必要になり，より詳細な内視鏡検査が求められている。

・『高齢者群』は呼吸器・循環器系をはじめとした基礎疾患を伴っている場合が多く，代謝も低下しているうえに，内視鏡挿入時の嘔吐反射が少ない。鎮静剤の使用には細心の注意が必要であり，投与量の減量や使用を控える場合もある。

・公共交通機関が発達した市街地での施設では鎮静剤の使用が容易であるが，自動車による移動が必要な地域では，当日は運転を控えるように注意喚起と家族の協力が必要になる。

・鎮静剤を使用した内視鏡検査を希望する場合は，その有用性とリスクを十分に説明し，患者のバックグランドを理解したうえで行う。この点に関しては 2013 年 12 月に公表された『内視鏡診療における鎮静によるガイドライン』においても，鎮静を実施するかの最終決定は，必要性に関する十分なインフォームド・コンセントの下，患者の意思を尊重して行うことが前提と記載されている。

・局所麻酔下の治療内視鏡において，デクスメデトミジン（プレセデックス®）が保険適用されていると解釈される場合があるが，現段階では通常の内視鏡検査（スクリーニング EGD）に適用承認されている薬剤はない。

3.『内視鏡診療における鎮静によるガイドライン』の利用方法

日本消化器内視鏡学会からガイドラインの一部を抜粋して以下に示す。

・鎮静剤の使用は患者（被験者）の不安や不快感を取り除き，内視鏡診療に対する受容性や満足度を改善する。

・ベンゾジアゼピン系薬剤（BZD 系薬剤）によって至適な鎮静を得ることができるものの，呼吸抑制や循環器抑制，徐脈，不整脈，前向性健忘，脱抑制などリスクがある。

・偶発症の防止のため，モニタリングが重要である。

・高齢者には投与量に対して十分考慮する。
本ガイドラインはエビデンスに基づいた検討結

表1 鎮静・麻酔レベルとその定義（文献2より引用改変）

	Minimal sedation (anxiolysis) 不安除去	Moderate sedation (conscious sedation) 意識下鎮静	Deep sedation /analgesia 深い鎮静／鎮痛	General anesthesia 全身麻酔
Responsiveness 反応	問いかけに正常に反応	問いかけもしくは触覚刺激に意図して反応	繰り返し刺激もしくは痛み刺激に反応	痛み刺激に反応しない
Airway 気道	影響なく正常	処置不要	気道確保（挿管）が必要なこともある	気道確保（挿管）が必要
Spontaneous Ventilation 自発呼吸	影響なく正常	適切に維持	障害される	消失する
Cardiovascular Function 心血管機能	影響なく正常	通常維持されている	通常維持されている	障害されうる

果ではあるものの，日本人を対象とした研究論文が少ない点と，引用論文が2011年までの論文であり，現在の状況にアップデートできていない点に注意が必要である。

4. 適切な鎮静深度

・鎮静レベルは被験者の反応，気道，自発呼吸，心血管機能の反応から4つの段階に分けられる[2]（表1）。
・スクリーニングEGDにおける適切な鎮静深度は意識下鎮静（conscious sedation＝moderate sedation）である。
・意識下鎮静とは口頭による命令に順じ，眼が半分開いて，うとうとしている状態を示す。これはRamsay score（1～6点に分け，6点が深い鎮静）の3～4点に相当する[3]（表2）。

Ⅱ 検査施行前に確認すべきこと

1. 鎮静に関する説明と同意書の習得

・検査の説明の際に，鎮静に関するメリットとデメリットの説明と同意書を習得しておく必要がある。
・具体的には，酸素飽和度，血圧，脈拍数の低下，および傾眠傾向，逆行性健忘があること，最悪の場合は死亡例の報告もあること，当日の運転はできないことを説明しておく。
・必要性に関する説明とともに，被験者の意思を尊重して同意を習得する。

表2 Ramsay Score（文献3より引用改変）

Score	反応
1	不安そうである，イライラしている，落ち着きがない
2	協力的，静穏，見当識がある
3	言葉の指示に反応
4	傾眠，眉間への軽い叩打に反応
5	傾眠，眉間への軽い叩打に緩慢に反応
6	眉間への軽い叩打に対しても反応せず

2. 患者背景の確認

・鎮静を行う上で事前に確認しておく点として重要なのは，①飲酒量，②内服薬，③併存疾患である。
・常用飲酒者および他のBZD系薬剤を含めた抗精神病薬などを内服している場合，鎮静効果が弱くなり，多めの投与量の設定が必要になる。
・呼吸器・循環器系の併存疾患の確認は必須で，特に睡眠時無呼吸症候群の症例は舌根沈下や酸素飽和度の低下をきたしやすいため，事前の問診と診察にて確認しておく。
・被験者の全身状態の把握には米国麻酔科学会による全身状態の評価（ASA分類）にて事前に評価を行っておくことが望ましい（表3）。

3. 内視鏡室での準備

・酸素飽和度低下に対して，酸素投与，経鼻酸素チューブ，アンビューマスク等を，迅速な対応が可能なように準備をしておく。
・全身状態の低下および呼吸・循環器系のトラブルに対して，救急カートは内視鏡室内に設置しておく。

4. 内視鏡スクリーニング検査に必要な準備

表3　米国麻酔科学会での分類（ASA classification）

Class1	日常健康であった患者。
Class2	中等度の系統的全身疾患のある患者*1。
Class3	高度の系統的全身疾患のある患者，日常活動は制限されるが，動けないほどではない状態*2。
Class4	生命が絶えず危険にさらわれ，日常活動ができないような重症。系統的全身疾患のある患者。
Class5	手術をしなくても，24 時間以上の生存が期待できない重症患者。

*1 軽度糖尿病，高血圧，貧血，肥満，気管支炎
*2 重症糖尿病，中～高度の肺機能障害，狭心症，陳旧性心筋梗塞に相当

Ⅲ　検査施行中に確認すべきこと

1. 検査・鎮静の直前

・検査前にルートは確保の上，検査ベッドに移動する。
・移動に負担のないストレッチャーを使用すると，検査後の管理と狭いスペースの有効利用が可能となる。

2. 鎮静剤の種類

　内視鏡検査における理想的な薬剤とは，静脈麻酔であること，微調節が可能であること，半減期が短いこと，呼吸・循環器系を含めた副作用が少ないこと，拮抗薬が存在する薬剤である。
・鎮静剤にはベンゾジアゼピン（BZD）系薬剤とそれ以外の薬剤に分けられる。鎮静剤を含めて薬剤ごとの初期投与量の例と半減期を一覧にまとめた（表4）。
・鎮痛剤は，意識低下は乏しいものの，嘔吐反射が軽減するため単剤および併存薬として導入している施設もある。
・使用薬剤の特徴（半減期・投与方法・偶発症頻度）の把握が重要である。

3. 具体的な鎮静剤の使用方法 [1, 4～7]

　以下の『初期投与量』『投与例』は重篤な状態ではなく（ASA 分類の Class1 ～ 2 相当），高齢者でない体重 50 kg の被験者を想定して，具体的な投与量を示した。実臨床に使用する場合は，鎮静の効き具合により増減が必要で，特に全身状態の低下した症例や肝・腎機能が低下した症例，高齢者の場合には適宜減量する必要がある。

≪ベンゾジアゼピン系（BZD）薬剤≫

　BZD 薬剤全体では呼吸抑制と血圧低下などの呼吸・循環器系の偶発症以外に半減期が長いこと，血管痛，投与後のふらつきなどの注意点がある。

1）ジアゼパム（セルシン®，ホリゾン®）

『初期投与量』5mg。

『投与例』セルシン（1A＝2mL，10mg）を希釈なしで 1mL（5mg）を側管から緩徐に静注投与，追加投与は 0.5mL（2.5mg）を静注で投与する。

　注意点：半減期が長い（24 時間以上），特に血管痛に注意，脂溶性であり生食や蒸留水と混和できない。

　禁忌：緑内障，重症筋無力症。

2）ミタゾラム（ドルミカム®）

『初期投与量』1 ～ 2mg(0.02 ～ 0.04mg/kg 相当)。

『投与例』生食 8mL ＋ ドルミカム 1A（＝10mg，2mL），合計 10mL として 2mL（2mg）静脈投与，追加投与は 1mL（1mg）を静注で投与する。

　注意点：嘔気・嘔吐，心室性頻拍，特に呼吸抑制，血圧低下。

　禁忌：緑内障，重症筋無力症。

3）フルニトラゼパム（ロヒプノール®，サイレース®）

『初期投与量』0.2～0.4mg（0.004 ～ 0.008mg/kg 相当）。

『投与例』蒸留水 19mL ＋ ロヒプノール 1A（2mg，1mL），合計 20mL として 2 ～ 4mL（0.2 ～ 0.4mg）静脈投与，追加投与は 1 ～ 2mL（0.1 ～ 0.2mg）を静注で投与する。

　注意点：蒸留水を使用，依存性，興奮，前行性健忘，特に呼吸抑制。

　禁忌：緑内障，重症筋無力症。

表4 鎮静・鎮痛に使用可能な薬剤

		一般名	商品名	初期投与量	半減期	拮抗薬
鎮静薬						
ベンゾジアゼピン系鎮静剤	①ジアゼパム	セルシン ホリゾン	5.0mg	27～28時間	フルマゼニル
	②ミダゾラム	ドルミカム	0.02～0.04mg/kg	2時間	フルマゼニル
	③フルニトラゼパム	サイレース ロヒプノール	0.004～0.008mg/kg	7時間	フルマゼニル
	④プロポフォール	プロポフォール ディプリバン	0.8～1.0mg/kg	2～4分（αT1/2）7時間（γT1/2）	なし
α_2作動性鎮静剤	⑤塩酸デクスメデトミジン	プレセデックス	6.0μg/kg/h	2～3時間	なし
鎮痛薬						
非麻薬性鎮痛剤	⑥ペンタゾシン	ペンタジン ソセゴン	15～30mg	1時間	塩酸ナロキソン
麻薬性鎮痛剤	⑦塩酸ペチジン	オピスタン	35mg	4時間	塩酸ナロキソン
	⑧レミフェンタニル	アルチバ	0.5μg/kg/min	15分	塩酸ナロキソン

≪非 BZD 薬剤≫

4）プロポフォール（プロポフォール®，ディプリバン®）

『初期投与量』40～50mg（0.8～1.0mg/kg相当）。

『投与例』希釈なしで，4～5mL（40～50mg）を静注投与する，追加投与は2～3mL（20～30mg）を静注で投与する。

注意点：鎮静と麻酔の幅が狭い。短時間の検査の場合ワンショットで投与するが，本来は持続投与する薬剤である。呼吸抑制がもっとも顕著で，投与に習熟した専門の医師が投与する必要である。持続投与の場合は TCI ポンプを使用（予測血中濃度1.2～1.4μg/mL に設定）して投与するべきであるが，有効血中濃度になるまでに時間を要する。

禁忌：卵・大豆アレルギー（製品内に含まれている）。

5）デクスメデトミジン（プレセデックス®）

『初期投与量』4.0～6.0μg/kg/h を10分で静脈投与して，以後0.6μg/kg/h で投与するが持続投与が必要。

注意点：時間も要するため通常のスクリーニング内視鏡検査では使用しにくい。呼吸抑制は少ないが，循環器系の副作用（血圧低下と徐脈）に注意が必要。

≪海外での状況≫

通常の上・下部消化管内視鏡検査の鎮静における BZD 系薬剤とプロポフォールとの比較は多くのメタアナリシスが報告されている。いずれの検討でも呼吸・循環器系の偶発症の頻度は同等であるが，良好な鎮静状況が確保でき，早期覚醒が可能な点からプロポフォールが有用とされている。さらに，プロポフォールの投与実施者は麻酔専門医よりも内視鏡に携わる独立した医師・スタッフが投与したほうが，安全性は同等で，コスト面が優れている[8]。

Ⅳ 偶発症に対する対応

1．偶発症の頻度

・消化器内視鏡検査における偶発症は日本消化器内視鏡学会医療安全委員会での2008年から2012年までの5年間の全国調査（2016年9月発表）が参考になる[9]。

・前処置に関連する偶発症は472件（0.0028%）報告されており，その内訳では鎮静・鎮痛剤関連が46.5%（219件）ともっとも多く，死亡報告例も4例認めている。さらに呼吸抑制・呼吸停止（99件），低酸素血症（22件）と呼吸抑制に関わるものが最も多い（表5A）。

・使用薬剤別では BZD 系薬剤であるミダゾラム，ジアゼパム，フルニトラゼパムが上位3つを占めており，上部内視鏡検査においてはこれらの3つの薬剤が全使用薬剤のうちの88.4%であった（表5B）。

・本報告は数年前の後ろ向きの検討であり，提出

4. 内視鏡スクリーニング検査に必要な準備

表5 A：前処置に関する偶発症（全国調査）（文献4より引用改変）

前処置内容	偶発症数	死亡数
鎮静・鎮痛薬	219	4
腸管洗浄液	105	3
咽頭麻酔	39	0
鎮痙薬	31	0
鼻腔麻酔	29	0
抗血栓薬休薬	26	1
原因不明	18	1
その他局所麻酔	5	0
合計 （頻度）	472 （0.0028%）	9 （0.00005%）

B：上部消化管内視鏡検査における鎮静剤の使用状況（文献4より引用改変）

使用薬物	使用施設数	
ミダゾラム	259	47.6%
ジアゼパム	152	27.9%
フルニトラゼパム	70	12.9%
ペンタゾジン	59	10.8%
塩酸ペチジン	55	10.1%
プロポフォール	18	3.3%
デクスメデトミジン塩酸塩	6	1.1%
その他	12	2.2%
使用せず	132	24.3%

（複数使用あり）

した内視鏡学会指導施設における申告が基本であるため，実臨床ではさらに発症頻度が高いと予想される。

・現在導入が進められている JED プロジェクト（Japan Endoscopy Database Project）にて，検査時の入力データが利用され，より正確な偶発症の発生頻度が判明すると期待される。

2. 鎮静剤を使用した検査の注意点と対策 [10, 11]

・鎮静剤を使用した場合，被験者の嘔吐反射は軽減され，術者にとっても落ち着いて検査が可能となる利点があるが，一方で，スコープの挿入や扱い方が多少粗雑になる可能性がある。

・誤嚥のリスクも増え，特に高齢者で，抗コリン剤を使用していない場合には注意が必要である。

・検査中は術者以外のスタッフが，被験者の意識レベルやバイタルサインを細かく確認しておく。

・偶発症発症時のマニュアルもしくはシナリオを

作成し，常に全スタッフが起こりえる偶発症に対して速やかに対応できるようにしておくことが重篤な合併症への対策になる。

・ICLS（Immediate Cardiac Life Support），ACLS（Advanced Cardiovascular Life Support）などの緊急対応トレーニングコース，鎮静に特化したセデーションコースも開催されており，さまざまなシナリオに対する対処方法を習得しておくべきである。

V　検査中のモニタリング

1. モニタリング機器

・偶発症の発見契機にはモニタリングが重要で，血圧，脈拍数，パルスオキシメーターは最低限必要である。

・心電図は心疾患を有する場合，長時間の検査の場合に対象となる。

・カプノグラフィーは呼吸器疾患を有する場合，

5）鎮静方法と検査中のモニタリング

胃・大腸　内視鏡術中・術後管理シート　今川内科医院 ver2.0			

バイタルサインチェック

	血圧（BP）	酸素飽和度（SpO$_2$）	脈拍数（HR）
検査前	mmHg	%	bpm
検査直後	mmHg	%	bpm
検査後15分後（鎮静ありの場合）	mmHg	%	bpm
検査後30分後（鎮静ありの場合）	mmHg	%	bpm

術中鎮静効果判定（鎮静ありの場合）　Rammsay Score

	スコア	特徴
□	レベル1	不安そうである、イライラしている、落ち着きがない
□	レベル2	協力的、静穏、見当識がある
□	レベル3	言葉の指示に反応
□	レベル4	眉間への軽い叩打（刺激）に反応
□	レベル5	眉間への軽い叩打（刺激）に緩慢に反応
□	レベル6	眉間への軽い叩打（刺激）に対しても反応せず

帰宅基準	Modified PADSS (Post-anesthesia discharge scoring system) for endoscopy	点数
バイタルサイン	術前値の20%以内の変動	2
	術前値の20%から40%の変動	1
	術前値の40%以上の変動	0
意識と歩行	名前、場所、時間の認識ができ、かつ歩行がしっかりしている	2
	名前、場所、時間の認識ができるか、または歩行がしっかりしている	1
	いずれもできない	0
疼痛と悪心嘔吐	ほとんどなし	2
	軽度	1
	強い	0
出血	ほとんどなし	2
	軽度	1
	多い	0
経口摂取と排尿	飲水と排尿が可能	2
	飲水または排尿が可能	1
	できない	0
	満点は10点で、9点か10点で帰宅OK　　合計点数	点

図1　胃・大腸　内視鏡術中・術後管理シート

長時間の検査（主に治療内視鏡）の場合に高炭酸ガス血症の予測に有用であるが，短時間のスクリーニング検査では呼吸回数の観察で代用可能である。

2. モニタリングの注意点

・基礎疾患の存在と全身状態とともに，入室時のバイタルサインを把握しておく。

・消化管内視鏡検査はスコープの挿入や胃内へのair の注入量，消化管の伸展など，様々な要因が被験者への刺激となるため，状況が随時変化する。

・血圧は開始時と終了時（時間がかかる場合は5分ごと）に測定を行う。

・脈拍数とパルスオキシメーターによる酸素飽和度（SpO$_2$）測定はリアルタイムで行う。

・通常 SpO$_2 \geqq$ 90%の維持が目安であるが，可能な限り SpO$_2 \geqq$ 93％を目標とする。

・鎮静剤を使用した場合に SpO$_2$ が低下する要因は，呼吸回数の減少，誤嚥，全身状態の低下な

どがありえるが，特に鎮静剤の導入直後に発症する可能性が高い。

・SpO$_2 <$ 93%になった場合は速やかに酸素投与ができるよう準備をしておき，SpO$_2 <$ 90%になった場合は酸素投与を開始する。

・BZD 薬剤による過鎮静で呼吸数が低下している場合は，スコープを抜去し，フルマゼニル（アネキセート® 1A：0.5mg，5mL）を初回 0.2mg（2mL）を緩徐に静脈投与し，効果が乏しい場合は 0.1mg（1mL）ずつ追加投与する。

・プロポフォールによる過鎮静の場合は，拮抗薬がないため，投与を中止し，状態が改善するまでアンビューバックで呼吸を促す。

・術中・術後経過観察の看護記録の記載はきわめて重要である。

Ⅵ　検査施行後に確認すべきこと

・リカバリールームやモニタリング機器，可能であれば専用のスタッフが確保されて，管理でき

るような体制が望ましい。

・検査後少なくとも 30 分間の安静および視診による呼吸状態・意識レベルの確認と 5 分ごとの呼吸循環動態のモニタリングが必要である。

・帰宅の判定基準として post-anesthesia discharge scoring system：PADSS を参考に作成した術後管理シートが有用である（図 1）。

・高齢者，肝疾患・腎疾患患者は薬剤の代謝が遅延するため，全身状態の回復も遅くなる。特に高齢者の場合は BZD 系薬剤投与後に転倒のリスクが高まることを念頭に置いて監視する必要がある。

・BZD 系薬剤投与後にフルマゼニル（アネキセート®）が投与された場合は，投与後に意識状態や呼吸状態の改善を認めるが，フルマゼニルの半減期が約 50 分間であるため，1 時間前後で再鎮静が起こる可能性がある。

・鎮静剤投与後は車・自転車・バイクなどの運転は禁忌である。

おわりに

・現段階では BZD 系薬剤がスクリーニング EGD における鎮静剤の中心であるが，保険適用されていないという点を再認識し，安易な投与は行わないようにする。

・BZD 系以外の新しい薬剤（プロポフォール等）導入の報告も認められ，使用する側（医師・スタッフ）の薬剤に関する知識を常にアップデートしておく必要がある。

・予期せぬ合併症や急変時に対しても，事前に全スタッフが適切な対応できるように体制を整えておくことが重要である。

文　献

1) 小原勝敏, 春間　賢, 入澤篤志, 他：内視鏡診療における鎮静に関するガイドライン. 日本消化器内視鏡学会雑誌 55：3822-3847, 2013

2) Gross JB, Bailey PL, Connis RT, et al：Practice guidelines for sedation and analgesia by nonanesthesiologists. Anesthesiology 96：1004-1017, 2002

3) Ramsay MA, Savege TM, Simpson BR, et al：Controlled sedation with alphaxalone-alphadolone. British medical journal 22：656-659, 1974

4) Kim YH, Kim JW, Lee KL, et al：Effect of midazolam on cardiopulmonary function during colonoscopy with conscious sedation. Dig Endosc 26：417-423, 2014

5) 荒川廣志, 貝瀬　満, 田尻久雄, 他：上部消化管内視鏡検査時のミダゾラムによる意識下鎮静法の有効性と安全性—フルニトラゼパムとの比較検討—. 日本消化器内視鏡学会雑誌 52：231-241, 2010

6) 楠本聖典, 濱田暁彦, 勝島慎二, 他：上部消化管内視鏡検査におけるプロポフォール鎮静からの経時的覚醒度と安全性の前向き評価検討. 日本消化器内視鏡学会雑誌 56：3607-3616, 2014

7) Hashiguchi K, Matsunaga H, Higuchi H, et al：Dexmedetomidine for sedation during upper gastrointestinal endoscopy. Digestive Endoscopy 20：178-183, 2008

8) Wadhwa V, Issa D, Garg S, et al：Similar Risk of Cardiopulmonary Adverse Events Between Propofol and Traditional Anesthesia for Gastrointestinal Endoscopy：A Systematic Review and Meta-analysis. Clin Gastroenterol Hepatol 21：Epub ahead of print, 2016

9) 古田隆久, 加藤元嗣, 伊藤　透, 他：消化器内視鏡関連の偶発症に関する第 6 回全国調査報告 2008 年〜2012 年までの 5 年間. 日本消化器内視鏡学会雑誌 58：1466-1491, 2016

10) 今川　敦：上部消化管《前処置，麻酔法の進歩と活用法》上部消化管内視鏡検査を取り巻く環境の進歩について. 内科 111：421-425, 2013

11) 藤城光弘, 道田知樹, 山本頼正, 他：はじめての上部消化管内視鏡ポケットマニュアル. 南江堂, 東京, 2014

（今川　敦）

5 内視鏡の洗浄と管理，処置具の取扱い

はじめに

　近年内視鏡機器における感染対策の重要性が論じられている。本稿では上部消化管内視鏡検査における内視鏡の洗浄方法と管理，処置具（生検鉗子など）の取扱いについて述べる。

I　消化器内視鏡洗浄・消毒ガイドラインの変遷

　米国においては1988年に米国消化器内視鏡学会から内視鏡による感染防止のためのガイドラインが発表された。その後感染症関連の学会などと共同で改訂を重ね，現在の最新版は，2011年に発表されている[1]。

　日本では1998年に日本消化器内視鏡学会の消毒委員会によってガイドラインが初めて発表され，2006年の改定を経て，2008年に日本環境感染学会・日本消化器内視鏡学会・日本消化器内視鏡技師会が合同でマルチソサエティ・ガイドラインが作成された[2]。その後，米国のガイドラインの改訂に伴い，消化器内視鏡の感染制御に関するマルチソサエティ実践ガイド・改訂版が2013年に公開された[3]。

　この実践ガイドでは，洗浄・消毒のみならず，患者動線・換気など，内視鏡室のレイアウトも含めて，達成目標と努力目標に具体的に分けて詳細に述べられている。

　諸外国も含めたこれらのガイドラインを通じて

の基本的な考え方は以下の通りである。
・内視鏡機器は1回の検査を行う度に，規定の洗浄・消毒を行うこと。
・検査開始時には，清潔な機器であるかどうかをチェックして使用すること。
・内視鏡機器のみならず，内視鏡機器を扱う室内の環境汚染を起こさないようにすること。
・内視鏡検査の施行時および機器の洗浄・消毒に際し，医療従事者の健康管理にも十分に配慮すること。
・内視鏡検査による，いかなる感染事故も防止することを最終目標とすること。

　また，諸外国を含めたマルチソサエティガイドラインではガイドラインの内容を遵守しながら各施設における個々のマニュアルの作成を推奨している。そして，日本消化器内視鏡学会の指導施設の認定には，その洗浄消毒マニュアルの提出が義務付けられている。

II　内視鏡洗浄消毒の分類

　内視鏡器材の消毒における分類としては，Spauldingの分類がゴールドスタンダードである[4]（表1）。Critical，Semi-critical，Non-criticalに分類されており，おのおのの特徴は，表の通りである。内視鏡スコープには高水準消毒（high-level disinfection：HLD），再利用する処置具には，滅菌が必要である。本体のパネル等は，non-criticalに属するため，塩化ベンザルコニウム等による消毒で十分であると考えられる（表2）。

表1　Spauldingの分類（文献4より引用改変）

Critical（クリティカル）	滅菌が必要	無菌の体内などに挿入されるもの
Semi critical（セミクリティカル）	高水準消毒	粘膜に直接接触するもの
Non critical（ノンクリティカル）	洗浄・中・低水準消毒	粘膜に直接触れないか，正常な皮膚にのみ接触するもの

5. 内視鏡の洗浄と管理，処置具の取扱い

表2　消毒レベルおよび消毒剤とその効果

消毒レベル	消毒剤	効果
滅菌	オートクレーブ，EO ガス	芽胞を含む病原体の殺滅
高水準	GA（グルタルアルデヒド），OPA（オルトフタルアルデヒド：フタラール製剤），過酢酸，酸性電解水（抗酸菌を除く）	芽胞以外の病原体の殺滅
中水準・低水準	アルコール，ヨード剤，塩素系逆性石鹸など	感染しない程度

なお，滅菌とは，「芽胞を含めた全ての微生物を死滅，もしくは不活化させること」であり，高水準消毒（HLD）とは，「結核菌や多くのタイプの芽胞を十分に死滅させる方法」である。

Ⅲ　スコープの感染対策

スコープの洗浄消毒過程は以下の3段階に分けられる。

1. 酵素洗浄剤と専用ブラシを用いた用手洗浄

内視鏡スコープの洗浄消毒の過程で，最も重要な点は，吸引／鉗子チャンネル内のブラッシングを含めた用手洗浄であり，この過程は決して省略されてはならない。なぜなら，機械的な洗浄では，特に凝固した血液やたんぱく質は除去されない可能性があるためである[5]。

2. 専用消毒機もしくは専用消毒桶と HLD の基準を満たした消毒剤を用いた消毒

特に内視鏡のすすぎは，滅菌水や精製水，もしくはフィルターによって濾過された水を用いる。それは，消毒剤の残存による有毒作用を防止し，かつ器具の再汚染を予防するためである。なお，報告されている内視鏡に起因すると考えられた緑膿菌感染は，水を介したものが多いことは，注意すべきである。

3. アルコールによる内部を含めた乾燥

内視鏡を乾燥させる前には，アルコール・フラッシュアルコールで洗うことも重要な作業である。内視鏡の内腔や内部チャンネルを乾燥させることによって，湿った環境で起こりやすい細菌などの増殖を防止するために必要である。

また，内視鏡の保管時には，内視鏡の内腔が十分に乾くように，垂直につるすことが非常に大切である。また，送気・送水ボタン等は外す。

Ⅳ　消毒剤

内視鏡スコープの消毒に必要な高レベル消毒が可能な消毒薬は，以下の3種類である（表3）。

また，おのおのの使用期限の目安は，表4の通りである。

1. グルタラール製剤（Glutaraldehyde：GA）

GA はアルデヒド系の消毒薬で比較的廉価で，しかも一定の消毒効果が得られるため，現在内視鏡機器以外の消毒でも広く使用されている。しかしながら，人体毒性を持つという欠点がある。GA 液そのものでの皮膚や粘膜傷害，揮発性があることによる呼吸気傷害等を引き起こす危険性もある。そのため，2005 年に厚生労働省から，作業環境内の許容濃度を世界基準である 0.05ppm 以下に保つことと，強力な換気装置を持つ室内で GA を使用するようにとの勧告が出されている[6]。

2. 過酢酸製剤（Acecide® アセサイド®）

過酢酸製剤自体の歴史は比較的古く，1975 年ごろより実用化の検討が始められた。過酢酸製剤は，その高い殺菌力と安全性のため，食品の殺菌などにも使用されている。内視鏡向けに新たに開発された本製剤により洗浄消毒の工程時間は全体で約 17 分と短縮された。また，本製剤は専用の内視鏡洗滌消毒装置（OER-2,3,4 オリンパス・メディカル・システムズ株式会社）のみで使用可能である。

表3 高水準消毒剤の特徴（文献3より引用改変）

消毒薬	消毒に要する時間	利 点	欠 点	備 考
過酢酸	5分間	・殺菌力が強い ・カセット方式のため，内視鏡自動洗浄・消毒装置への充填時での蒸気曝露がない	・材質を傷めることがある	・10分間を超える浸漬を避ける
グルタラール	10分間	・材質を傷めにくい ・比較的に安価	・刺激臭が強い	・0.05ppm以下の環境濃度で用いる （換気に特に留意する）
フタラール	10分間	・材質を傷めにくい ・緩衝化剤の添加が不要	・汚れ（有機物）と強固に結合する	・内視鏡自動洗浄・消毒装置での使用が望ましい

表4 高水準消毒薬の使用開始後の使用期限の目安（文献3より引用改変）

消毒薬	使用法	使用期限	使用期限を左右する因子
過酢酸	内視鏡自動洗浄・消毒装置	25回もしくは7～9日間	・経時的な分解 ・水による希釈
グルタラール	用手法	2～2.25%製品：7～10日間 3%製品：21～28日間 3.5%製品：28日間	・経時的な分解 ・水による希釈
	内視鏡自動洗浄・消毒装置	2～2.25%製品：20回もしくは7～10日間 3%製品：40回もしくは21～28日間 3.5%製品：50回もしくは28日間	・経時的な分解 ・水による希釈
フタラール	内視鏡自動洗浄・消毒装置	30回～40回	・水による希釈

3. フタラール製剤（Orthophthalaldehyde：OPA）

　本製剤は，元来GAの作用増強を目的として開発されていたが，単体でも効果があることが確認され，商品化されることとなった。本製剤は，有機物と反応して黒く着色するという特性がある。この利点としては，洗浄工程で有機物による汚染を肉眼で確認できることである。欠点としては，衣服・皮膚などの表面に着色する可能性があり，また取れにくいことがあげられる。本製剤の特徴は，GAと異なり，無臭で揮発性が非常に低いこと，HLDに必要な消毒時間を短縮できたことにある。しかしながら，膀胱鏡等におけるアナフィラキシー・ショックも報告されているため，すすぎには十分に注意が必要である[7]。そのため，前述の実践ガイドでは，自動洗浄・消毒装置での使用が望ましいとされている。

4. 電解酸性水

　電解酸性水は，薄い食塩水を電解することで生じた低濃度高活性の次亜塩素酸水である。本製剤の特徴は，瞬時で効果が発現できること，水道水と食塩で生成されるため，ランニングコストが圧倒的に安いこと，皮膚や粘膜への刺激性がほとんどないことである。しかしながら，一般的な酸化系消毒薬の欠点である，有機物の多い状況では不活化されてしまうため，その使用には十分な注意が必要である。そのため，前述の実践ガイドでは，「機能水の特性，欠点，そして，内視鏡機器の殺菌効果に関して科学的根拠の上で不確実な点があることなどを正しく理解し，財団法人機能水研究振興財団発行の"機能水による消化器内視鏡洗浄消毒器の使用の手引き"などを参照の上，各施設の責任において適正かつ慎重に使用することが強く望まれる。」と記載されている。

V　内視鏡処置具

　前述のように消化器内視鏡における処置具は，原則としてSpauldingの分類におけるcriticalに分類される。そのため，滅菌が必要となる。再生可能な処置具は，使用後に洗浄液とブラシで十分に汚物を落とし，超音波洗浄を追加する。その後，潤滑剤を塗布した後に滅菌消毒を行う。処置具の滅菌は原則として，オートクレーブで行う。オートクレーブによる加熱に耐えることができない機

材は，エチレンオキサイドガス（EOガス）等で滅菌を行うが，内部に水分が残存していると，滅菌効果が不十分となる。そのため，十分な乾燥が必要である。内視鏡処置具のうち，局所注射針など再生利用不可能な処置具は，ディスポーザブル処置具を使用することとは，諸ガイドラインにも明記されている。ただし，ディスポーザブル処置具は滅菌などが十分に行えないので，再利用すべきではない。

おわりに

洗浄・消毒は院内感染を防ぐ意味でも非常に重要であり，従事者はおのおのの内視鏡施設で実際の運用に即するように作成したガイドラインの遵守に絶えず努める必要がある。「ピロリ胃炎全員除菌時代」において，内視鏡健診によってピロリ菌に再感染することは，最も避けるべきことであろう。

文　献

1) ASGE Quality Assurance in Endoscopy Committee：Multisociety guideline on reprocessing flexible gastrointestinal endoscopes：2011. Gastrointest Endosc 73：1075-1084, 2011
2) 消化器内視鏡の洗浄・消毒マルチソサエティガイドライン作成委員会（日本環境感染学会，日本消化器内視鏡学会，日本消化器内視鏡技師会）：消化器内視鏡の洗浄・消毒マルチソサエティガイドライン【第1版】. 2008
3) 消化器内視鏡の感染制御に関するマルチソサエティ実践ガイド作成委員会（日本環境感染学会，日本消化器内視鏡学会，日本消化器内視鏡技師会）：消化器内視鏡の感染制御に関するマルチソサエティ実践ガイド 改訂版. 2013
4) Spaulding EH：Chemical disinfect of medical and surgical materials. In：Lawrence CA. Block eds. Disinfection, sterilization and prevention. Lea & Febiger, Philadelphia, pp.517-531, 1968
5) 赤松泰次，矢野いづみ，茅野仁美，他：内視鏡の用手洗浄方法　潜血反応及び極細内視鏡を用いた検討. 消化器内視鏡 12：549-554, 2000
6) 医療機関におけるグルタルアルデヒドによる労働者の健康傷害防止策. 厚生労働省基準局発 0224007 号
7) Sokol WN：Nine episodes of anaphylaxis following cystoscopy caused by Cidey OPA（ortho-phthalaldehyde）high-level disinfectant in 4patients after cytoscopy. J Allergy Clin Immunol 114：392-397, 2004

（松田浩二）

6 生検すべき対象と生検時の注意点

I 生検診断の考え方

　生検は内視鏡診断の病理組織学的裏付けを得るために，標的部位を狙撃生検して組織標本を採取する行為である。生検病理診断は，採取された標本から数ミクロンの厚さに薄く削り出された1つの断面の病理組織像を診断するものであり，あくまでも病巣の中の狙撃部位の病理組織像を示すものである。生検診断は病巣全体の組織像を代表するものではないため，生検さえすれば病変が診断できると短絡的に考えるのは誤りである。当たり前のことではあるが，狙撃部位以外に癌があったとしても，生検されていなければ癌とは診断できないのである。

　病巣の正しい診断を得るには，生検前に病変を十分に観察し，診断目的にかなう生検部位を慎重に選択し，的確に狙撃する必要がある。生検前の内視鏡診断を疎かにして，生検結果でGroup 1となったから癌ではないと思い込んでしまうと，癌を見逃してしまう危険性がある。生検偽陰性は，生検部位の誤り・ずれ・組織量の不足などの生検不良や病理診断の誤りによって生じる。正しい生検診断を得るには，生検前の十分な内視鏡観察，的確な狙撃技術，病理医とのコミュニケーションが重要である。

　生検は出血リスクを伴う侵襲性の高い医療行為でもある。このため，安易な生検は極力避ける必要がある。特に，抗血栓薬内服中の場合は，必ずしも休薬の必要はないとは言え，慎重な対応が必要である。生検要・否を判断する際には，生検によって得られる診断情報と出血などのリスクとの利益・不利益バランスを考える必要がある。曖昧な内視鏡診断のまま，安易に生検するのは慎むべきである。内視鏡医は単なる標本採取屋であってはいけないのである。

II 生検の実施と合併症

1. 生検の対象と目的（表1）

　上部消化管内視鏡検査では中・下咽頭，食道，胃，十二指腸球部・下行脚までがスクリーニングの対象となる。検診であれ診療内視鏡であれ，無症候者のスクリーニングは悪性病変の早期発見が第一義的な目標であり，スクリーニング検査において生検すべき対象となるのは，①悪性を疑う病変，②良・悪性の鑑別が困難な病変，③ほぼ良性だが悪性を否定しておきたい場合である（表1）。もちろん，④炎症を含む良性病変の確定診断を得るために生検が行われる場合もあるが，内視鏡診断で良性と診断できれば生検は必ずしも必要ではない。日本消化器がん検診学会の対策型検診のための胃内視鏡検診マニュアルでは，原則として生検の必要がない病変として，①胃底腺ポリープ，②タコイボびらん，③黄色腫，④静脈瘤，⑤血管拡張症（vascular ectasia），⑥5mm以下の過形成性ポリープ，⑦十二指腸潰瘍をあげている。

2. 生検鉗子の選択

　生検に用いる鉗子には，鉗子チャンネルの口径に合わせて2mm径と2.8mm径の孔付き・孔なしのものがあり，硬い組織や接線方向で滑りやすい場合に用いる針付き鉗子や食道などで用いる片開き型，固い粘膜に用いる鰐口型，先端のカップが回転できるものなど様々な種類がある（図1）。

　経鼻内視鏡では鉗子を挿入するとアングルがかかりにくくなる場合があるため，先端部が柔軟な

表1　生検病理診断の目的

① 悪性を疑う病変の診断確定
② 良・悪性の鑑別が困難な病変の診断確定
③ ほぼ良性だが悪性を否定しておきたい場合
④ 炎症を含む良性病変の診断確定

6. 生検すべき対象と生検時の注意点

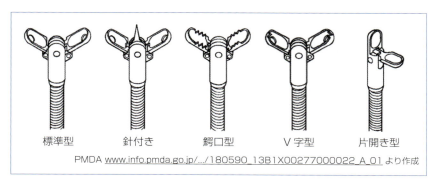

図1　生検鉗子の先端部形状

鉗子を準備しておくと良い．鉗子は使用状況に合わせて選択すれば良いが，出血のリスクを考えればスクリーニングでは2mmの孔付き鉗子で十分であろう．大事なことは，切れる鉗子を使うことであり，切れが悪くなると組織挫滅が起こりやすくなるし，組織採取量不足になる場合もある．

生検鉗子にはディスポーザブルタイプとリユースタイプがあるが，リユースタイプのものは用手および超音波洗浄後，オートクレーブで加熱滅菌消毒またはエチレンオキサイドガス等による消毒が必要である．

3. 生検部位の選択と操作

生検はどこから・どのようにしていくつ採取するかを事前によく計算して実施する必要がある．もちろん，悪性を最も疑う部位が第一採取部位となる．小さな病変は特に最初の一撃が重要であり，狙撃部位のわずかなズレが生検診断を左右する（図2）．生検時には，狙撃部から目を離さず，鉗子を当てたら組織を採取する前に，狙撃部がずれていないかをよく確認することが重要である．

複数個生検する場合，生検部位から流れ出た血液が病変を覆い隠してしまうことを考慮して狙撃する順番を決める．血液は肛門側から口側，小彎から大彎に向かって流れるので，血液がかぶらないように生検するには，原則としては病変の口側，大彎側，小彎側，肛門側の順で採取する（図3）．また，胃壁が過剰に伸展した状態にあると，病変が接線方向に伸びてしまい狙撃しにくくなるため，狙撃部位と鉗子が適度な角度になるように空気量を調節するなどの工夫も必要である．

生検する際には標的部位を視野の中央に捉え，鉗子を短め（2cmぐらい）に出し，患者に息を止めさせて，標的部位にしっかりと押し当て，ゆっくりとカップを閉じ，ゆっくりと引き抜くのがコツである．急に引き抜くと大きな組織がむしり取られてくる場合があり，想定以上に組織が欠損したり，出血リスクが高くなったりするので注意する．

生検鉗子のスライダー操作は介助スタッフが行うため，介助者にカップ開・閉の感覚を身につけてもらう必要がある．スライダーを開きすぎると鉗子先端が反り返ってしまい，閉じたときに狙撃部位がずれてしまうことがある．また，カップを急激に閉じると組織が滑る恐れがあり，組織の挫滅も起こりやすい．特に，リンパ腫は組織がつぶれやすいので，それを疑う場合はゆっくり慎重に閉じるのがコツである．介助スタッフの鉗子操作も生検をうまく行う重要なポイントであり，内視鏡スタッフの教育も重要となる．

4. 適正な生検個数

生検個数は，進行癌では偽陰性のリスクを考慮し，癌の露出が疑われる部位から複数個の生検が望ましく，内視鏡治療の対象となるような早期癌疑いの病変では精密検査や治療の障害にならないように病変の断端近くの必要最小限の生検に留めるべきである．

生検には出血や穿孔といったリスクがあり，生検個数が増えればその分リスクも高くなる．さらに，生検すると病変形態が変化したり，微小癌では生検後にその所在が判らなくなったり，さらに，生検による瘢痕形成が内視鏡治療時の障害になる可能性もある．不用意・不必要な生検は，生検によって得られる情報以上に不利益をもたらす場合があることにも留意し，病変に対する適正な生検個数を判断する必要がある．

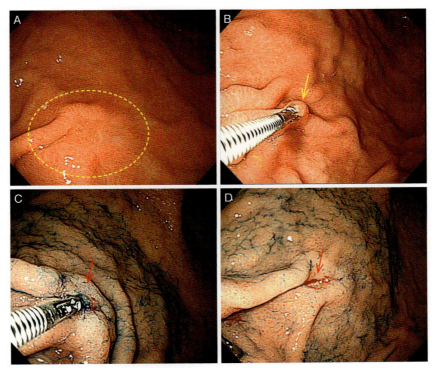

図2 生検部位のずれによる偽陰性
A：初回内視鏡検査で体中部大彎に小さな褪色陥凹病変を認めた（黄色円）。
B：生検が行われたが Group1 との診断であった。内視鏡写真を見直すと，やや接線方向で遠目からの生検で，陥凹辺縁の健常皺襞をつまんでいる写真が残されていた（黄矢印）。このため，生検部位がずれている可能性を考え再検査とした。
C，D：再検時の生検の写真である。陥凹内部から確実に1個だけ生検し（赤矢印），Group5（tub2）の診断を得た。生検時の写真をわざわざ残す必要はないが，わずかなズレでも生検診断が偽陰性になってしまうことがある。生検時には標的部位から目を離さず，確実に狙撃できていることを確認する。

5．合併症への対策

　生検に伴う主な合併症は出血である。検査終了前に，必ず止血状態を確認し，必要に応じてトロンビン散布やエタノール局注，クリップ止血などの処置を行う。生検個数が多い場合，大きな組織が採取された場合，出血量が多い場合，また，抗凝固剤内服者の場合などについては，後出血に対する予防対策や下血・タール便があった場合の緊急時対応策を整備しておくことが望ましい。生検後は過激な運動・労働，飲酒などを避けるよう患者を指導し，下血・タール便があった場合の緊急時連絡先や医療機関を伝えておく。Proton pump inhibitor（PPI）や H2-receptor antagonist（H2RA）を数日投与するなどの処置も有効である。
　生検に伴う合併症については，検査前にインフォームドコンセントを得る必要がある。内視鏡検診受診者の中には，生検を拒否する受診者もいるため，あらかじめ受診者の生検可・否の意思を確認しておくべきであり，検査中に必要に応じて生検を行う場合があることを検査同意書に盛り込んでおく必要がある。

Ⅲ　生検標本の取り扱い

　生検で採取された組織はホルマリン液で固定する。一般に 10～20％ホルマリン溶液が用いられる。どの様な固定液を使うかは，固定時間や染色との兼ね合いもあるので病理医と相談しておく必要がある。
　採取した標本は慎重に生検カップから外し，濾紙に貼り付けて直ちに固定液に浸す（図4）。組織片を直接固定液に入れてもよい。濾紙に貼り付ける場合は，乾燥しないように注意し，粘膜表層が上（筋板側が濾紙面）にくるように貼り付ける。

6. 生検すべき対象と生検時の注意点

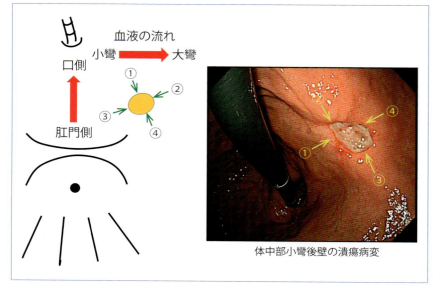

図3 血液の流れと生検の順番
　　生検部位から流れ出た血液は，肛門側から口側，小彎から大彎に向かって流れる（左図の赤矢印）。病変に流れ出た血液がかぶらないように生検するには，病変の，①口側，②彎側，③小彎側，④肛門側の順で採取する（緑矢印）。右図は体中部小彎後壁の潰瘍病変の反転像である。①から④の順で生検する（黄矢印）。

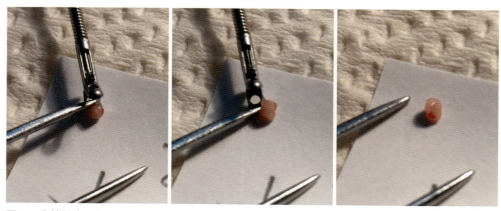

図4 生検標本の扱い方
　　ピンセットなどで鉗子カップの根元から組織片をすくい取るようにして慎重に鉗子から組織片を外し，生理食塩水でしめらせた濾紙に貼り付け，すぐに固定液に浸す。組織片を無理につまみ出したり，乾燥した濾紙に引き延ばして貼り付けたりしないようにする。

標本の順番を取り違えないように注意する。

　固定した標本は，病理検査技師によってパラフィン包埋，薄切，ヘマトキシリン・エオジン染色され，プレパラートが作成される。生検標本は粘膜表層から深層に垂直方向に面が出るように包埋することが大切である。管腔が輪切れになっているような標本や面出しが不十分な標本は，粘膜表層に癌があっても診断できない場合もある。病理標本の作製過程に問題があるようであれば，検査委託先の病理検査技師や病理医と相談して改善に努める必要がある。

Ⅳ 病理依頼書に書くべき内容

　生検病理依頼書には生検部位と順番を記載し，内視鏡医が何を疑ってその部位から生検したのかを明示する。病変を図示し，病変のどこから生検したのかを正確に記録しておくことも重要である。病理依頼書に内視鏡所見を記載することは重要だが，単に所見を書き連ねただけでは，病理医

表2 内視鏡で診断できれば生検しなくても良い病変

部位	必ずしも生検対象としなくて良い病変
中・下咽頭	乳頭腫，咽頭リンパ装置，嚢腫，1 ～ 2mm 程度の微小 BA など
食道	憩室，頸部異所性胃粘膜島，粘膜下腫瘍，グリコーゲンアカントーシス（glycogenic acanthosis），乳頭腫など
胃	胃底腺ポリープ，タコイボびらん，黄色腫，5mm 以下の過形成性ポリープ，憩室，表面平滑な SMT，粘膜下異所腺，脂肪腫など，血管拡張症（vascular ectasia），露出血管，胃静脈瘤は禁忌
十二指腸	十二指腸潰瘍，憩室，Brunner 腺過形成，胃上皮化生，リンパ管拡張症（lymphangiectasia）など

は内視鏡医が何を知りたいのか判らない場合もある。悪性を疑うのか，それとも，悪性を否定したいだけなのか，また，良性ならば何を見て欲しいかが判らなければ病理医も診断しようがない。生検で知りたいことを病理依頼書にきちんと書き込むことは内視鏡医の努めである。

V　内視鏡検診における生検の取り扱い

対策型内視鏡検診の検診費用は公費で賄われるが，検診に付随して行われる生検および病理組織検査は平成 15 年 7 月 30 日厚生労働省保険局医療課事務連絡に基づいて医療保険給付の対象（保険診療）となる。検診受診者には，生検した場合は，保険請求による自己負担金が生じることを周知しておく必要がある。

対策型内視鏡検診において，生検は精密検査に相当する。生検率は要精検率の代用となる指標であり，これを低く抑えるに越したことはない。もちろん，生検率は対象集団の癌有病率に影響されるため，生検率が高くても陽性反応的中度（positive predictive value：PPV）が高ければ許容される。しかし，生検率が高く PPV が低い場合は偽陽性が多いことになり，生検の精度が低いことになる。逆に，生検率は低いが PPV も低い場合は癌を見逃している恐れがある。日本消化器がん検診学会の対策型検診のための胃内視鏡検診マニュアルでは，生検率はおおむね 10 ～ 15％以下が妥当としている。

VI　生検すべき対象と生検しなくても良い対象（表2）

1. 中・下咽頭領域

従来，上部消化管内視鏡検査において中・下咽頭は通過するだけで観察対象とされていなかった。しかし，Narrow Band Imaging（NBI）などの画像強調観察（image-enhanced endoscopy：IEE）の普及とともに，この領域でも表在癌の早期発見・早期治療が期待して，スクリーニング内視鏡検査におけるルーチンの観察部位とされるようになってきている。

中・下咽頭癌の診断は食道扁平上皮癌の知見が適応できる。スクリーニングの NBI 観察で brownish area（BA）と異型を伴う intra-epithelial papillary capillary loop（IPCL）の増生を認めれば癌を疑う。ただし，1 ～ 2mm 程度の伴う微小病変で IPCL の異型が軽度であれば経過観察可能である（図5A，B）。NBI 拡大観察は中・下咽頭癌の診断に極めて有用であり，生検すべきか否かを判断する場合には NBI 拡大観察を行うのが望ましい。通常検査において咽頭部でのヨード染色法は不可であることは言うまでもない。

生検は食道と同様に実施可能である。しかし，梨状窩などでは穿孔のリスクもあるので，鉗子を強く押しつけないなどの注意が必要である。生検に伴う出血については問題にならない場合が多いが，血液の誤嚥をしないよう注意が必要であり，披裂部など喉頭に近い部位の生検はスクリーニング検査では避けたほうが良い。咽頭領域の止血は基本的には圧迫止血になるが，上部消化管内視鏡検査における止血処置は確立した方法がないので，緊急時に対応できるように耳鼻科と連携ができる体制を整えておくのが望ましい。

咽頭病変のうち，平坦型の乳頭腫や咽頭リンパ装置も時に IPCL 増生や BA を認める場合があるが，IPCL の異型が軽度で BA の領域性がはっきりしないといった特徴があり，拡大観察でそれと診断できれば生検は不要である（図5C）。

6. 生検すべき対象と生検時の注意点

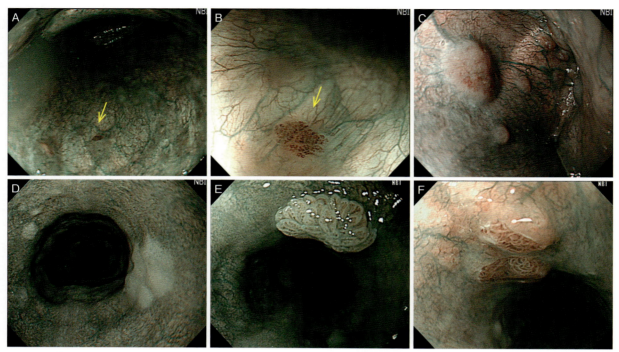

図5 必ずしも生検しなくても良い咽頭・食道病変
A：NBI観察で中咽頭後壁に1～2mm大の微小BAを認めることがある。
B：同病変部の弱拡大像で，異型IPCLの密な増生とintervascular areaにbrown colorizationを伴う。病理組織学的にはmoderate dysplasiaであるが，経過観察していて構わない。
C：咽頭はリンパ装置が発達しており，梨状陥凹などでも発赤調の半球状隆起として認められる。NBIでは比較的境界明瞭なBAとなる場合もあるが，IPCLの異型は認めない。ときに表面に白苔を伴うこともある。
D：食道のグリコーゲンアカントーシス（glycogenic acanthosis）である。中部食道に多発する類円形の乳白色扁平隆起で，NBI観察では異型のない疎なIPCLが観察されるが，BAは認めない。
E：食道にみられたイソギンチャク型の乳頭腫である。異型のないIPCLの延長像がみられる。
F：頸部食道にみられた異所性胃粘膜上皮島である。NBI観察でBAとなるが，内部は円柱上皮の粘膜パターンを呈することから診断できる。粘膜パターンに不整がなければ生検不要である。

2. 食道

食道観察ではNBI観察やヨード染色が生検要・否を判断する有用なツールであり，異型IPCLを伴うBAやヨード不染となる領域を狙って生検する。pink color signやmetallic silver signは狙撃部位の絞り込みに有用なサインである。

食道は内腔が狭くアングル操作が制限されるため，病変の正面視が難しく，鉗子と病変とが接線方向になりやすい。鉗子を短く出し，吸引して粘膜を引き寄せるようにしながらアングルを操作し，ファイバーごと標的部位に押し当てるようにすると狙撃性がよくなる。微小病変の場合は無理をせず，ファイバー先端にフードを装着するとか，時期を変えて再検査するといった対応も考慮する。

スクリーニング検査で遭遇する憩室，粘膜下腫瘍，グリコーゲンアカントーシス（glycogenic acanthosis）（図5D），乳頭腫（図5E），頸部異所性胃粘膜島（図5F）などは内視鏡観察でそれと診断できれば生検の必要はないが，その内部や周囲にBAや異型IPCLがないかよく観察する必要がある。逆流性食道炎も基本的には生検不要であるが，炎症に紛れて癌が存在する場合があり，炎症が広範に拡がる場合は，PPIなどで加療した後に再検査するなどの対応も有効である。その他の感染性食道炎や腐食性食道炎，また，好酸球性食道炎などは診断確定のために生検を行う場合がある。

Barrett食道は食道腺癌の発生母地となると言われているが，日本人の多くはshort segment typeであり，Barrett食道腺癌の頻度は低い。Barrett食道の多くは生検不要だが，発赤陥凹や隆起，不整粘膜パターンを認めたら生検対象となる。炎症性ポリープと違って，隆起型腺癌は表面に壊死物質や白苔の付着は少ないので，SC-junction（=

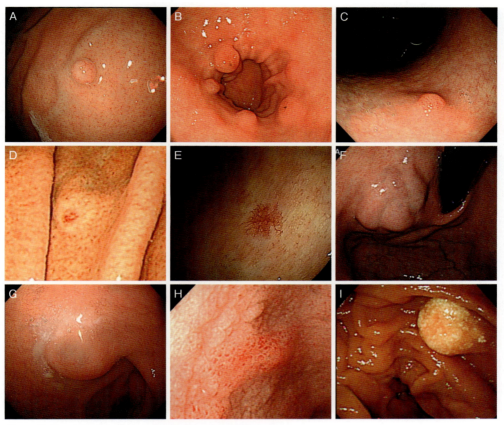

図6 生検の対象としなくても良い胃・十二指腸病変
A：H.pylori 未感染胃に生じた胃底腺ポリープである。
B：幽門部に多発するタコイボびらんである。基本的には生検不要であるが，H.pylori 感染胃では微小癌が紛れている場合があるので注意する。
C：過形成性ポリープで 5mm 程度の小さなものは生検不要である。
D：血管拡張症（vascular ectasia）は，中央の発赤斑の周囲を取り囲む褪色調の hallo が特徴的である。出血リスクがあるので，生検は避けるべきである。
E：胃炎様の発赤斑でも時に血管拡張を伴う場合がある。こうした病変は出血リスクを考慮して慎重に生検要否を決定する。
F：胃静脈瘤は表面平滑な SMT 様隆起を呈する場合がある。脳回様の形状と暗紫色の色調で胃静脈瘤と判断できれば生検は禁忌である。疑わしい場合は EUS で血管病変かどうかを確認する。
G：十二指腸球部にみられた Brunner 腺過形成である。透光性のある SMT 様隆起で，開口を有する場合もある。
H：十二指腸球部の胃上皮化である。発赤調の微細顆粒状粘膜を呈し，多くは再生性変化で十二指腸潰瘍瘢痕や十二指腸炎などに併存する。稀に亜有茎性の過形成性ポリープとなる場合もある。
I：十二指腸下行脚にみられたリンパ管拡張症（lymphangiectasia）である。リンパ管に貯留した乳糜が微細な白色顆粒として透見できる。

Squamous cell - Columnar cell Junction）に表面がきれいなポリープを見たら生検すべきである。ただし，SC-junction 部は出血の多い部位であり，鉗子を強く当てず，深く噛みすぎないようにし，採取後は止血を確認することが重要である。

3．胃

　Helicobacter pylori（H.pylori）感染は確実な胃がんリスク因子であり，未感染者と現感染・既感染者とでは胃がんリスクが大きく異なる。H.pylori 未感染胃に生じる胃底腺ポリープ（図6A）や幽門部に多発するタコイボびらん（図6B），また，表面平滑な粘膜下腫瘍（submucosal tumor：SMT）や憩室などは原則的には生検不要である。H.pylori 感染者であっても小さな過形成性ポリープ（図6C）や黄色腫などは生検しなくても良い。血管

6. 生検すべき対象と生検時の注意点

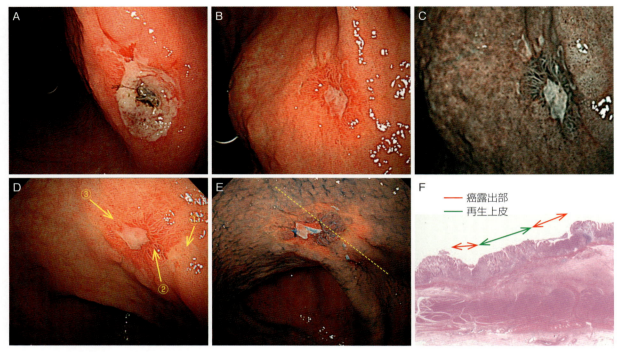

図7　潰瘍治癒過程と生検部位の選択
　A：体下部後壁に急性期潰瘍がみられ，潰瘍底には露出血管痕も否定できない黒苔の付着があった。出血リスクも考慮しPPI投与後再検査となった。
　B, C：PPI投与後2週目の再検時内視鏡像である。潰瘍は縮小し，再生上皮の出現を認める。Cは同日のNBI観察像である。
　D：空気量を変えて病変部を伸展して観察すると，再生上皮の出現にムラがあり，さらに，再生上皮の外側を淡い褪色域が取り巻いているのがわかる。
　E：同病変のインジゴカルミン・酢酸混合液散布像である。再生上皮の外側領域が淡い発赤域となる。生検する順番はDに示すように，①口側の褪色域，②口側大彎寄りの再生発赤，③肛門側やや小彎寄りの再生上皮の粗な領域であろう。少なくとも①と③からは生検すべきである。
　F：は手術標本の弱拡大ミクロ像である。Eの黄色点線で示した切り出し面に相当する。病変中央は再生上皮で，癌は認めなかった。最終診断は0-Ⅱc（ul+），por，M，18×13mm，Stage IA。

拡張症（図6D，E），胃静脈瘤（図6F），潰瘍底の露出血管（図7A）などは生検すべきではない。

胃において生検対象となる病変は潰瘍病変，平坦・陥凹病変，隆起病変に分けられるが，病変は良悪性とも多岐にわたり，所見も多彩である。

1）潰瘍病変

潰瘍病変は良性の消化性潰瘍や悪性の癌やリンパ腫などに伴って出現する。潰瘍病変の生検では，潰瘍辺縁の境界部を狙って生検するのが基本である。特に標的とすべきところは，発赤調となる再生上皮が出現していない部位で，潰瘍底からの生検は特殊な場合を除いてあまり意味がない。大きな急性期潰瘍では炎症細胞浸潤や浮腫性変化の影響があるため，癌を疑う場合でも診断に至らない場合がある。急性期病変から何個も生検するよりは，抗潰瘍薬を投与し，潰瘍が縮小する時期を待って再検するほうが有効な場合もある（図7）。

潰瘍病変の生検では，潰瘍辺縁のラインと開いた鉗子カップの軸が直交するように鉗子の向きを調整して，境界をまたぐようにして生検する。カップの向きを調整できる鉗子も販売されているが，鉗子の向きを変えて鉗子を再挿入するとか，鉗子を出し入れしながらグリップごと時計周りに回転させるなどするとうまく軸を調整できる場合がある。

生検で潰瘍境界部を狙ったつもりでも辺縁隆起や健常粘膜が採取されている場合があるので注意する。潰瘍境界部から生検できているかどうかは，得られた組織標本に潰瘍底の壊死物質や肉芽組織が含まれているかどうかで判断できる。病理標本を見て，辺縁が採取されていないと判断した場合は，必要に応じて再検査や経過観察を行うことになる。

潰瘍瘢痕についても，悪性を疑う場合や悪性を

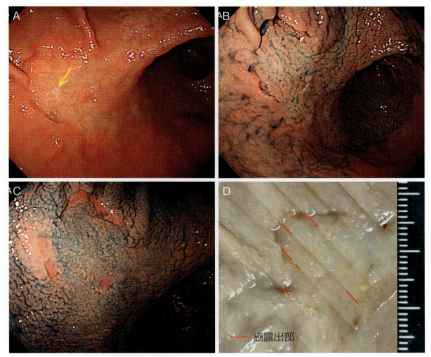

図8 陥凹病変の生検部位の選択
A：体下部前壁に浅く広い褪色陥凹を認める。未分化型の0-Ⅱcが疑われ、病変中央から1個生検されたが、生検病理診断はGroup1であった。生検不良による偽陰性と判断し、再検査となった。Aは再検時の通常内視鏡像で、黄矢印は初回の生検痕である。
B：インジゴカルミン色素散布像では境界明瞭な帯状の陥凹局面が陥凹辺縁に限局して存在しており、陥凹内部の大部分は小彎側の萎縮粘膜との境界が不明瞭である。
C：インジゴカルミン酢酸混合液散布像では、陥凹辺縁と内部の小領域に発赤調の陥凹面が偏在していることがわかる。初回の生検部位は非癌の萎縮領域を採取していたことになる。
D：手術標本のマクロ像である。癌が存在するのは色素散布像で示された領域に一致していた。未分化癌では一見一様に見える陥凹でも偏在して癌病巣が存在している場合があり、色素散布法などを併用して生検部位を慎重に選択する必要がある。最終診断は0-Ⅱc, sig, T1a（M）, ly0, v0, N0, Stage IA。

否定する目的で生検を行うことは言うまでもない。瘢痕では中心部の陥凹や隆起，集中襞のやせ・太まりなどの悪性を疑う変化に注意して生検部位を決定する。瘢痕であっても，発赤調の再生性変化を狙うよりも，再生性変化に乏しく白っぽいところを狙ったほうが良い。

2）平坦・陥凹病変

領域性のある平坦・陥凹病変で生検対象となるのは，0-ⅡcやⅡb型早期癌，胃腺腫，MALTリンパ腫などが疑われる場合である。陥凹病変の中には内部に隆起を伴う場合もあるが，生検の第1標的部位は陥凹底である。未分化癌などでは癌胞巣が陥凹内部で偏在している場合もあるため，生検前にインジゴカルミン色素散布法などを行い，生検部位を絞り込むのがよい（図8）。径が数ミリ程度で開いたカップより小さい陥凹の場合は，カップ全体を押し当てるよりも，カップの片方を陥凹底に引っかけるようにして採取するとよい。

3）隆起病変

隆起病変で生検対象となるのは，亜有茎性もしくは有茎性ポリープ，胃腺腫，癌，悪性リンパ腫，SMTで表面に潰瘍やびらんを伴う場合などである。上皮性の隆起病変の生検部位は，隆起の中心部が基本であるが，色調変化や粘膜性状の違いに注意して狙撃部位を選択する。病変の中でも粘膜模様が不整なところ，色調が不均一な場合は全体

6. 生検すべき対象と生検時の注意点

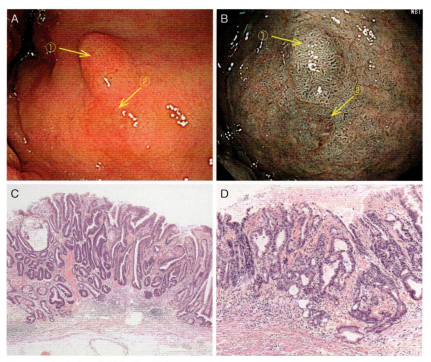

図9 隆起病変の生検部位の選択
A：体下部前壁の1.5cm弱の扁平隆起であるが，黄矢印①の口側小彎より隆起に比べて，肛門側大彎の矢印②部分は丈が低く発赤調である。
B：同病変のNBI観察像である。②の発赤部分は境界明瞭なBAとなり，粘膜パターンも①の隆起部分に比べて不整である。①と②より生検を行い，①はGroup5（pap），②はGroup5（tub1）で，0-Ⅱa型早期癌として内視鏡的粘膜剥離術（ESD）が施行された。
C：ESD標本の①口側小彎の隆起部のミクロ像で，病理診断はpapillary adenocarcinoma。
D：②肛門側大彎の発赤部のミクロ像で，病理診断はtubular adenocarcinoma（tub2＞tub1）であった。同じ隆起病変であっても，色調や粘膜性状が異なるところは組織型などが異なることがあるので注意が必要である。
最終診断は0-Ⅱa，12×6mm，pT1a（M），tub2＞tub1+pap，pN1，ly0，v0，Stage IA。

の中で赤色または白色調が強いところ，びらんや凹んだところを狙って生検する（図9）。

SMTについては，表面全てが健常上皮で覆われていれば生検診断は無効な場合がほとんどであり，日本癌治療学会のGIST診療ガイドライン（第3版 2014年）に準じ，大きさ（おおむね2cm）に応じて超音波内視鏡（EUS）や穿刺吸引生検法（EUS-FNA）などの実施を検討する。潰瘍やびらんを形成している場合には，SMT様形態をとる癌や悪性リンパ腫，カルチノイド，転移性腫瘍などとの鑑別のために潰瘍辺縁および中央から生検する必要がある。

4. 十二指腸

十二指腸で生検を要する対象は，稀ではあるが癌，腺腫，カルチノイド，下行脚を好発部位とする濾胞性リンパ腫などを疑う場合である。十二指腸潰瘍および瘢痕，憩室，Brunner腺過形成（図6G），胃上皮化生（図6H），リンパ管拡張症（lymphangiectasia）（図6I）などは内視鏡所見で診断がつけば生検の必要はない。Vater乳頭に近接する病変については，下手に生検にすると乳頭部の炎症や浮腫で膵炎を惹起する恐れがあるため，スクリーニング検査では生検対象とせず，必要に応じて重篤な合併症に対応できる医療機関での精密検査の実施が望ましい。

表3 Group分類に対する病理および臨床対応

Group分類	病理学的意義	病理の対応	臨床の対応
Group X	診断不適材料	再検査	再検査
Group 1	正常および非腫瘍性		
Group 2	非腫瘍か腫瘍の鑑別困難	深切り，免疫染色	再検査
Group 3	腺腫		経過観察，粘膜切除
Group 4	腺腫と癌の鑑別困難	深切り，免疫染色	再検査，粘膜切除
Group 5	癌		

日本胃癌学会編：胃癌治療ガイドライン医師用 2014年5月改訂【第4版】より引用改変
http://www.jgca.jp/guideline/fourth/category3-b.html#H2-B_3

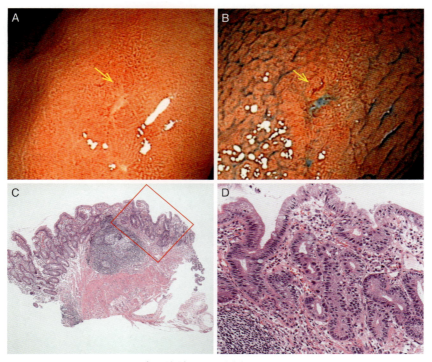

図10 Deeper cutにより癌と診断できた症例
　A：体下部前壁小彎の小びらんを認めるが，びらんの口側にわずかな褪色陥凹を伴う。
　B：インジゴカルミン酢酸混合液散布像である。びらん口側に淡発赤調に変化した微小陥凹を認める。微小Ⅱcを疑い，ここを標的に狙撃生検を行った。
　C：生検病理診断では標本の小領域（赤四角）に異型腺管を認めたが，核異型が弱く，再生異型とtub1との鑑別が難しいためGroup2の診断に留まった。
　D：そこで，deeper cutを行った。新たな切片では問題となった領域に核異型・構造異型が増した腺管が現れ，Group5（tub1）と診断できた。

Ⅶ 生検病理診断と内視鏡診断がずれた場合にどうするか

　生検病理診断は，あくまでも病巣の中の狙撃部位の病理組織像を示すものであり，生検さえすれば何でも診断できると短絡的に考えるのは誤りである。生検病理診断と内視鏡診断のずれはよく起きることであり，これは，もともとの内視鏡診断の誤り，生検部位の誤り・ずれ・組織量の不足などの生検不良や病理診断の誤りによって生じる。

　生検診断と内視鏡診断がずれた場合，まず，生

6. 生検すべき対象と生検時の注意点

検した病変の内視鏡写真を見直し，①内視鏡診断が適切であったか，②生検部位が適切であったか，③標本が適切に採取されていたか，をチェックする必要がある。このためには，生検前に十分な内視鏡観察を行い，生検診断と内視鏡診断とが対比できるように内視鏡写真を残し，狙撃部位を正確に記録しておく必要がある。

内視鏡写真と対比して，病理診断に納得できない場合には，④病理診断の再検討の依頼（他の病理医へのコンサルトも含めて），⑤病理標本のdeeper cut の依頼，⑥時期をおいての再検査・再生検，⑦長期経過観察を行う（表3）。いずれにしろ，病理医とのコミュニケーションを図ることが重要である。

病理診断とはいえ基本は形態診断であり，病理医にも苦手な分野や診断レベルの違いはある。また，病理医間で診断基準が異なる場合もある。例えば，胃の腺腫様病変で Group3 と Group4 の診断は病理医によってずれることはよくあることである。また，手つなぎ型・横這い型の癌が Group2 と診断されていたり，再生異型が Group5 と過剰に診断されていたりすることもある。生検診断に納得できない場合は，病理診断の見直しを依頼するとか，他の病理医にコンサルトすることも考えるべきである。

また，パラフィンブロックを深く切り出して標本を再作成する deeper cut を行うと，今まで見えていなかった組織像が現れ，癌と診断できることがある（図10）。患者に新たな負担を強いることなく診断に迫れる可能性があるので励行すべきである。

生検診断で悪性の診断が得られない場合でも，内視鏡診断で悪性病変を疑う場合には，適当な検査間隔で経過観察する。経過観察は診断のための一つの手段と考えるべきである。病巣の形状は時間の経過とともに変化し，悪性であれば悪性所見がより明瞭になってくる。経過観察は単なる様子観察や定期検査ではないので，病変の診断に適した検査間隔の設定が必要である。間隔が余りに短いと生検した部分が欠損したままであったり，再生上皮で覆われていたりして診断に適さないこともある。小さな悪性病変であれば3～6ヵ月間隔が妥当なところである。

生検病理診断＝臨床診断ではないので，病理報告書を鵜呑みにするのではなく，内視鏡診断をもとに，他の患者情報や臨床所見もふまえて，総合的に病像を判断する必要がある。このためにも，内視鏡医は内視鏡診断や狙撃生検のスキルアップに努め，生検前の病変の内視鏡写真と狙撃部位の記録は必ず残しておくことを心掛けるべきである。

（加藤勝章）

7 上部消化管内視鏡スクリーニングの標準的な撮影部位：画像と撮影のコツ，見落としやすい部位，客観的評価可能な画像とは？

1) 経鼻

はじめに

経鼻挿入可能な細径スコープが2002年に登場し，宮脇ら[1]が経鼻内視鏡検査を始めて15年が経過しようとしている。この間に細径スコープ（以下，経鼻内視鏡）は急速な進歩を遂げているにもかかわらず，「通常径スコープ（以下，経口内視鏡）に比較して解像度が落ちるので，病変の見逃しが心配である」などと危惧する向きも未だにある。しかし各社最新型の経鼻内視鏡（表1）はすでに経口内視鏡に匹敵する解像度を有するに至っている。また胃がん発見率・偽陰性率も経鼻・経口内視鏡で有意差がないという複数の論文[2~4]も発表されており，このような危惧はすでに過去のものといってよいだろう。内視鏡診断の質を左右するのは内視鏡機種ではなく，内視鏡医の観察眼ではないだろうか。

また日常診療だけではなく，対策型や任意型の胃がん検診でも，経鼻内視鏡検査の存在は無視できないものとなっている。当院の人間ドック（任意型検診）では，経鼻内視鏡検査の希望が漸増（図1），現在では約60％の受診者が希望するまでに至っている。静岡市では2012年4月から対策型胃がん検診で内視鏡検診を導入したが，受診率の向上（図2）には経鼻内視鏡検査が大きな役割を果たしている。2015年度の報告では，経鼻内視鏡検査を希望する受診者が68.6％を占めているほどであった（表2）。2015年3月に公開された「有効性評価に基づく胃がん検診ガイドライン2014年度版」では，内視鏡検査がX線検査と同じ「推奨グレードB」に引き上げられた。これにより，2016年度以降は内視鏡検診の導入を図る自治体が増えるものと予想され，経鼻内視鏡検査の重要性はますます高まるであろう。対策型検診への内視鏡検査の導入で目的とするところは，検診受診率と胃がん発見率の向上であり，最終的には胃がん死亡率減少効果にある。そのためには質の高い内視鏡診断を維持する必要があり，精度管理の存在が不可欠となる。質の高い精度管理の根幹をなすものが，いわゆる「標準的撮影法」と考えられる。この項では経鼻内視鏡による胃内の網羅的な観察・記録を行うための方法，さらに観察のコツや注意点，観察のピットフォール，客観的評価が可能な画像，といった点を論じてみることにする。

I 経鼻内視鏡を用いた胃内観察

内視鏡検査，特に検診においては，自分が撮影した内視鏡写真が精度管理の対象となることを常

表1 各社最新型細径スコープのスペック比較

	FUJI FILM EG-L580NW	OLYMPUS GIF-XP290N	PENTAX EG16-K10
撮像方式	ハニカムCCD同時方式	面順次方式	同時方式
光源	レーザー	キセノン	キセノン
画像強調*	BLI / LCI / FICE	NBI	i-scan
視野角	140°	140°	140°
軟性部径	5.9 mm	5.8 mm	5.4 mm
シャフト軟性度	軟らかめ	硬め	軟らかめ

* BLI : Blue LASER Imaging, LCI : Linked Color Imaging,
 FICE : Flexible spectral Imaging Color Enhancement,
 NBI : Narrow Band Imaging

7. 上部消化管内視鏡スクリーニングの標準的な撮影部位：画像と撮影のコツ，見落としやすい部位，客観的評価可能な画像とは？

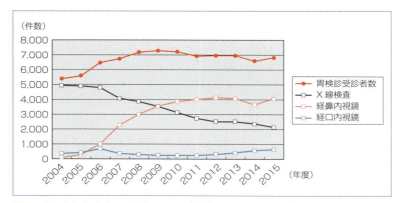

図1 静岡赤十字病院人間ドック・健診における上部消化管検査件数の推移

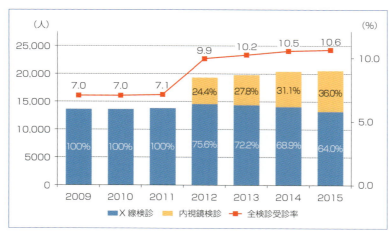

図2 静岡市胃がん検診実績

表2 静岡市胃がん内視鏡検診における経鼻内視鏡・経口内視鏡使用比率

	内視鏡検診受診者数	経鼻内視鏡	経口内視鏡
2012	4,734	データなし	データなし
2013	5,538	63.2%	36.8%
2014	6,359	67.1%	32.9%
2015	7,413	68.6%	31.4%

に意識しなければならない。緊張感を持った観察・撮影を行うことで、鮮明な画像が記録できるようになる。さらに経鼻内視鏡ならではの、的確な前処置、レンズ面に粘液を付着させない工夫、などといった注意も必要となってくる。

1．鼻腔内前処置

　検査医が落ち着いて胃内を観察するためには、被検者の落ち着きと協力が欠かせない。そのためには鼻腔内を十分に拡張し、鼻粘膜を十分に麻酔することが必要である。そのうえで最適な挿入経路からスコープを挿入していく。経鼻内視鏡検査の前処置は別項でも述べられているが、まず鼻腔内を十分に拡張するために、鼻腔粘膜収縮剤（ナファゾリン硝酸塩，プリビナ液0.05%®）を噴霧し、その効果がピークに達する15分まで待つ（図3）ことが肝要である。次に鼻腔粘膜の麻酔であるが、最も麻酔効果が高いのはキシロカインポンプスプレー8%である。これには溶媒としてエタノールが含まれているため、鼻腔内に直接噴霧すると激痛をきたす。したがって経鼻内視鏡専用前処置スティック®に噴霧する方法が最適と考えられる。これらの前処置で鼻痛や鼻出血が最小限度に抑えられ、検査医も落ち着いた検査が可能となる。これらを怠れば、「つらい経鼻内視鏡」を生むことになりかねない。当経鼻内視鏡センターにおける

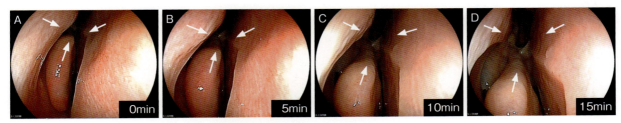

図3 プリビナ液0.05%®散布後の経時的鼻腔内拡張（中鼻甲介下端ルート）

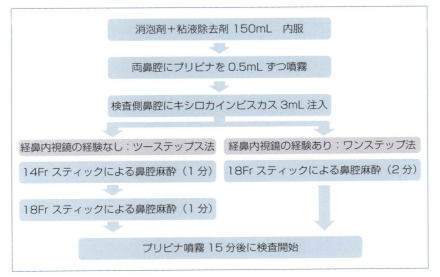

図4 経鼻内視鏡センターにおける前処置の流れ

前処置の流れを図4に示す。

2. 胃内前処置でレンズ面の汚れ付着を防ぐ

　胃壁の粘液付着を減らし，観察しやすい胃内を作り出すのも前処置の役割である。当センターでは筆者らが提唱する「ガスコン水150mL法」[5]を用いて，胃壁の粘液を除去している（図5）。また経鼻内視鏡は検査中にレンズ面に粘液が付着すると，それを送水洗浄で除去するのが難しいことがある。この方法であれば残留胃液の粘稠度も低下するため，レンズ面への汚れの付着も激減，また付着しても送水洗浄が容易になる。服用してもらうガスコン水を80mLから150mLに増量するだけの簡単で安価な方法なので，ぜひ一度試していただきたい。

3. 経鼻内視鏡検査の特性を利用した観察

　経鼻挿入では嘔吐反射がほとんどないため，咽喉頭の観察にも適している。バルサルバ法（息こらえ）で披裂部を挙上させると，下咽頭の観察がしやすくなる（図6）。また経鼻内視鏡には「曲率半径が小さい」という特徴（図7）があり，これが後述する前方直視鏡観察のピットフォールとなる胃体下部後壁の観察に役立ってくれる。

II　胃内観察のための標準的撮影法

　標準的撮影法は胃内を網羅的に観察するために必要なものであり，同時に精度管理としての画像確認が正確に行えるよう記録を残すためのものである。標準的撮影法という「共通の言語」があってこそ，精度管理という客観的評価が可能になるといってもよいだろう。またストーリーのない撮影・記録では，評価も困難となってしまう。さらにブレやミスト，大きなハレーションのある画像，ランドマークのない画像（記録部位不明の写真），レンズ面に汚れが付着したままの画像，などは客観的評価を行う上で論外である。

　静岡市胃がん内視鏡検診を例にとると，撮影の参考にしてもらうべく，「観察のためのチェックポイント40」を作成，会員に配布するとともに，医師会ホームページの会員専用ページに掲載して

7. 上部消化管内視鏡スクリーニングの標準的な撮影部位：画像と撮影のコツ，見落としやすい部位，客観的評価可能な画像とは？

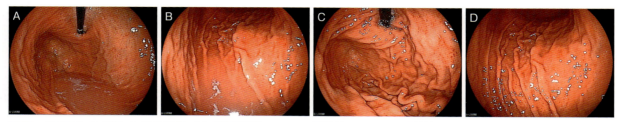

図5　ガスコン水 150mL 法の効果（Hp 現感染胃，A，B：吸引前，C，D：吸引後）

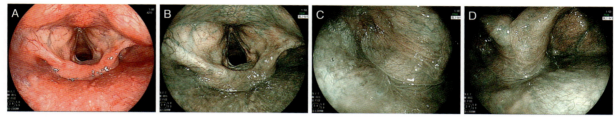

図6　咽喉頭の観察（A：白色光，B：BLI-bright，C：BLI-bright，D：バルサルバ法＋BLI-bright）

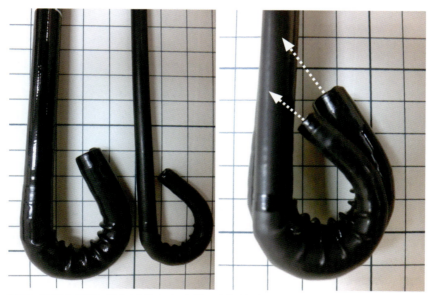

図7　経鼻内視鏡（EG-580NW）と経口内視鏡（EG-590W2）の屈曲部曲率半径の違い

いる．この観察法を呈示するので，参考にしていただきたい．なお図中の番号はチェックポイントの通し番号である．まず咽喉頭を観察してから食道に挿入，中部食道，下部食道，食道胃接合部へとスコープを進める．深吸気で呼吸静止させると，食道の内腔が拡がって観察しやすくなる．食道壁の洗浄にあたっては，右壁に水を当てるようにすると効率的な洗浄ができる．上部食道に関しては，筆者は抜去時に深吸気させて観察する方法を行っている（図8，No.40）．胃内観察は穹窿部を反転と見下ろしで観察（図9），次に胃体部を順行性に見下ろしで観察（胃体上部図10と胃体下部図11を例示），前庭部を観察（図12）したのちに反転で胃角部（図13）胃体部（図14）と噴門部（図15）を，最後に幽門前庭部と十二指腸球部，下行脚を観察（図16）する手順である．この40ポイントをチェックしながら，35〜40コマ数で撮影してもらっている．もちろん先に幽門輪から十二指腸を観察した後に，胃に戻って観察する手順をとっても構わない．自分の慣れた手順で観察し，見落としのない観察を心がけていただきたい．

68

1）経鼻

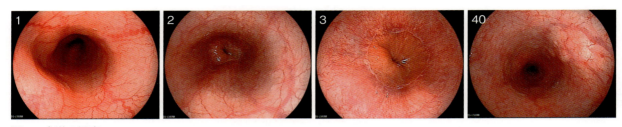

図8 食道の観察
　　1：中部食道，2：下部食道，3：食道胃接合部（深吸気），40：上部食道

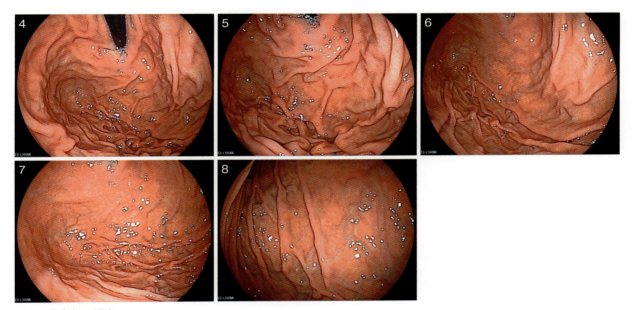

図9　穹窿部の観察
　　4：穹窿部遠景，5：穹窿部近景，6：穹窿部前壁，7：穹窿部後壁，8：穹窿部大弯見下ろし

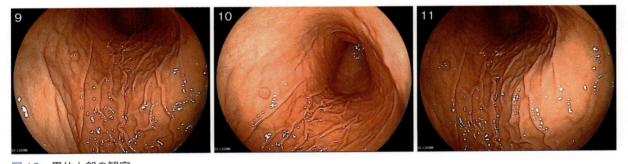

図10　胃体上部の観察
　　胃体上部後壁（No.11）は接線方向観察になってしまうので，スコープ先端を右に振って，いわゆる棚（タナ）の手前側を観察しておく。
　　9：胃体上部大弯，10：胃体上部前壁～小弯，11：胃体上部後壁

Ⅲ　胃内観察のコツと見落としやすい部位

　胃体部の見下ろしでは，小弯を12時，大弯を6時に合わせると観察しやすくなる（図17）。その状態で大弯→前壁→小弯→後壁と4面すべてを順繰りに観察（図18）していく。適度な空気量でヒダとヒダの間をチェックするのも忘れてはならない。
　前方直視型内視鏡による観察では，胃体部後壁，特に胃体下部後壁（図11，No.17），前庭部後壁（図12，No.20），胃体上部小弯（図14，No.28）～噴門部小弯（図15，No.29）などがピットフォールとなりやすい部位にあげられる。特に胃体下部

69

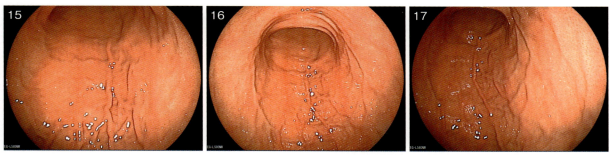

図11　胃体下部の観察
　　　胃体下部後壁（No.17）は観察のピットフォールになりやすい個所であるが，経鼻内視鏡は曲率半径が小さいため，スコープ先端を後壁側に振ることで観察が容易になる．
　　　15：胃体下部大弯，16：胃体下部前壁〜小弯，17：胃体下部後壁

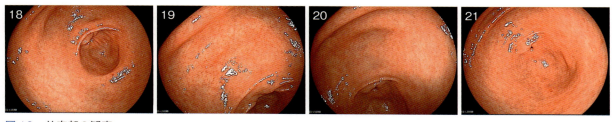

図12　前庭部の観察
　　　18：前庭部前壁，19：前庭部小弯，20：前庭部後壁，21：前庭部大弯

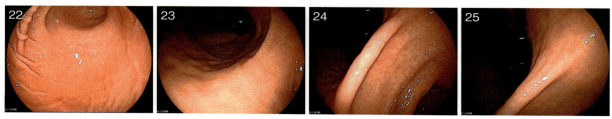

図13　胃角部の観察
　　　22：胃角部大弯，23：胃角前壁，24：胃角小弯，25：胃角後壁

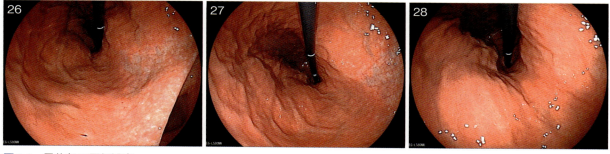

図14　胃体部の反転観察
　　　ピロリ菌感染胃炎がある場合は，木村・竹本分類が判定できるような記録を残すよう心がける．
　　　26：胃体下部小弯中心，27：胃体中部小弯中心，28：胃体上部小弯中心

後壁には注意が必要であり，見下ろしと見上げの2方向で観察すべき部位である．経鼻内視鏡は曲率半径が小さいため，わずかなアングル操作で見やすくなる（図19）のがメリットといえる．また検査医自身の体の軸を捻る，立ち位置を変える，あるいは左腕を動かす，といった動きでもスコープ先端部の向きが変えられることを活用しながら観察して欲しい．

Ⅳ　経鼻内視鏡によるピロリ菌感染診断

　今後の内視鏡スクリーニング検査においては，

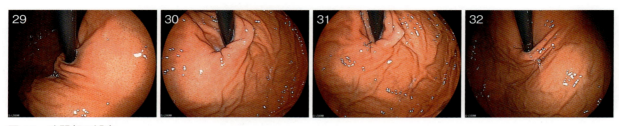

図15　噴門部の観察
　　　29：噴門部小弯，30：噴門部後壁，31：噴門部大弯，32：噴門部前壁

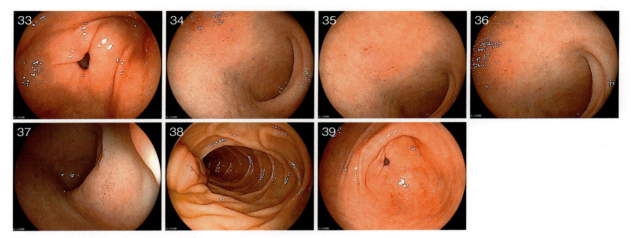

図16　幽門前庭部〜十二指腸の観察
　　　33：幽門前庭部（幽門輪近景），34：球部前壁，35：球部小弯，36：球部後壁
　　　37：球部大弯，38：下行脚，Vater乳頭，39：幽門前庭部（幽門輪遠景）

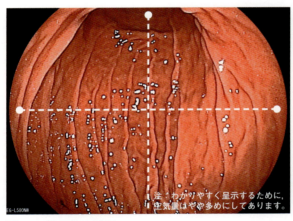

図17　胃体部の観察
　　　小弯を12時，大弯を6時に合わせる。また適当な空気量でヒダとヒダの間に病変がないかもチェックする。

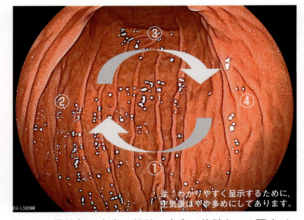

図18　胃体部は大弯→前壁→小弯→後壁と，4面すべてを順繰りに観察していく。

ピロリ菌の未感染・現感染・既感染といった感染状態を診断，胃がんリスクを評価する責務も負うことになる。ピロリ菌の感染状態を診断するためには，その指標となる内視鏡所見をまとめた「胃炎の京都分類[6]」が参考になる。前述のとおり，最新型の経鼻内視鏡は高い解像度を有しており，未感染粘膜の所見である胃体下部小弯〜胃角の微細なRAC（regular arrangement of collecting venules）の

判定（図20）も可能である。また多彩な画像強調機能も搭載されているので，現感染所見であるびまん性発赤（図21）や腸上皮化生（図22）の診断も容易となる。前述のように経鼻内視鏡は先端部の曲率半径が小さく，胃角付近からの見上げ反転観察で行う萎縮範囲の決定もしやすい（図23A）。さらに画像強調観察を加えれば萎縮範囲も一層明瞭となる（図23B）。このように経鼻内

7. 上部消化管内視鏡スクリーニングの標準的な撮影部位:画像と撮影のコツ,見落としやすい部位,客観的評価可能な画像とは?

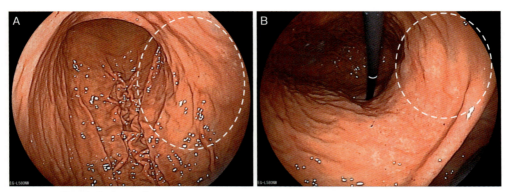

図19 胃体下部後壁の観察
直視型内視鏡のピットフォールのひとつが胃体下部後壁であり,検査医自身の立ち位置を変えたり,体の軸をひねるなどしてスコープ先端を後壁側に振り,見下ろしと見上げの2方向で入念な観察を行う。
A:胃体下部後壁見下ろし
B:胃体下部後壁見上げ

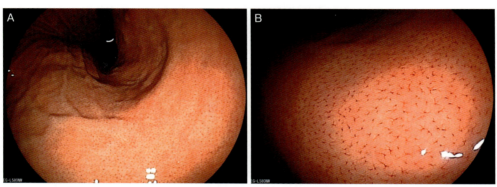

図20 ピロリ菌未感染の胃粘膜所見:RAC
A:胃体下部小弯〜胃角のRAC
B:RACの近接画像

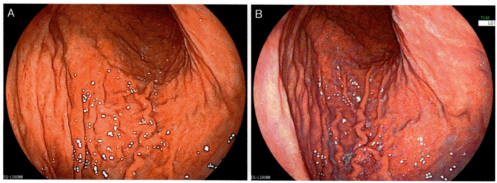

図21 ピロリ菌現感染の所見:びまん性発赤
A:白色光観察
B:画像強調LCIで観察すると,びまん性発赤が「韓紅(からくれない)色」を呈して把握しやすくなる。

視鏡であっても,ピロリ菌感染診断は問題なく行えることを強調しておきたい[7]。

V 二重読影(ダブルチェック)について

静岡市胃がん内視鏡検診では日本消化器内視鏡

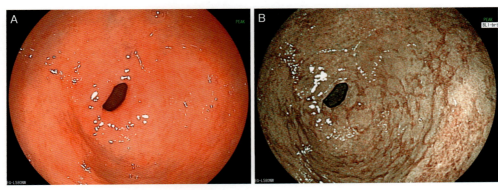

図22 ピロリ菌現感染の所見：腸上皮化生
A：白色光観察
B：画像強調 BLI-bright で観察すると，化生性変化が白色に浮かびあがり，把握しやすくなる。

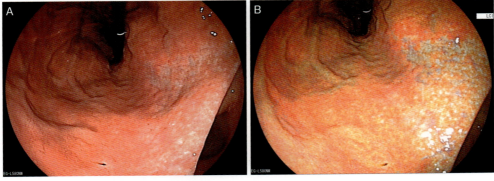

図23 萎縮範囲の観察（既感染症例）
A：白色光観察
B：LCI 観察

学会専門医と非専門医がペアとなって二重読影を行っている。二重読影の過程で専門医が非専門医を教育することを狙ったシステムであり，参加する非専門医からは「勉強になる」との評価を得ている。精度管理としての二重読影に関するエビデンスはないが，内視鏡検査の教育という観点からは，有効な手段ではないかと考えている。

おわりに

経鼻内視鏡による上部消化管内視鏡スクリーニングについて解説した。経鼻内視鏡検査は受容性が高く，鎮痙剤や鎮静剤を必要としない安全な検査法であり，今後ますます需要が高まることが予想される。経鼻挿入のための前処置，経鼻内視鏡ならではの観察法などを熟知したうえで，検査に臨んでいただきたい。

文 献

1) 宮脇哲丸, 野瀬道宏：手技の解説—フジノン東芝社製スコープによる検査—. 臨消内科 19：277-282, 2004
2) 川田和昭：当院人間ドックにおける経鼻内視鏡による胃がん発見率の推移. 日本人間ドック学会誌 28：616-621, 2013
3) 佐藤智信, 鈴木晶子, 長嶋知明, 他：経鼻内視鏡は本当に楽なのか？当院における人間ドック・検診での経鼻内視鏡の現状. 消内視鏡 20：523-528, 2008
4) 萩原廣明, 山下由紀子, 八木 茂, 他：多施設内視鏡胃がん個別検診における経鼻内視鏡の現況と精度. 日消がん検診誌 47：683-692, 2009
5) 川田和昭, 広川雅彦, 長濱貴彦, 他：ガスコン水150mL を用いた経鼻内視鏡検査—レンズ面の洗浄力を補うための工夫—. Gastroenterol Endosc 51：1586-1587, 2007
6) 春間 賢監修：胃炎の京都分類. 日本メディカルセンター，東京，2014
7) 川田和昭, 仲松 宏：経鼻内視鏡による Helicobacter pylori 感染診断—機種による違いを含めて—. Helicobacter research 19：571-577, 2015

（川田和昭）

7 上部消化管内視鏡スクリーニングの標準的な撮影部位：画像と撮影のコツ，見落としやすい部位，客観的評価可能な画像とは？

2）経口

はじめに：撮影部位における標準化の意義

　対策型胃がん検診に内視鏡検査が推奨されて以来，多くの自治体で内視鏡検診による上部消化管スクリーニングが実施されつつある。胃がんは症状出現時すでに進行している場合が多いため，内視鏡検診の普及は救命可能な胃がんの早期発見に大いに寄与するものと期待される。

　さて，胃内視鏡検診において重要なことは，多くは無症状の胃がんハイリスクの受診者に，有効な検査を，繰り返し定期的に受けてもらえるようにすることである。そのために内視鏡医がなすべきことは，苦痛が少なく安全な検査であり，同時に *Helicobacter pylori*（Hp）の感染状態や，背景粘膜の炎症・萎縮の程度を短時間に適切に判定することに尽きる。

　今後全国において，多くの内視鏡医が胃内視鏡検診に関わっていくことになるが，上記で述べたような技術，診断力を持ち合わせている内視鏡医は果たしてどれくらいいるだろうか。原則として鎮静剤を使用しない内視鏡検診においては，検査の仕方で苦痛度や診断精度が大いに異なってくる。精密検査と同様に長時間実施し，「二度と内視鏡は受けたくない」と思わせてしまう場合もあろう。そのためにも，一定の水準を担保するための「標準化」が急務なのである。この項では，そのなかで特に重要と考えられる「撮影部位の標準化」について述べたい。

　少なくとも標準的な撮影部位を決めておけば，ほぼ胃全域を取り残すことがないため，ある一定の精度を保つことが可能である。同じ撮影パターンで検査を続ければ，次第に検査時間が短縮され，結果的に受診者の苦痛も軽減されるであろう。また，内視鏡検診におけるダブルチェックの際にも有用である。翌年以降に何らかの病変が発見された場合も，当該部位が撮影されていれば，偽陰性

の原因等の客観的評価が可能である。さらに，Hp 感染状態や炎症と萎縮の程度もダブルチェックで判定可能となる。

　撮影部位の標準化は，胃内視鏡検診のみならず，保険診療下のスクリーニングにも有用と考えられ，この機会にすべての内視鏡医が自分自身の内視鏡撮影パターンを確立することが期待される。

Ⅰ　標準的な撮影部位

　図1～36 に標準撮影画像（30～40 コマ程度）を提示する。

1．口腔内から食道の観察と撮影

　フラッシャーの大酒家，喫煙者，高齢男性，頭頸部がん症例等はこの部位の癌におけるハイリスク者であり，観察に注意を要する。

　口内に内視鏡を挿入したら，舌と口蓋を観察しながら，中咽頭から下咽頭にゆっくりとスコープ先端を進めていく。通常は左披裂部から左梨状陥凹を介して食道に挿入する。ハイリスク者における中下咽頭領域では，可能であれば発声や呼吸（息止め）を利用して観察・撮影し，NBI や BLI 等の画像強調観察（IEE）の併用も行う。しかし，同部位の観察に執着しすぎると，無用な接触による咽頭反射を誘発し，その後の検査に支障をきたすことになる。もし，ハイリスク者で気になる所見があれば，追加撮影し，耳鼻咽喉科への受診を勧めることも検討する。

　食道はスコープをゆっくり動かし，唾液や付着した粘液を洗浄しながら，呼吸と蠕動も利用して観察，撮影する。撮影は，基本的に上部・中部・下部食道，食道胃接合部で行うが，任意で全領域を撮影してもよい。可能であれば咽頭と同様，挿入時・抜去時のいずれかで IEE を用いる。ハイリスク者や食道癌が疑われる場合はヨード染色を実施する施設もある。また，食道胃接合部は抜去

2）経口

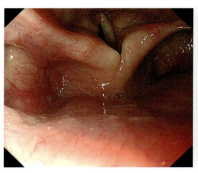

図1 舌と口蓋を観察しながら，中咽頭から下咽頭にゆっくりとスコープを進め，ハイリスク者における中下咽頭領域では，可能なら発声や呼吸（息止め）を利用して観察・撮影する。

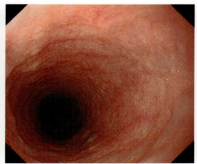

図2 上部食道
食道観察は唾液や付着した粘液を洗浄しながら，観察，撮影する。

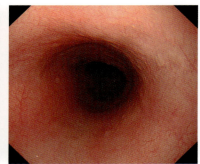

図3 中部食道

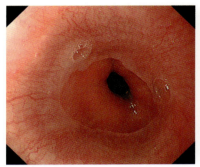

図4 食道胃接合部は深吸気にて広がることが多い。

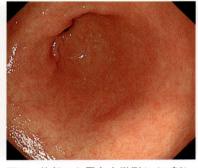

図5 体部から胃角大彎側および幽門輪については，スコープ通過時の擦過痕が残りやすく，深部挿入前に撮影しておくことが望ましい。

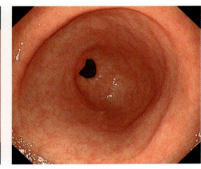

図6 幽門輪

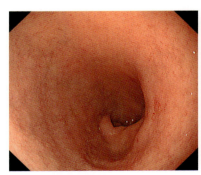

図7 十二指腸球部

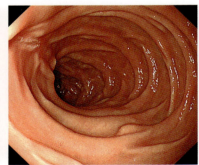

図8 十二指腸下行脚

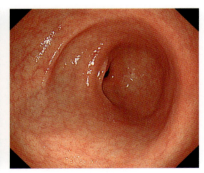

図9 前庭部の観察を行う。

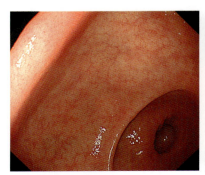

図10 前庭部小彎

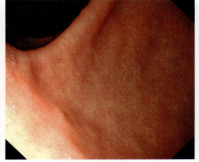

図11 角下前壁に振る。

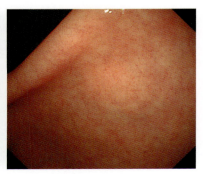

図12 胃角下後壁

7 上部消化管内視鏡スクリーニングの標準的な撮影部位：画像と撮影のコツ，見落としやすい部位，客観的評価可能な画像とは？

75

7. 上部消化管内視鏡スクリーニングの標準的な撮影部位：画像と撮影のコツ，見落としやすい部位，客観的評価可能な画像とは？

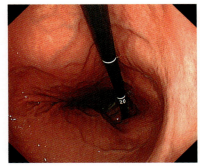
図13 体下部小弯から後壁にかけてのJターン

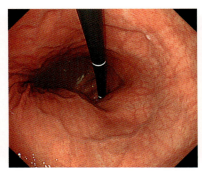
図14 体中部のJターン

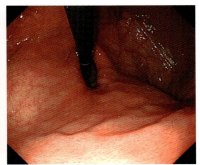
図15 体上部〜噴門部小弯・後壁

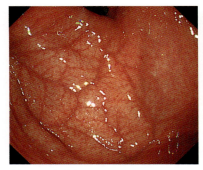
図16 穹窿部

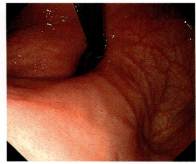
図17 噴門部から穹窿部後壁

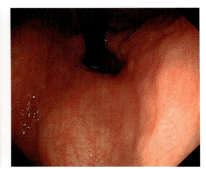
図18 体上部小弯

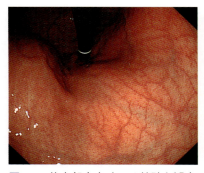
図19 体中部小弯時には前壁も観察する。

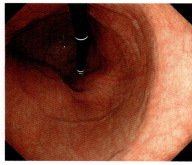
図20 体下部小弯を観察時に広く前後壁も観察。

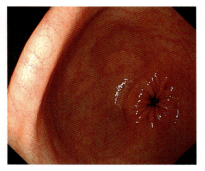
図21 空気量の多い状態での胃角小弯

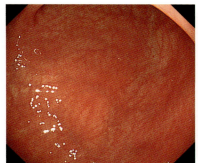
図22 胃角大弯

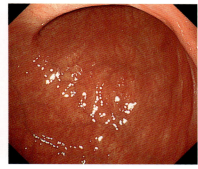
図23 少し後壁側にふって，胃角後壁を観察。

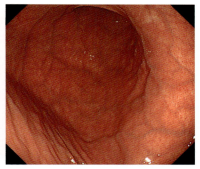
図24 体下部後壁を観察時はややアングルを右にかけなるべく後壁の接線方向になる部位を減らす。

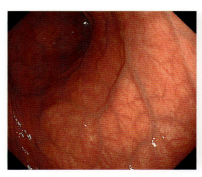
図25 体中部後壁も体下部から引き続き同様の方法で正面視に近い撮影を意識する。

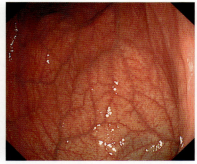
図26 体上部後壁は噴門直下の部位まで引き寄せて撮影。

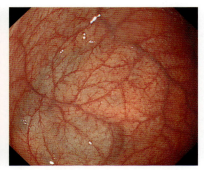
図27 穹窿部大弯の見下ろし時はできるだけ引いて広く撮影することを心掛ける。

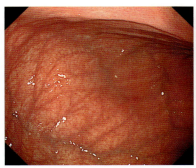
図28 体上部〜体中部前壁見下ろしは空気量が少ないと見えにくい場合が存在する。

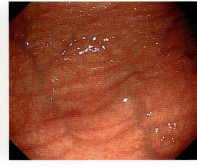
図29 本症例は除菌後で，襞が消失しているが，体上部大弯の襞の部位であり，この部位は液体が貯留しやすいのでできるだけ吸引を行う。

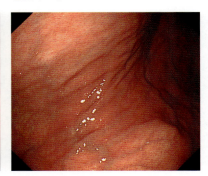
図30 体上部前壁・大弯観察
検査の終盤であり嘔吐反射がおきやすくなっている。呼吸と声掛けにてなるべく広がった写真を撮影する。

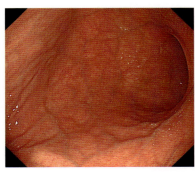
図31 体中部から体下部前壁なるべく小弯側まで広く撮影するつもりで観察する。

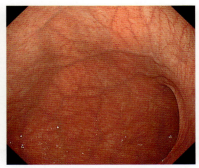
図32 体下部小弯から胃角小弯見下ろしを撮影することにより，萎縮の広がりが撮影できる。

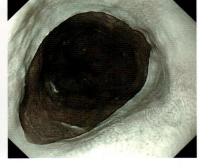
図33 可能であればIEEにて観察する。

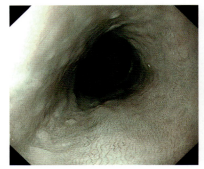
図34 食道下部
なるべく呼吸を用いて管腔が広がった状態での連続した観察を行う。

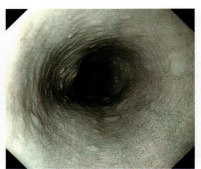
図35 中部食道
連続性に観察する。

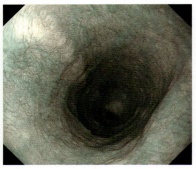
図36 上部食道から入口部まで連続性に観察。

時の胃内の空気を抜いた状態では観察が難しいため，挿入時に深吸気時の観察が望ましい。一方，食道の入口部近傍に関しては挿入時に見えないことが多いが，抜去時に IEE で観察すると病変に気づきやすい。

2. 胃内の観察と撮影

撮影は連続した胃粘膜観察の中で行い，胃全域を最低限の枚数で，かつ過不足なく撮影することを心がける。短時間で効率よく観察・撮影するには，できるだけ嘔吐反射を誘発させないことが肝要である。反射がおきやすい部位として，舌根部・食道入口部，食道胃接合部通過時，幽門輪通過時，下行脚挿入時，反転して噴門部観察時，小彎側観察時，引き抜き時の体上部大彎の襞伸展時である。これらを意識した上で，内視鏡をゆっくり動かしたり，空気量を調節したり説明しながら検査する等の配慮が求められる。また，看護師が背中を擦ることや，声かけ等も，受診者の不安を軽減し，検査のスムースな進行に繋がる。

基本的な撮影部位を図 5，6，9 ～ 32 に示す。前処置のガスコン液や，嚥下による唾液，付着粘液等は観察の支障にならない程度まで洗浄，吸引する。撮影の順番は必ずしも厳守する必要はないが，体部から胃角大彎側および幽門輪については，スコープ通過時の擦過痕が残りやすく，深部挿入前に撮影しておくことが望ましい。また，胃の上部から下部までを何度も往復して観察することは好ましくなく，2 往復程度で効率よく撮影するようにしたい。

体部大彎から前壁にかけては，送気不足の場合は観察不良となるので注意する。しかし，過送気のまま検査を続けると受診者の苦痛が増すため，送気量には常に十分な注意を払うべきである。

各写真には必ず目印となるものを入れるように工夫する。すなわち，幽門輪，胃角，体部の襞襞，噴門等が部分的にでも入っている写真を撮るようにし，1 枚だけでどの部位であるかが理解できるようにする。黄色腫やポリープ等があれば，これらの病変を目印にして繋いでもよい。

また，Hp 感染状態（未感染・既感染・現感染）や粘膜の炎症・萎縮の程度が客観的にわかる写真を意識して撮影することも重要である。この点については他項に譲るが，たとえば，体下部から胃角における RAC の有無，腺境界の位置，びまん性発赤の有無が客観的に評価できる写真を撮るよう心がけたい。Hp 感染状態と萎縮の程度が検査中にわかれば，それに応じて発生しやすい胃癌の部位や特徴を予想することが可能となり，観察に役立つ。

以上が胃の標準撮影方法であるが，胃の形態や大きさによっては任意で撮影を追加することもある。たとえば，胃下垂や牛角胃，瀑状胃などでは，撮影枚数や部位に関して臨機応変に対応したい。どのような胃形でも同じような写真が撮れることが望ましい。

胃がん等の局所病変が疑われた場合は，限られた時間で，できるだけ質的診断が可能な写真を残すよう努力する。有効な追加撮影として，病変の遠景・近景，空気量の多寡，正面視と接線方向などがある。インジゴカルミン等の色素撒布や，IEE 観察も有用である。癌であれば近接で腺窩上皮の構造が不整であったり，正常粘膜との境界が明瞭であったりするため，診断に役立つ。生検も最小限で済む。

3. 十二指腸の観察と撮影

十二指腸は，通常球部を観察後，可能であれば下行脚まで挿入する。特に所見がない場合は，球部で 1 枚，下行脚で 1 枚撮影する。十二指腸乳頭部についてもできる限り撮影することを心がけるが，接線方向で観察できない場合もあるため，こだわりすぎないことも大切である。

Ⅱ　不適切な写真

洗浄と吸引が不十分な写真，空気不足，吸引によるアーチファクト，ハレーション，ぶれ，暗くほとんど見えないような写真などは不適切と考えられる（図 37）。

胃液や唾液が多い場合の吸引は，体部で U ターンした際に空気を入れながら，粘膜に対し接線方向で吸引すると粘膜にアーチファクトが起きにくい。また，送気過多で空気量が多くなりすぎると，受診者の嘔吐反射を誘発し，Mallory-Weiss syndrome などの裂創を引き起こすことがあるため，注意が必要である（図 38）。

内視鏡検診では多くの場合ダブルチェックが行

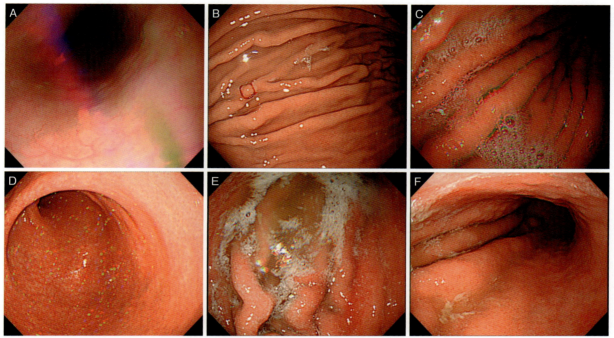

図37　不適切な写真
　　　A：ピントずれ
　　　B：吸引痕
　　　C：ぶれ
　　　D：きり
　　　E：前処置不足
　　　F：空気不足

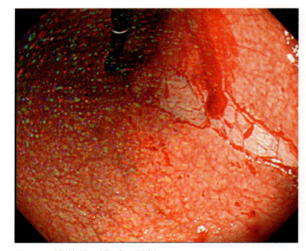

図38　過伸展し過ぎの裂創：Mallory-Weiss syndrome

写真では，ちょうど病変部位に粘液が付着している．十分観察できたと思っても，体部小弯の萎縮領域にある高分化型癌や腺腫はやや見えにくいことがあるため，労を惜しまずに洗浄・吸引し，しっかり撮影しておくことが必要である．

III　見落としやすい部位と対策

前庭部・胃角・体部の後壁は接線方向となり観察が不十分になりやすいことはよく知られている．そのため，体部後壁などではやや空気量を抜いた状態で観察したり，施行医の体をやや右に回転させ，後壁をなるべく正面視できるよう観察したりする方法が取り入れられている．しかし，胃の形態によってはさらに観察困難なこともある．たとえば高度の下垂胃の場合は体部後壁が広範囲で接線方向になってしまう．

症例2（図40）は50歳のやせ型の女性であり，胃下垂傾向が強い．体中部後壁に深達度MPの病変を認めるが，挿入時の空気が少量で蠕動運動のある時が一番正面視しやすい状態であり，空気

われており，読影に不適切な写真を残すと客観的な診断に支障をきたしてしまう．なかには一次検診機関の画像評価を行い，撮影不良の多い内視鏡医に対して講習や指導が実施されているところもある．

次に症例を示す．症例1（図39）は胃体上部小弯の0-IIc病変である．発見2年前の同部位の

7. 上部消化管内視鏡スクリーニングの標準的な撮影部位：画像と撮影のコツ，見落としやすい部位，客観的評価可能な画像とは？

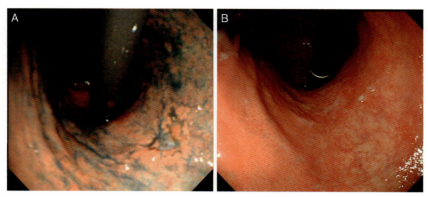

図39 症例1
A：発見時（N260 発見癌）
　　高分化型腺癌，深達度 M。
B：2年前（H260）
　　同部位に粘液の付着を認める。

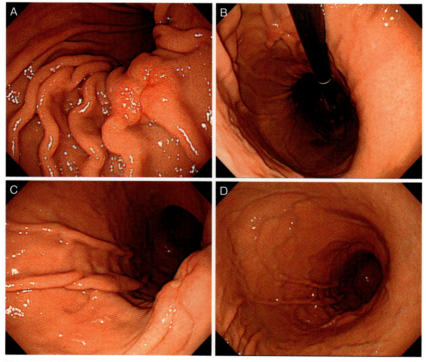

図40 症例2
A：空気量が少なく，蠕動にて正面視される。
B：見上げではスコープの横に描出される。
C, D：空気を入れれば入れるほど接線方向となる。

を入れれば入れるほど接線方向となる。このように隆起成分のある MP 癌であっても認識しづらい場合があり，注意を要する。

また，牛角胃や高齢者で前庭部が変形して胃角大弯が十分に広がらない場合，胃角正面視や前庭部小弯の観察が難しくなることがよくある。この場合の対策としては，空気量が十分入った状態でスコープを押し込むか，それでも見えない場合はやや空気を減らして見下ろしで幽門輪まで丁寧に観察するしかない。

病変を認めた場合，その観察と撮影に気を取られ，他の存在の存在を見落としやすい。高度萎縮や腸上皮化生，肥厚性胃炎などでは胃がんリスクが高く，胃がんは多発傾向があることを理解して一つの病変のみに拘わらず系統的な観察をすることが必要である。すなわち，常に同じ手順で撮影

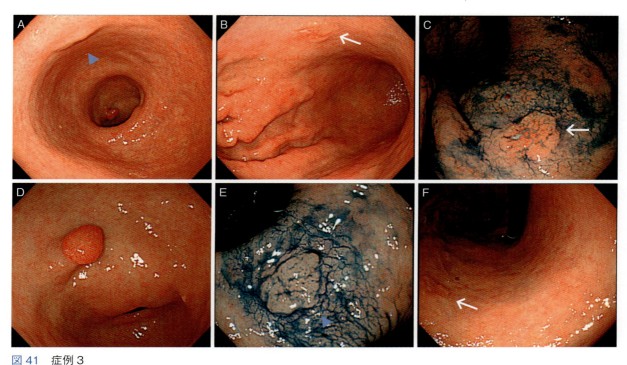

図41 症例3
A～C：発見時
前庭部の過形成性ポリープ，角下小弯の腺腫（矢頭）に加えて毛細血管拡張の肛門側のO-Ⅱc病変（矢印）。
D～F：1年前
ポリープ（D）と腺腫（E：矢頭）については認識しているが，体部前壁の病変（F：矢印）については写真には写っているが施行医は認識していない。

し，自分なりのルーチン撮影を確立し，実践する心がけが必要である。

症例3（図41）は，早期胃癌発見時の写真とその1年前の写真である。1年前の検査医は，前庭部の過形成性ポリープ，角下の腺腫は指摘できているが，体中部前壁のⅡc病変については画面の端に病変部が撮影されているものの検査医は気づいていない。背景粘膜に萎縮があり，過形成性ポリープが存在する場合は，むしろ胃癌リスクが高いことを考慮し，胃全体を積極的にくまなく観察すべきであったろうと思われる。

次の症例4（図42）は体下部前壁の病変が偽陰性となったケースである。体部前壁は送気量が少ないと十分に観察できず，病変があっても見逃してしまう場合がある。体部前壁は後壁に比べ，特に工夫しなくても視野に入るものと思い込みがちだが，その油断が見逃しに繋がる。本症例は，1年前の検査で病変部領域が撮影されておらず，2年前の検査でも空気量不足で病変部が接線となり十分に見えていない。この体下部前壁の大弯寄りの領域は，ある程度送気していても口側の膨らみが足りなければ接線方向になりやすく，注意が必要である。しかし，逆に過送気にするとげっぷや嘔吐反射を誘発する場合がある。対策として，大きく息を吸わせて胃の形を変えて観察を容易にする方法も有用と思われる。

胃癌などの病変が発見され，過去の写真を見直すことになった場合，当該部位がきちんと撮影されているかどうかという問題は極めて重要である。症例5（図43）の場合は，前年度に病変部位が撮影されており，偽陰性の原因や腫瘍の発育進展が検討可能であった。発見時には明らかな隆起型の早期癌であるが，前年度は発赤調粘膜としてしか認識されていなかった。1年間で急速に増大したことが伺える。本症例はHp現感染の症例であり，発赤調粘膜に色素散布あるはIEE観察を行っていれば診断可能であったかもしれない。もし，同部位の撮影が行われていなければ，前年度に観察・撮影不十分であったと烙印されていたであろう。

7. 上部消化管内視鏡スクリーニングの標準的な撮影部位：画像と撮影のコツ，見落としやすい部位，客観的評価可能な画像とは？

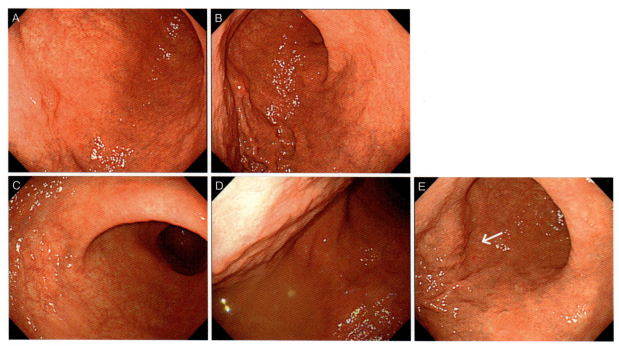

図42 症例4
　　A，B：発見時
　　　　高分化型腺癌，SM浸潤あり．
　　　　A：近接像，B：遠景像
　　C，D：1年前
　　　　同部位の撮影がない．
　　E　：2年前
　　　　空気量がやや不足で病変部が接線となり正面視できていない．

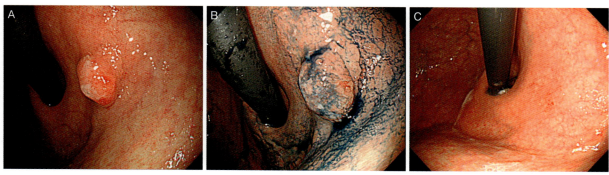

図43 症例5
　　A，B：発見時には明らかな隆起型の早期癌．
　　C：1年前には発赤調粘膜としてしか認識されなかった．

おわりに

　内視鏡スクリーニングを実施する前に，検査医は必ず除菌歴や服薬内容などの問診事項，前回検査時の写真や所見を確認しておくことが必要である．写真を見れば検査時の嘔吐反射の程度や，適切な空気量などがわかるし，潰瘍瘢痕や，粘膜下腫瘍などの良性疾患があっても比較することで無用な生検を避けることができる．前回の検査で嘔吐反射が強く，今回も十分な撮影が困難であると予測可能な場合は，経鼻内視鏡の選択肢を受診者に提示することも考慮できる．
　検査後には必ず自分の撮影した写真を見直し，自省することが肝要である．ダブルチェックのシステムがない環境であっても，一定の頻度で第三

者による画像評価も必要であろう。自分では気づかないような撮影の癖がついている場合があり，客観的評価を受けることが内視鏡医としての技量向上に繋がる。

卒後教育，e-learning などでスクリーニング検査について教育していく体制も確立する必要がある。

（青木利佳，安田　貢）

8 リスク層別化による質の高い内視鏡スクリーニング

―――― 総　論

胃がんは世界全体では4番目に多い悪性疾患である。胃がん罹患率はヨーロッパや北アメリカにおいては低いが，日本・韓国・中国の東アジアと南アメリカにおいては高い状態が続いている。わが国では年間約12万人が罹患しているが，早期発見と早期治療により胃がんの年齢調整死亡率は低下してきている。しかしながら，現在でも死亡者数は，男性では肺に次いで2番目，女性では大腸，肺に次いで3番目に多く，年間約5万人が亡くなっている。また，罹患者数は男性では1番目，女性では乳腺，大腸に次いで3番目に多い。わが国をはじめ，東アジアにおける胃がん対策はまだ重要である。

検診は対策型検診（population-based screening）と任意型検診（opportunistic screening）に分けられる。対策型検診は公的資金を用いて予防対策として行われる医療サービスであり，構成員全員を対象とし，対象集団全体の死亡率を低下させることを目的としている。自治体が実施する地域検診がこれに当たり，限られた資源の中で，利益と不利益のバランスを考慮し，集団にとっての利益を最大化するようにされている。一方，任意型検診は医療機関・検診機関などが任意で提供している医療サービスを個人のレベルで，利益と不利益のバランスを判断し，原則全額自己負担で受けるものである[1]。

胃がん診断には胃X線検査や上部消化管内視鏡検査（内視鏡）の形態学的検査が必要であり，日本においては，長い間胃X線検査による胃がん検診が行われてきた。最近では，内視鏡の普及に伴い，任意型検診のみならず一部の対策型検診においても内視鏡によるスクリーニングが行われてきた。そして，Hamashima ら[2]は，鳥取県と新潟市における対策型検診受診者を対象に症例対照研究を行い，内視鏡検診による死亡率が低下することを示した。また，韓国では，すでに2000年から National Cancer Screening Program の中

で胃X線検査に加え内視鏡も導入され，内視鏡検診による死亡率低下がホームページで公表されている。これらの結果より，有効性評価に基づく胃がん検診ガイドライン2014年版（国立がん研究センター　がん予防・検診研究センター）（齋藤班）[3]で胃がん検診の方法として胃X線検査とともに内視鏡も推奨され，「がん予防重点健康教育及びがん検診実施のための指針」（厚生労働省健康局長通知：平成28年2月4日一部改正）で自治体での胃がん検診で従来の胃X線検査に加え，内視鏡も認められた。2016年度から内視鏡検診を導入した自治体もあるが，多くの自治体においては早い時期での導入を目指しているものの，医師やキャパシティ不足，精度管理体制の問題などで具体的な実施時期が未定である。また，任意型検診である人間ドックにおいても内視鏡の需要はさらに増えると予想され，内視鏡スクリーニングの充実が求められる。

今後，胃がん検診の主体は内視鏡になると考えられるが，果たして対象全員に内視鏡を実施することは可能であろうか。胃がんリスクのある対象には精度の良好な画像検査に行い，リスクの低い人には定期検査を勧奨しない体制を構築することにより，効率の良い胃がんスクリーニングシステムとすることができよう。

1983年に Warren と Marshall[4]によって発見された H.pylori は，その後の多数の研究で消化性潰瘍のみならず，胃がん発生との強い関連が示され，世界保健機関（WHO）の下部機関である International Agency for Research on Cancer は1994年に「H.pylori は胃がんの 'definite carcinogen'」とコメントし[5]，2014年には「H.pylori 除菌による胃がん対策」を提言している[6]。また，H.pylori 感染者の中で進展した胃粘膜萎縮や高度の胃粘膜炎症は胃がん発生リスクが高いことが明らかになっている。

H.pylori 陰性胃がんとしては，粘膜下腫瘍様で

粘膜表面の変化に乏しく毛細血管の拡張所見を示すことが多い胃底腺型胃がんや褪色調粘膜を呈し，組織型は印環細胞がんである0-Ⅱb・0-Ⅱc，食道胃接合部がんが知られている。また，*H.pylori*感染率の低下などに伴い食道胃逆流症が増加し，Barrett食道腺がんの増加が危惧されている。

　食道がん（扁平上皮がん）については喫煙とアルコールがリスクファクターであることはよく知られている。アルコールは体内ではアセトアルデヒドとなり，アセトアルデヒド脱水素酵素2（ALDH2）で酢酸に分解される。アセトアルデヒドは世界保健機関（WHO）で食道がんの発がん物質と認定されているが，ALDH2低活性の人ではアセトアルデヒドが蓄積され，食道がんリスクが高くなる[7]。すなわち，少量のアルコールでも赤ら顔になる'フラッシャー'や，若いころはアルコールに弱かったが鍛えて強くなった人は食道がんリスクが高い。食道がん（扁平上皮がん）のハイリスクは咽頭がん・喉頭がんのハイリスクでもあることは言うまでもない。

　各種がんの発生機序を理解し，リスクを把握したうえで精度の良い内視鏡を行うことにより，効率的なスクリーニング検査とすることができると考えられる。

文　献

1) 深尾　彰，濱島ちさと，渋谷大助，他：有効性評価に基づく胃がん検診ガイドライン（普及版）．癌と化学療法 33：1183-1197，2006
2) Hamashima C, Ogoshi K, Okamoto M, et al：A Community-based, case-control study evaluating mortality reduction from gastric cancer by endoscopic screening in Japan. LoS One 8：e79088, 2013
3) 国立がん研究センター がん予防・検診センター：有効性評価に基づく胃がん検診ガイドライン2014年度版，2015　http：//canscreen.ncc.go.jp/guideline/igan.html
4) Warren JR and Marshall BJ：Unidentified curved bacilli on gastric epithelium in active gastritis. Lancet 321：1273-1275, 1983
5) WHO：Schistosomes, liver flukes and Helicobacter pylori：IARC working group on the evaluation of carcinogenic risks to humans. IARC Monographs on the Evaluation of Carcinogenetic Risks to Humans 61：218-220, 1994
6) IARC *Helicobacter pylori* Working Group（2014）：*Helicobacter pylori* Eradication as a Strategy for preventing gastric Cancer. Lyon, France：International Agency for Research on Cancer（IARC Working Group Reports, No. 8）. http：//www.iarc.fr/en/publications/pdfsonline/wrk/wrk8/index.php
7) Yang SJ, Yokoyama A, Yokoyama T, et al：Relationship between genetic of ALDH2 and esophageal cancer risk；a meta-analysis. World J Gastroenterol 16：4210-4220, 2010

（井上和彦）

8 リスク層別化による質の高い内視鏡スクリーニング

1) 咽喉頭，食道のハイリスク

はじめに

上部消化管内視鏡検査，いわゆる「胃カメラ」は，上部消化管の専門医のみならず，一線病院勤務医や開業医により広く行われている検査である。本稿では，胃カメラにおいて胃だけではなく，咽喉頭，食道にも気を使ってほしいとの思いもこめ，早期癌のスクリーニング法について概説する。

I　食道癌の内視鏡スクリーニング

1. 内視鏡通常観察の基本

早期食道扁平上皮癌を拾いあげるにあたり重要な粘膜面の所見は，かすかな発赤，細血管の乱れ，消失，わずかな凹凸，光沢の消失，白濁などであり，特に重要なのは発赤所見である。白色Ⅱa以外，つまり早期食道癌病変の9割以上は何らかの発赤所見を呈する。発赤所見が捉えられた場合，鑑別の対象となるのは逆流性食道炎や異所性胃粘膜くらいであり，診断に苦慮することはあまりない。比較的広い0-Ⅱb病変の場合，発赤所見がかえってわかりづらいこともままあるが，この場合，境界部分における細血管の途絶が重要な所見となる。通常観察にて所見を捉えた場合，もしくはハイリスクグループに対してはヨード染色を行うことが望ましい。

2. ハイリスクグループに対する内視鏡的ヨード染色

早期食道癌スクリーニングに際しては，ハイリスクグループを設定しておき，合致する症例にヨード染色を行うのが効率的と考えられる。正常食道扁平上皮がヨード散布にて茶褐色に染色されるのは，蓄えられているグリコーゲンがヨウ素に対して化学反応を起こすからである。つまり，グリコーゲンを作っている正常な上皮成分が薄くな

れば，ヨードへの染色性は弱く淡染帯となり，上皮が欠損，もしくは異常な細胞に置き換わってしまえば完全なヨード不染帯として認識されることになる。すでに数世代前の診断法であるが，最新の診断法が開発された現在においても，早期食道癌のスクリーニングにおいては，いまだに最も有用な所見が得られる方法である。

ハイリスクグループとして，最も頻度の高いのは頭頸部癌症例であり，食道癌の合併率は5～7%[1,2]，また，最近の報告では10数％であると報告されている。アルコール多飲者もハイリスクグループとしてコンセンサスが得られており，アルコール依存症入院患者を対象としたヨード染色内視鏡スクリーニングでの食道癌発見率は3.3%であったと報告されている[3]。

まとめると，頭頸部癌の合併既往例，また，問診でフラッシャーの常習飲酒者，大量飲酒喫煙者であることがわかっている被験者はハイリスクグループと設定し，事前の説明のうえヨード染色を行うことが望ましい。

3. ヨード不染帯の鑑別

腫瘍性病変（上皮内腫瘍）の場合，ヨード染色にて多くは地図状，もしくは多角形の境界のはっきりとした不染を呈する。現在の食道癌取扱い規約によれば，食道の上皮内腫瘍は上皮内癌と，intraepithelial neoplasia（上皮内腫瘍）の二つに大別される[4]。病変のヨード染色性で考えた場合，異型細胞が上皮の下層にとどまる場合は上皮内のグリコーゲンがある程度保たれているわけであり，ヨード不染帯と言っても黄白色調の色調が残ることになるが，上皮のほぼ全層が異型細胞で置換された場合は，完全な不染となり，ヨード散布直後はヨード自体の色が残っているものの，数分後には本来の病変の色調であるピンク色を呈するようになる。この現象はpink color signと呼ばれている[5]。癌の多くはpink color sign陽性の

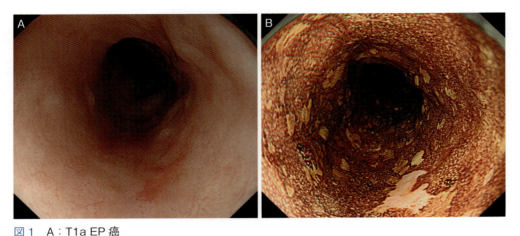

図1 A：T1a EP 癌
　　　白色光通常観察。かすかな発赤病変として認められる。
　　B：ヨード染色約3分後
　　　Pink color sign 陽性として認められる。周囲には pink color sign 陰性の微小不染が散在している。

ヨード不染帯として認識されるが，intraepithelial neoplasia にとどまっている場合は，pink color sign 陰性であることが多い。ヨード不染帯が散在しているような，いわゆるまだら食道の場合，pink color sign 陽性か否かを治療対象の判定基準とすることが効率的である（図1A，B）。

4. Narrow Band Imaging（NBI）を用いた内視鏡スクリーニング

前述の内視鏡的ヨード染色は，食道癌スクリーニングにおいて極めて有用な手法であるが，ヨード液の刺激性のために，被検者に胸焼けなどの苦痛を与え，ひいては継続的な受診を妨げる原因にもなり得るために，全てのスクリーニングに適用されるべきものではないと考えられる。最近，画像強調内視鏡として，Narrow Band Imaging（NBI）が広く用いられるようになってきており，食道扁平上皮癌スクリーニングにおいては，Muto らは食道癌 EMR 後経過観察症例 320 例を通常光観察先行例と NBI 観察先行例の二群に分けた多施設前向き研究を行い，食道癌異時性多発病変の発見数が，通常光観察では 57 病変であったのに対し，NBI 観察では 101 病変と，有意に感度が高かったことを報告している[6]。

早期食道扁平上皮癌は NBI 上，brownish area として認識される。これは，病巣内における乳頭内血管ループ（IPCL）の不整拡張所見と合わせ，血管間の間質の色調変化（background coloration：BGC）が加わったためと考えられている（図2A～C）[7]。なお，新たな画像強調法として Blue Laser Imaging（BLI）が開発されたが，これも NBI と同等の有用性を有すると思われる。Linked Color Imaging（LCI）も並行して開発され，これは腫瘍本来の赤色を強調し，より感覚的にわかりやすいものであり，今後の研究成果が期待される。

NBI 観察はボタン操作一つで簡単に切り替えられるため，設備を有する施設においては中高年男性のスクリーニングは全例 NBI 食道観察を行うことが望ましい。ただし，まだら食道に対しては NBI 所見はわかりにくいことが多く[7]，前述のハイリスクグループに対しては，やはり積極的に内視鏡的ヨード染色を行うべきと考える。

5. 生検すべき所見

早期食道癌を積極的に疑う所見，すなわちヨード染色にて pink color sign 陽性となるヨード不染帯，NBI にて background coloration を伴う brownish area に対しては，癌の確診を得るために生検を行う。また，白色光通常観察しか行えない場合は，境界明瞭な発赤域に対して生検を考慮する。平坦な病変であれば，最も癌が疑わしい部位を狙撃生検するが，凹凸を伴う明らかな癌の場合は，その後の深達度診断の妨げにならないよう平坦部分からの生検が望ましい。いずれにしろ生検時の写真を撮影するようにする。

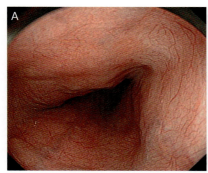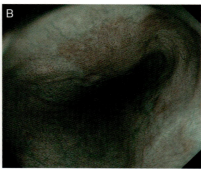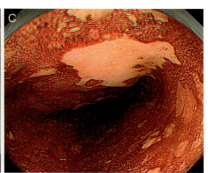

図2　A：T1a EP癌
　　　　白色光通常観察ではほとんど病変を認識できない。
　　　B：Narrow Band Imaging にて brownish area として認識される。
　　　C：ヨード染色にて明瞭な不染帯として認識される。

II　咽喉頭癌の内視鏡スクリーニング

近年の内視鏡診断技術の発達により，早期咽喉頭癌が多数発見されるようになり，ESDやELPSなどの低侵襲治療でも良好な予後が望めるようになった[8〜11]。しかし，咽喉頭領域の詳細な観察は，時間がかかり，被験者の苦痛も伴うため，効率的なスクリーニングのためには，リスク群，およびハイリスク群を絞って早期癌発見に努めるのが望ましい。

1．リスク群

早期咽喉頭癌症例多数例の患者背景から，55歳以上の男性をリスク群と設定することができ[9, 10]，以下の観察法を推奨する。

咽頭反射は同領域の観察の大きな妨げになるために，あらかじめキシロカインビスカスでの咽頭麻酔を十分に行い，できるだけキシロカインスプレーも追加する。スプレー噴霧時には，「あー」と声を出してもらうと効果的である。観察時の体位は，左側臥位のまま，顔を前に出し，顎を前に突き出す，いわゆる匂いを嗅ぐ姿勢を取ってもらうと，舌根と口蓋弓の間が少し展開して，舌根や咽頭壁との接触が回避でき，観察がしやすくなる。

内視鏡挿入時から，NBIにて咽喉頭観察を行う。まず，中咽頭後壁から，下咽頭後壁を観察する（図3A，B）。この時点で口腔内の唾液が観察の妨げになることが多いので，可及的に吸引を行う。口腔内の唾液は粘調性が高く，比較的吸引しやすい。適宜，内視鏡の送水ボタン機能を使ってこまめに洗浄を行う。鉗子口からの送水は誤嚥を引き起こすため行わない。次に，梨状陥凹から喉頭にかけての観察を行う。左の梨状陥凹は，重力の関係でぺったりと閉じて見えることが多いので，まず右から観察を行う。同様に可及的に唾液を吸引して，できるだけ食道入口部近くまで観察する（図3C）。喉頭観察については，声門上のみならず，できるだけ声門下領域まで観察（遠くから）するようにする（図3D）。最後に左梨状陥凹をスコープで押し広げながら観察し（図3E），食道へと挿入する。咽喉頭の観察は必然的に近接での観察となるため，適宜，弱拡大を併用する。

早期咽喉頭癌の多くが血管増生を伴うことより，毛細血管（乳頭内血管ループ）の拡張，増生，境界明瞭な茶色調領域（Brownish area），周囲血管の途絶所見に留意する（図4A，B）。また，びらんの上に乗った白苔も重要所見である。

2．ハイリスク群

食道扁平上皮癌の合併既往例，また，問診でフラッシャーの常習飲酒者，大量飲酒喫煙者であることがわかっている被験者はハイリスク群と設定するべきである。このようなハイリスク群に対しては，上記の咽喉頭観察に加え，下記の観察を加えることを推奨する。

咽頭後壁の観察前に，硬口蓋から軟口蓋の観察を行い（図5A），さらに両側口蓋弓，扁桃，口蓋垂（図5B〜D）の観察を行う。口蓋垂は，先端までしっかりと観察する。重力により口蓋垂が左に倒れこんで口蓋弓の観察の妨げになる場合は，スコープでこれを押し広げる。

1）咽喉頭，食道のハイリスク

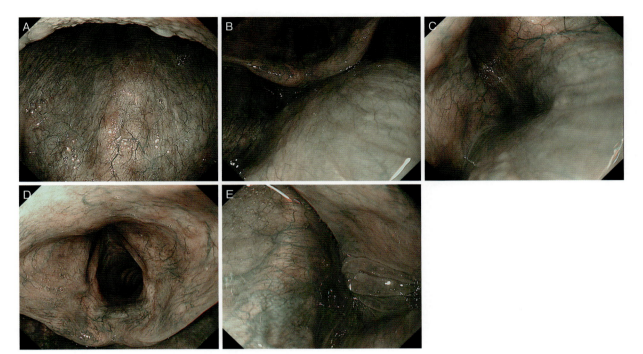

図3　A：中咽頭後壁
　　　B：下咽頭後壁
　　　C：右梨状陥凹
　　　D：喉頭
　　　E：左梨状陥凹

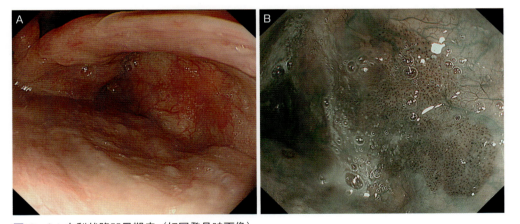

図4　A：右梨状陥凹早期癌（初回発見時画像）
　　　　白色光通常観察ではかすかな発赤域として認識できる。また，周囲血管の途絶も確認できる。
　　　B：Narrow Band Imaging（弱拡大併用）にて明瞭なbrownish areaとして認識される。

次に，喉頭蓋の裏側にスコープを進ませ，喉頭蓋舌面を観察する（図5E）。この部位は，見ようとする意図がなければ，絶対に見えない部位であるが，癌の好発部位でもある。スコープで喉頭蓋を押し下げ，喉頭蓋谷まで観察するようにする。また，接線方向になるため観察困難であるが，できるだけ，舌根部の観察も行うようにする。舌根部の十分な観察が必要と判断される症例には，経鼻内視鏡で反転観察を行う必要がある。さらに輪状後部および輪状後部に接する下咽頭後壁の観察を行う。この領域は最も観察しづらい部位であるが，呼吸や反射による変動を利用したり，あるいは被験者に声を出してもらったり，「うっ」と息をつまらせてもらう（Valsalva法）と視野がいくらか広がる。経鼻内視鏡を用い，口を閉じてValsalva法を実施する，あるいは経口挿入であって

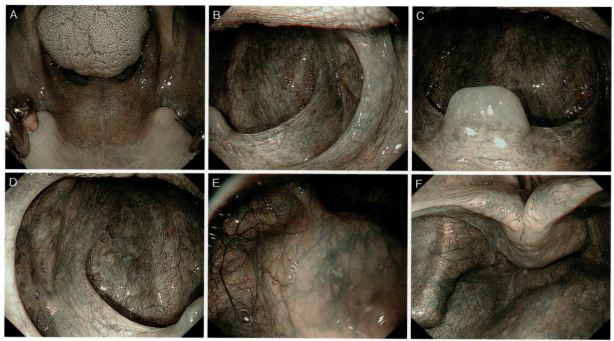

図5　A：硬口蓋〜軟口蓋
　　　B：右口蓋弓
　　　C：口蓋垂
　　　D：左口蓋弓
　　　E：喉頭蓋舌面〜喉頭蓋谷
　　　F：輪状後部〜下咽頭後壁（バルサマウス®使用）

も，Valsalva法用のマウスピース（バルサマウス®）を用いるとさらに良好な視野が得られることもある（図5F）。

3. 生検すべき所見

　明らかな表面不整粘膜やNBIにてbrownish areaとして認められる病変に対しては生検を考慮する。咽喉頭領域の生検後出血は誤嚥，窒息のリスクを伴うので必ず止血を確認する。できるだけ一回の生検で終わらせるよう慎重な狙撃生検が望ましいが，この領域の生検は容易ではなく，専門施設（早期咽喉頭癌の内視鏡治療を行っている施設）に精査と生検を依頼する選択もある。

おわりに

　食道癌の外科手術は消化管癌の中でも最も侵襲の高いものであり，内視鏡治療可能な段階で癌を発見する意義は大きい。またそれ以上に，咽喉頭癌の外科手術は基本的に喉頭全摘となりQOLが著しく損なわれるため，早期癌を発見することによる恩恵は多大である。決して頻度の高い疾患ではないが，この領域の精密な観察に努力を惜しむべきではないと考える。

文献

1) Shaha AR, Hoover EL, Krespi YP, et al：Synchronicity, multicentricity, and metachronicity of head and neck cancer. Head Neck Surg 10：225-228, 1988
2) Shiozaki H, Tahara H, Imamoto H, et al：Endoscopic screening of early esophageal cancer with the lugol dye method in patients with head and neck cancers. Cancer 66：2068-2071, 1990
3) Yokoyama A, Ohmori T, Makuuchi H, et al：Successful screening for early esophageal cancer in alcoholics using endoscopy and mucosal iodine staining. Cancer 76：928-934, 1995
4) 日本食道疾患研究会編：食道癌取扱い規約第11版. 金原出版，東京，2015
5) Shimizu Y, Omori T, Yokoyama A, et al：Endoscopic diagnosis of early squamous neoplasia of the esophagus with iodine staining：high-grade intra-epithelial neoplasia turns pink within a few minutes. J Gastroenterol Hepatol 23：546-550, 2008

1）咽喉頭，食道のハイリスク

6) Muto M, Tajiri H, Saito D, et al：Early detection of superficial squamous cell carcinoma in the head and neck region and esophagus by narrow band imaging：a multicenter randomized controlled trial. J Clin Oncol 28：1566-1572, 2010

7) Takahashi M, Shimizu Y, Kato M, et al：Endoscopic diagnosis of early neoplasia of the esophagus with narrow band imaging：correlations among background coloration and iodine staining findings. J Gastroenterol Hepatol 24：762-768, 2014

8) Shimizu Y, Yamamoto J, Kato M, et al：Endoscopic submucosal dissection for treatment of early stage hypopharyngeal carcinoma. Gastrointest Endosc 64：255-259, 2006

9) Iizuka T, Kikuchi D, Hoteya S, et al：Endoscopic submucosal dissection for treatment of mesopharyngeal or hypopharyngeal carcinomas. Endoscopy 41：113-117, 2009

10) Muto M, Satake H, Yano T, et al：Long-term outcome of transoral organ-preserving pharyngeal endoscopic resection for superficial pharyngeal cancer. Gastrointest Endosc 74：477-484, 2011

11) Shimizu Y, Yoshida T, Kato M, et al：Long-term outcome after endoscopic resection in patients with hypopharyngeal carcinoma invading the sub-epithelium：a case series. Endoscopy 41：374-376, 2009

（清水勇一）

リスク層別化による質の高い内視鏡スクリーニング

8 リスク層別化による質の高い内視鏡スクリーニング

― 2) 接合部のハイリスク

はじめに

　食道胃接合部には，*H.pylori* 感染による胃炎を背景に胃側に主座がある癌と食道胃逆流症に伴う食道炎を背景に食道に主座がある癌が発生する。特に逆流に伴う食道胃接合部癌の罹患率は欧米に比べて，本邦では急激な増加はないものの *H.pylori* 感染率の低下やそれに伴う食道胃逆流症の増加に伴い，今後この接合部領域の癌が増加することが予想されるためリスク因子を十分理解したうえで，内視鏡スクリーニング検査を行うことが重要である。本稿では，Barrett 食道癌を含む食道胃接合部癌のリスク因子，スクリーニング内視鏡検査時の注意点，検査時に重要な食道胃接合部の定義について述べる。

I　食道胃接合部癌（特に Barrett 食道癌）のリスク因子（表 1）

　食道胃接合部領域の癌，特に Barrett 食道癌の最も重要なリスク因子は食道胃逆流症であり，男性・白色人種・高齢・肥満・高脂肪食・喫煙さらに *H.pylori* 未感染なども関連が指摘されている。特に若年から中年の比較的早期にリスク因子に曝露することが最も重要とされることより，胃酸・胆汁酸などの逆流や高脂肪食摂取による肥満が強く影響していると考える。

表 1　Barrett 食道癌のリスク因子

1. 男性，白人，高齢
2. 肥満，高脂肪食
3. *H.pylori* 未感染，*H.pylori* 除菌
4. 逆流性食道炎，GERD（胃酸・胆汁酸逆流）
5. 喫煙

1. 性別・人種・年齢

　Barrett 食道は男性に多い傾向にあるが，Barrett 食道癌ではさらに男性の比率は増加し，内臓脂肪型肥満（男性型肥満）が関連している可能性がある。

　人種差もリスク因子とされ，白人男性はヒスパニック系男性の約 2 倍，黒人・アジア系男性と比べると約 4 倍の罹患率とされている[1]。

　年齢も重要であり Barrett 食道癌は，年齢が 5 歳増えるごとに危険率は約 6％増加すると報告され，Barrett 食道においても 20 歳代と 60 歳代での発生頻度は約 15 倍と多い。

2. 肥満

　肥満と Barrett 食道癌との関連はよく知られた事実であるが，腹囲の増大と内臓脂肪の増加が特に重要な因子とされている。肥満による腹圧上昇により胃酸の食道への逆流が増加することがその原因とされている。また内臓脂肪の蓄積により脂肪細胞より分泌される炎症惹起性アディポカインが Barrett 食道癌の発生に関連があるとも言われている[2]。本邦においては男性において依然肥満は増加している傾向にあり，今後本邦でも男性かつ肥満において食道胃接合部癌増加の可能性はある。

3. 喫煙

　喫煙に関しては Barrett 食道癌発生に因果関係を認める。

4. *H.pylori* 感染

　H.pylori 感染率低下は Barrett 食道癌発生とは反比例するとされている。*H.pylori* 感染は，癌の発生母地である Barrett 食道のリスクを上げ，本邦においても 1cm 以上の Barrett 食道においては有意に *H.pylori* 感染率が低い傾向にあり，欧米同様に逆相関の可能性があるとされる。

5. 逆流性食道炎，GERD

逆流性食道炎やそれに伴う GERD は Barrett 食道の発症に強く相関しており，同時に Barrett 食道癌の強いリスク因子である。実際に欧米では，1950 年代より逆流性食道炎が増加し，1980 年代より Barrett 食道さらには 1990 年代より Barrett 食道癌が急増しており，本邦でも 1980 年代より逆流性食道炎が増加していることを考えると，2020 年代頃より Barrett 食道癌が増加することは否定できない。よって逆流性食道炎や GERD を有する患者には PPI（Proton pump inhibitor）の積極的な投与により，Barrett 食道しいては Barrett 食道癌の抑制をする必要がある。

6. 高脂肪食

食肉を中心とする高脂肪食，特に飽和脂肪酸の摂取が Barrett 食道の発症と関連する。脂肪中の糖化最終産物である Nε -lysine が強く相関する。一方，野菜や果物は，その抗酸化作用により Barrett 食道癌の罹患率を下げるとされている。

Ⅱ　スクリーニング内視鏡検査での注意点（表 2）

1. 深吸気での観察

食道胃接合部は，内腔が狭いため深吸気による同部を開大させる必要があり，それにより良好な視野確保が可能である（図 1A，B）。また食道裂孔ヘルニアを有する症例では，反転操作による観察が有効であり，これにより接合部が十分伸展し観察が容易となる（図 2）。

2. 右壁の発赤所見

これまでの報告では，食道胃接合部癌の存在部位は非対称であり，その多くの 75% 以上が 0 時から 6 時方向に存在し，圧倒的に右壁側に多い[3,4]。本邦 5 施設の data を review してみると，227 病変のうちその多くの 180 病変（79.3%）が右壁側に存在することがわかる（図 3）[5〜9]。組織型も多くは分化型癌とされているため[10]，同じ円柱上皮である胃癌の内視鏡診断学が役に立ち，血管網の低下や消失，わずかな凹凸所見に注意を払う必要があるが，何よりも粘膜の発赤調変化を見落とさないことがポイントである（図 4）。

表 2　スクリーニング検査時の注意点

1．十分な深吸気での観察
2．右壁での発赤所見
3．色素・酢酸散布
4．NBI 観察
5．専門施設への紹介

3. インジゴカルミン・酢酸散布

インジゴカルミン散布により病変のわずかな凹凸が認識され，発見に有用であるが胃と同様，散布前に十分粘液等を除去することが必要である。また酢酸散布により表面構造が明瞭に視認可能となる。病変部ははじめ白色化するが，早期に発赤する領域に変化するため，病変の拾い上げに有用である（図 5）。

4. NBI 観察

NBI 非拡大観察では，病変部は周囲に比べ茶褐色領域として描出されことが多く，スクリーニングとして有効なことが多い。さらに拡大観察を行うと粘膜表面の微細構造や微小血管の異常所見や周囲粘膜との demarcation line が存在することにより，質的診断が可能で不用意な生検を減らすことができる（図 6）。

5. 専門施設への紹介

食道胃接合部領域は，時に炎症等の影響により正確な内視鏡診断あるいは病理診断が困難な場合がある。よって上記の 1，2 により診断に迷う場合は，さらなる精密検査のために専門施設へ積極的に紹介することもスクリーニング検査においては重要である。

Ⅲ　食道胃接合部の定義

1. 病理組織学的定義

「食道癌取り扱い規約　第 11 版」[11] では食道胃接合部（esophagogastric junction：EGJ）は病理組織学的に食道と胃の筋層境界と定義されており，胃噴門部筋層には斜走筋が存在するが，下部食道括約筋には存在せず，この斜走筋の上縁が理論上 EGJ の境界であるが，組織切片上であってもこの同定は現実的に難しい。したがって，病理組織学的には食道粘膜であることの指標として，

8. リスク層別化による質の高い内視鏡スクリーニング

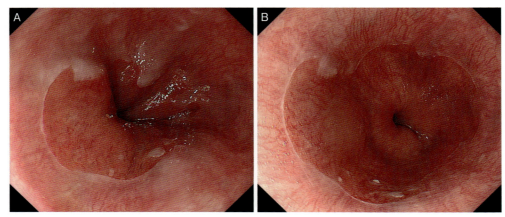

図1 A：通常時での食道胃接合部
　　　柵状血管は左壁にのみ認める。
　　B：深吸気での食道胃接合部
　　　接合部は開大し，全周性に柵状血管が観察される。

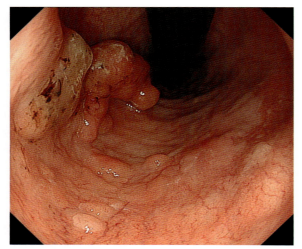

図2　反転操作での食道胃接合部
　　　十分伸展し，詳細に観察可能である。

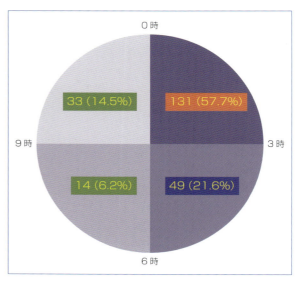

図3　食道胃接合部癌の存在部位（n = 227）

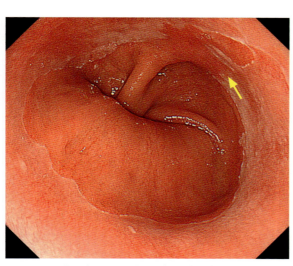

図4　SCJ 肛門側前壁・右壁（矢印部分）に周囲粘膜
　　　に比べ発赤調を呈する領域を認める。

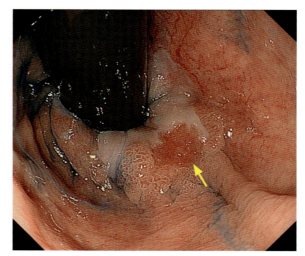

図5　酢酸散布後
　　　周囲粘膜に比べ明瞭に発赤調を呈する陥凹（矢印部分）を認める。

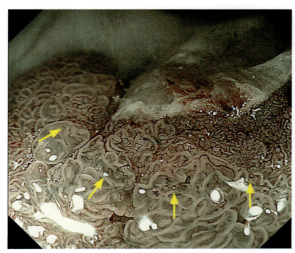

図6 NBI 拡大観察
矢印に明瞭な demarcation line が確認され，微細表面構造と微小血管の不整を認め癌と診断できる。

食道に固有の組織学的所見である，（1）固有食道腺とその導管，（2）扁平上皮島，（3）粘膜筋板の二重化，（4）柵状血管（食道下端粘膜固有層の短径 $100\mu m$ 以上の血管）の4つの所見としている。しかし，食道腺や扁平上皮島は切除標本において全例認めるわけではなく，その出現率は決して高いものではない。また新生筋板による粘膜筋板二重化もさまざまな炎症により発生し，胃粘膜にも生ずる場合がある。柵状血管に関しても内視鏡切除時の長時間の熱凝固変化により血管径の拡張をきたすこともある。以上より，この病理学的4徴所見により食道であることの同定はある程度可能であるが，全症例における確実な EGJ の決定は困難である。

2. 内視鏡的定義

日本胃癌学会と日本食道学会との合同ワーキンググループでの EGJ 定義の検討[12]により，内視鏡による診断を他の診断より優先するとし，内視鏡診断では「食道下部柵状血管の下端をもって，食道胃接合部とする。柵状血管が判定できない場合は，胃の縦走ひだの口側終末部をその部位とする」と定義されている。しかし食道胃接合部は下部食道括約筋の収縮のため，通常時の観察では柵状血管が十分に観察されないことが多く，深吸気による縦郭の陰圧化が必要である。一方，欧米では胃縦走ひだの口側終末部が EGJ 同定の指標で

あり，基本的に柵状血管下端は用いられていない[13]。炎症のため，柵状血管は認識できない場合があることが大きな要因としているが，鎮静下での内視鏡検査を行う欧米では，深吸気が不可能のため，柵状血管を十分に観察してない状況もその要因と考える。しかし，胃縦走ひだは送気により消失すること，高度の胃粘膜萎縮では胃粘膜ひだは不明瞭となること等が本邦では柵状血管による EGJ 同定が適している根拠である。

さらに，欧米と本邦との Barrett 食道の違いも EGJ の同定基準の違いに影響しているものと考える。すなわち本邦では長さ 1cm 未満の短い Ultra SSBE（short segment Barrett esophagus）が多く，欧米では LSBE（long segment Barrett esophagus）や長さ 1cm 以上の SSBE がその多くを占めている。Ultra SSBE では十分に下部食道内腔が広がらなければ胃の縦走ひだ口側は容易に SCJ（squamo-columnar junction）に接し EGJ＝SCJ となり，Barrett 食道とは診断できない。LSBE では深吸気による柵状血管を確認しなくとも，あるいは十分な送気なくとも胃縦走ひだ口側端で容易に Barrett 食道と診断できる。この Barrett 食道の相違が双方の EGJ 同定基準の違いの一因と思われる。

3. 食道胃接合部癌の定義

腫瘍の中心が EGJ に存在する腺癌が食道胃接合部癌であり，主に2つの分類が用いられている。本邦では，「食道癌取り扱い規約 第11版」[11]において西分類に従い，"病理組織型にかかわらず，EGJ の上下 2cm 以内に癌腫の中心があるもの" と定義されている。一方，欧米では Siewert 分類が主に用いられ，"EGJ の上下 5cm に腫瘍の中心があるもの" と定義されており，この中で EGJ から食道側 1cm・胃側 2cm 以内に存在するものを Siewert Type Ⅱ とし，狭義の食道胃接合部癌としている[14]。よって食道胃接合部癌には胃噴門部癌，Barrett 食道癌を含む食道腺癌が含まれるが，両者を明確に区別するための腺癌自体の特徴は未だ見出されていない。そのため，この領域の腺癌発生母地に関しては癌周囲の非腫瘍性粘膜の所見である EGJ と腫瘍中心の位置関係から推定することが現在の状況である。

文　献

1) Kubo A and Corley DA：Marked multi-ethnic variation of esophageal and gastric cardia carcinomas within the United States. Am J Gastroenterol 99：582-588, 2004

2) Anderson LA, Watson RG, Murphy SJ, et al：Risk factors for Barrett's oesophagus and oesophageal adenocarcinoma：results from the FINBAR study. World J Gastroenterol 13：1585-1594, 2007

3) Moriyama N, Amano Y, Okita K, et al：Localization of early-stage dysplastic Barrett's lesions in patients with short-segment Barrett's esophagus. Am J Gastroenterol 101：2666-2667, 2006

4) Kinoshita Y, Furuta K, Adachi K, et al：Asymmetrical circumferential distribution of esophagogastric junctional lesiions：anatomical and physiological considerations. J Gastroenterol 44：812-818, 2009

5) 大倉康男, 守永広征, 五十嵐誠治, 他：食道胃接合部腺癌の病理学的特徴 - 早期癌を胃上部と比較して. 胃と腸 44：1095-1103, 2009

6) 高林広明, 長南明道, 三島利之, 他：食道胃接合部腺癌の通常内視鏡診断 - 通常内視鏡の立場から：臨床病理学的事項に基づいて. 胃と腸 44：1145-1154, 2009

7) 高橋亜紀子, 小山恒男, 友利彰寿：食道胃接合部腺癌のNBI拡大観察による診断. 胃と腸 44：1164-1174, 2009

8) Oda I, Abe S, Kusano C, et al：Correlation between endoscopic macroscopic type and invasion depth for early esophagogastric junction adenocarcinomas. Gastric Cancer 14：22-27, 2011

9) Omae M, Fujisaki J, Horiuchi Y, et al：Safety, efficacy, and long-term outcomes for endoscopic submucosal dissection of early esophagogastric junction cancer. Gastric Cancer 16：147-154, 2013

10) 郷田憲一, 小田一郎, 大前雅実, 他：Barrett食道表在癌の内視鏡診断―多施設アンケート調査―. Gastroenterol Endosc 55：919, 2013

11) 日本食道学会編：食道癌取り扱い規約, 第11版. 金原出版, 東京, 2015

12) 大倉康男：食道胃接合部の新しい定義. 外科 77：377-382, 2015

13) Sharma P, Dent J, Armstrong D, et al：The development and validation of an endoscopic grading system for Barrett's esophagus：the Prague C & M criteria. Gastroenterology 131：1392-1399, 2006

14) Siewert JR and Stein HJ：Carcinoma of the cardia：Carcinoma of the gastroesophageal junction classification, pathology and extent of resection. Dis Esophagus 9：173-182, 1996

（竹内　学）

8 リスク層別化による質の高い内視鏡スクリーニング

―― 3) 胃のハイリスク　①血清

I　胃がんリスクファクター

1983年にWarrenとMarshall[1]によって発見されたH.pyloriは，その後の多数の研究で消化性潰瘍のみならず，胃がん発生との強い関連が示された。1991年に複数の疫学的研究が報告され，1994年には世界保健機関の下部機関であるInternational Agency for Research on Cancerは「H.pyloriは胃がんの'definite carcinogen'」とコメントした[2]。その後，スナネズミによる動物実験でH.pylori感染による胃がん発生が証明された[3]。さらに，Uemuraら[4]はH.pylori感染診断を厳密に行った病院受診患者を対象に内視鏡経過観察によるコホート研究を行い，H.pylori感染者からは0.5％/年の頻度で胃がんが発生したが，H.pylori未感染者からは胃がんは1例も認められなかったと報告した。そして，H.pylori感染は分化型胃がんのみならず未分化型胃がんの発生にも強く関与していることを示した。Matsuoら[5]は3,161例の胃がん症例を対象として，血清H.pylori抗体陰性，病理組織学的検査でH.pylori陰性，activity・inflammationともに正常，内視鏡で胃粘膜萎縮なし，[13]C-尿素呼気試験または迅速ウレアーゼ試験が陰性のすべてを満たすものをH.pylori陰性と定義したところ，H.pylori陰性胃がんは21例（0.66％：95％ C.I.：0.41 ～ 1.01 ％）であったことを示し，H.pylori未感染者からの胃がん発生は非常に稀であることを報告した。

胃がん発生の危険因子として古くから塩分摂取と喫煙が知られている。Shikataら[6]はコホート研究でH.pylori感染に喫煙が加わると胃がん発生リスクがさらに高くなることを示し，Tsuganeら[7]は横断研究で尿中ナトリウム排泄量と胃がん死亡率が正の相関をしていることを示した。ただし，スナネズミの動物実験ではH.pylori感染状態では塩分量が多いグループで胃がん発生率が高かったが，H.pylori未感染の状態で塩分濃度を高くしても胃がん発生はみられなかったことが報告されている[8]。すなわち，過剰な塩分摂取は胃がん発生リスクを高めるが，その前提条件としてH.pylori感染が必要と考えられる。また，Harumaら[9]は若年者胃がんのリスクを検討し，飲酒のオッズ比1.82（95％ C.I.：0.81 ～ 4.11），喫煙のオッズ比2.88（95％ C.I.：1.26 ～ 6.62）に対し，H.pylori感染のオッズ比は23.5（95％ C.I.：6.84 ～ 80.7）と非常に高かったと報告している。以上から，胃がん発生にH.pylori感染は必要条件と位置付けて良いであろう。

H.pyori感染者の中での胃がんリスク分類は可能であろうか。Correaの仮説[10]で，H.pylori感染→表層性胃炎→萎縮性胃炎→腸上皮化生→胃がん発生のルートが示されているが，前述のUemuraらの報告[4]でも，背景胃粘膜の組織学的検討から腸上皮化生や胃体部胃炎を伴う高度胃粘膜萎縮はH.pylori感染者の中でも胃がんリスクが高いことを報告している。また，Masuyamaら[11]は消化器内科クリニックにおいて内視鏡的胃粘膜萎縮別にC-0で0.04％，C-1で0％，C-2で0.3％，C-3で0.7％，O-1で1.3％，O-2で3.7％，O-3で5.3％の胃がん発見率であり，胃粘膜萎縮の進展と胃がん発見率が相関していることを報告した。人間ドック内視鏡スクリーニング発見胃がん182例の背景胃粘膜の検討[12]においても，分化型胃がんで137例中132例（96.4％）がopen typeの萎縮を呈していたのみならず，未分化型胃がんでも45例中33例（73.3％）がopen typeの萎縮を呈していた。さらに，11年間にわたる内視鏡経過観察においても初年度の胃粘膜萎縮が強いグループからの胃がん発見率がより高くなっていた。また，Kabutoら[13]は，横断研究で胃粘膜萎縮の占める割合と胃がん死亡率が正の相関をすることを報告している。以上から，H.pylori感染者の中でも胃粘膜萎縮の進展した人は胃がんリスク

が高いことは明らかであろう。

　H.pylori 感染胃炎（B型胃炎）以外で胃粘膜萎縮をきたす原因として自己免疫性胃炎（A型胃炎）が知られている。基本病態は抗壁細胞抗体や抗内因子抗体の存在で壁細胞が破壊されることであり，無酸症となる。形態学的には穹窿部〜胃体部の胃底腺領域の高度萎縮を認めるが，前庭部の幽門腺領域には萎縮が存在せず，いわゆる'逆萎縮'の状態を示す。このA型胃炎に *H.pylori* 胃炎を伴うと胃全体の萎縮をきたすこととなり，今までは *H.pylori* 胃炎に隠れていた可能性があり，*H.pylori* 感染率の低下に伴い今後診断されることが増えてくるかもしれない。

　胃粘膜萎縮以外では，Kamada ら[14]は症例対照研究で鳥肌胃炎例は鳥肌所見を有さない *H.pylori* 感染者に比し胃がんリスク，中でも未分化型胃がんのリスクが高いことを報告している。また，Nishibayashi ら[15]は体部の皺襞が太くなるほど胃がん発見率が高いことを報告しており，皺襞腫大型胃炎も胃がん発生リスクが高いと考えられる。鳥肌胃炎や皺襞腫大型胃炎は組織学的炎症が強く，胃粘膜萎縮のみならず胃粘膜炎症の程度にも注目すべきであろう。

Ⅱ　胃がんリスクファクターの検査法

　胃がん発生に *H.pylori* 感染は必要条件と位置づけられ，その中で進展した胃粘膜萎縮はハイリスクである，また，鳥肌胃炎や皺襞腫大型胃炎に代表される高度の炎症もハイリスクである。これらの診断に内視鏡が有用であり，内視鏡スクリーニングでは胃がんリスクの評価も望まれる。「胃炎の京都分類」[16]はこれまでの国内外の胃炎診断・分類をふまえた上で，*H.pylori* について未感染・現感染・既感染（除菌後を含む）を区別できる分類とし，胃がんリスクを反映することを最大の目標として作成されており，有効活用されることが期待される。

　2012年に欧州で Management of precancerous conditions and lesions in the stomach（MAPA）としてガイドラインが発表された[17]。この中では，すべての症例で拡大および画像強調による内視鏡観察が推奨されている。また，胃粘膜萎縮や腸上皮化生が認められた場合には，幽門部と胃体部か

らそれぞれ2個以上生検を行い，operative link for gastritis assessment（OLGA）system[18]を用いて胃炎の staging を行うように推奨されている。しかしながら，進展した胃粘膜萎縮や腸上皮化生の多いわが国をはじめとする東アジアの臨床現場では使いづらいと思われる。当然ながら，スクリーニングには適していないであろう。

　胃がんリスクの中で *H.pylori* 感染を診断する方法としては，内視鏡と生検を必要とする鏡検法・培養法・迅速ウレアーゼ試験と内視鏡を必要としない血清抗体・尿中抗体・便中抗原・^{13}C-尿素呼気試験がある。スクリーニングに用いる場合には，非侵襲性で，簡便で一度に多数の検査ができ，安価であることが要求され，現時点では血清抗体が最も適していると考えられる。

　胃がんハイリスクである胃粘膜萎縮を判断する方法としては，胃X線検査や内視鏡，また，生検による組織学的検査の形態学的検査や，酸分泌低下を評価する胃液検査や胃内 pH モニタリングの機能的検査法があるが，いずれも侵襲的な検査法である。

　消化酵素ペプシンの前駆体であるペプシノゲン（PG）の多くは胃内腔に分泌されるが，一部は血中に流出される。Samloff[19]により血清 PG 測定法が確立され，Miki ら[20]により，胃がんハイリスクである胃粘膜萎縮を判定する PG 法が提唱された。PG は，胃底腺の主細胞から分泌される PGⅠと，胃底腺のみならず幽門腺，噴門腺，ブルンネル腺からも分泌される PGⅡに分けられる。胃粘膜萎縮の進展は胃底腺領域の縮小とも捉えられ，萎縮の進展に伴い，PGⅠと PGⅠ/Ⅱ比が低下することを利用した方法が PG 法である。一般的には PGⅠ≦70ng/mL かつ PGⅠ/Ⅱ比≦3.0 を PG 法陽性とする。

　血清 PG 値は胃粘膜の炎症と萎縮を反映するため，その変動は単純でない。*H.pylori* に感染していない正常胃粘膜の PGⅠは 40〜50ng/mL，PGⅡは 8〜10ng/mL，PGⅠ/Ⅱ比は 5.0 以上を呈することが多い[21]。*H.pylori* 感染により炎症が生じ萎縮が軽いうちは PGⅠ，PGⅡともに上昇する。そして，萎縮の進展に伴い PGⅠは速やかに低下するが，PGⅡは軽度から中等度の萎縮では炎症の継続を反映して高値を示したままのことが多く，非常に高度の萎縮になってやっと低下する。

PGⅠ/Ⅱ比は萎縮の進展に伴い低下する。なお，A型胃炎では胃底腺領域の非常に高度の萎縮に伴い，PGⅠは15ng/mL以下，PGⅠ/Ⅱ比は1.5以下になることが多い。また，酸分泌の高度低下に伴うnegative feedbackにより，幽門腺領域に存在するG細胞から分泌される血清ガストリンは著明高値を呈する。

現在，胃粘膜萎縮を把握するPG法として活用されているが，今後は胃がんスクリーニングにおいてもPG実測値にもっと注目し胃炎マーカーとして活用すべきかもしれない。前述したように鳥肌胃炎や皺襞腫大型胃炎は未分化型胃がんのリスクが高いことが知られている。鳥肌胃炎のPG値の検討では，PGⅠ・PGⅡともに*H.pylori*陰性コントロール群のみならず，*H.pylori*陽性コントロール群と比べても有意に高く，胃粘膜の炎症が強いことが示唆された[21]。血清PG値，特にPGⅡ高値例は胃がん，特に未分化型胃がんに注意すべきであろう。

Hp感染に伴う胃粘膜の炎症や萎縮の評価には，病理組織検査が最も厳密な検査法であろうが，スクリーニングには適していない。次に内視鏡や胃X線の画像検査であるが，これらでは施行医や読影医の能力に依存するところが少なくない。胃がん検診に従事する医師全体の背景胃粘膜診断能力のレベルアップが望まれるが，スクリーニングとしては簡素化・客観化も必要である。

Ⅲ 血液検査による胃がんリスク層別化検査（ABC分類）

血清*H.pylori*抗体とPG法の組み合わせで胃がんリスク分類を行う方法が胃がんリスク層別化検査（ABC分類）である[22〜26]。*H.pylori*抗体（−）PG法（−）をA群，*H.pylori*抗体（＋）PG法（−）をB群，PG法（＋）をC群とする。理論的には，A群は*H.pylori*未感染のグループ，B群は*H.pylori*感染に伴う炎症はあるが萎縮は軽度のグループ，C群は*H.pylori*感染に伴い萎縮の進展したグループと考えられる。なお，PG法（＋）については，*H.pylori*抗体（＋）PG法（＋）をC群，*H.pylori*抗体（−）PG法（＋）をD群と分ける場合もあるが，D群は非常に少数であり，萎縮の高度進展に伴い*H.pylori*が検出できなくなった状

表1 胃がんリスク層別化検査：ABC（D）分類

		*H.pylori*抗体	
		（−）	（＋）
PG法	（−）	A群	B群
	（＋）	C群 （D群）	C群 （C群）

PG法：ペプシノゲン法（PGⅠ≦70ng/mLかつPGⅠ/Ⅱ比≦3.0を陽性）

態や自己免疫性胃炎（A型胃炎）などが含まれる（表1，図1）。*H.pylori*慢性感染の成立は幼小児期であり，成人で行う検診でA群と判定された人がその後B群やC群に移行することは理論的にはありえない（図1）。

各群の典型的な内視鏡像を呈示する。A群では胃粘膜萎縮はなく，角上部にregular arrangement of collecting venules（RAC）を認め，びまん性発赤は認めない（図2）。B群ではclosed typeの胃粘膜萎縮を認めることが多く，体部にはびまん性発赤と点状発赤が明らかである（図3）。C群ではopen typeの萎縮を認めることが多く，また，びまん性発赤も認める（図4）。D群ではO-3の高度萎縮を認めることが多く，腸上皮化生を伴っていることも多い。呈示症例は悪性貧血の既往もあり，いわゆる'逆萎縮'を呈するA型胃炎に加えて，*H.pylori*感染によるB型胃炎により前庭部にも萎縮があり腸上皮化生が出現したものと判断している（図5）。

ABC分類は，一度に多数の検体処理ができる簡便な血液検査であり，胃がんリスクについてハイリスクのみならずローリスクも自動判定することが可能である。実際に，ABC分類と内視鏡を同じ日に行った人間ドック受診者8,286名を対象として各群における胃がん発見頻度を検討すると，C群で1.87％（39/2,089），B群で0.21％（7/3,395），A群で0％（0/2,802）であり，各群間で有意差を認めた[25]。さらに，1996年にABC分類を行った人間ドック受診者1,143名を対象とし，1996年およびその後11年間，計12年間に発見した胃がんについて検討すると，C群で5.77％（18/312），B群で2.10％（12/571），A群で0％（0/260）であり，C群はB群，A群に比べ，また，B群はA群に比べ有意に高い胃がん発見率であった。Ohataら[27]は男性が大部分を占め

8. リスク層別化による質の高い内視鏡スクリーニング

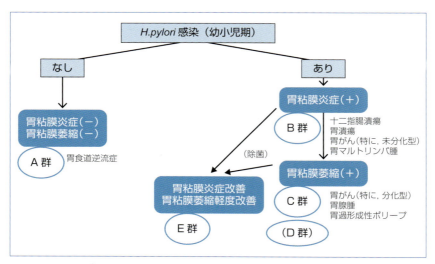

図1　H.pylori 感染，胃粘膜状態，代表的疾患とABC（D）分類（E群も含めて）
（文献 37 より引用改変）

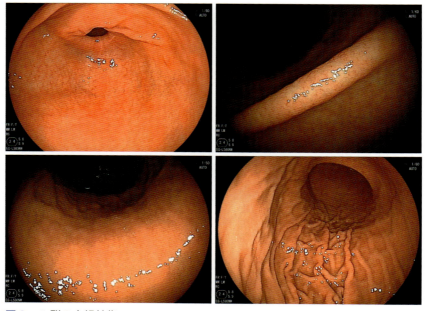

図2　A群の内視鏡像

る職域検診で胃X線検査による経過観察を行い，また，Watabe ら[28]は人間ドック受診者を対象に内視鏡による経過観察を行い，同様な結果を報告している．さらに，Terasawa ら[29]はメタアナリシスにより，ABC3群分類で各群間に胃がん罹患リスクに有意差がみられたと報告し（図6），有効性評価に基づく胃がん検診ガイドライン2014年版（国立がん研究センター　がん予防・検診研究センター）（齋藤班）[30]でも取り上げられている．これらよりC群（ABCD分類ではC群とD群）は胃がんハイリスクであり，一方，A群は胃がんローリスクと言える．

Ⅳ　ABC分類の注意点

ABC分類の運用にあたり最も注意すべきことは，A群の中に H.pylori 未感染者以外が混入し，その中から胃がん症例がみられることであり，その最も大きな要因は H.pylori 除菌治療である．その他には，他疾患で抗菌薬が投与され偶然に除菌された状態（偶然除菌例）や萎縮の高度進展に伴い H.pylori が棲息できなくなった状態（自然消失例），また，高齢者や高度萎縮に伴う血清 H.pylori 抗体やPG法の偽陰性が考えられる．

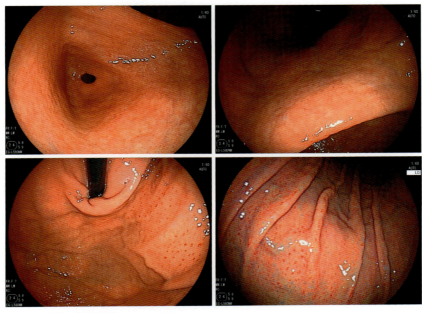

図3　B群の内視鏡像

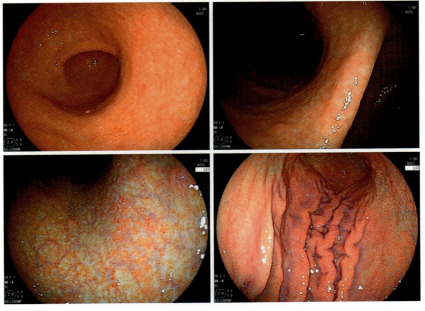

図4　C群の内視鏡像

　Fukaseら[31]は早期胃がん内視鏡治療後例を対象とした無作為化比較対照試験で除菌治療によりハザード比0.339（95% C.I.：0.157〜0.729）で二次がん発生予防効果があることを報告し，また，メタアナリシスでもオッズ比0.42（95% C.I.：0.32〜0.56）で二次がん発生予防効果があることが示されている[32]。さらに，胃がんや消化性潰瘍のない *H.pylori* 胃炎のみを対象としたメタアナリシスでも除菌治療によりオッズ比0.66（95% C.I.：0.46〜0.95）で有意に胃がん発生を低下させたと報告されている[33]。胃がん発生予防を期待して除菌治療は積極的に行われることが望まれるが，除菌後と未感染では胃がん発生リスクは異なり，過信は禁物である。

　除菌に成功すると胃粘膜炎症の改善に伴い，血清PGⅠとPGⅡはともに低下し，PGⅡの低下率の方が大きいため，PGⅠ/Ⅱ比は上昇し大部分が3.0以上を呈する[34,35]。一般的にPGⅠ≦70ng/mLかつPGⅠ/Ⅱ比≦3.0をPG法陽性とするので，除菌後に仮にPG法判定を行うと，萎縮が進

8. リスク層別化による質の高い内視鏡スクリーニング

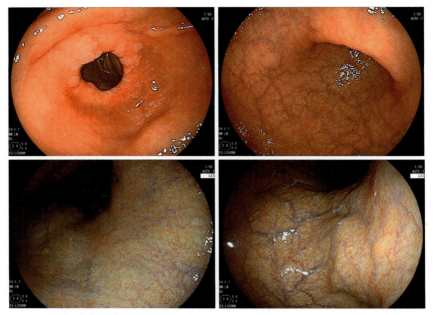

図5　D群の内視鏡像

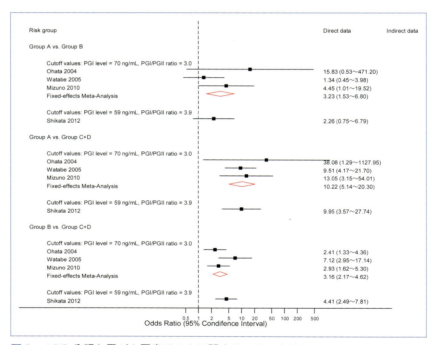

図6　ABC分類と胃がん罹患リスクに関するメタアナリシス

展した人でもほとんどが'陰性'と判定されてしまう。また，除菌成功後血清 *H.pylori* 抗体価も徐々に低下し，いずれは陰性化するので，除菌後に仮にABC分類判定を行うと多くは見かけ上'A群'となってしまう。除菌後に血清 *H.pylori* 抗体価やPGの実測値をみる価値はあるが，決してABC分類を行ってはならず，E群（eradication群）[36]として，内視鏡など画像検査によるサーベイランスを行うことが肝要である。*H.pylori* 未感染のルートに移動することはできず，あくまで感染ルート上にあること[37]を啓発する必要があろう（図1）。E群の内視鏡像を図7に示す。C-2以上（呈示例ではO-1）の萎縮を認めるが，体部小弯の萎縮粘膜はまだらとなっており，びまん性発赤は消失している。

ABC分類で胃がんリスク層別化を行う際にも除菌治療を含めた丁寧な問診は必須である。除菌治療以外には，血清PG値に影響を与えるプロト

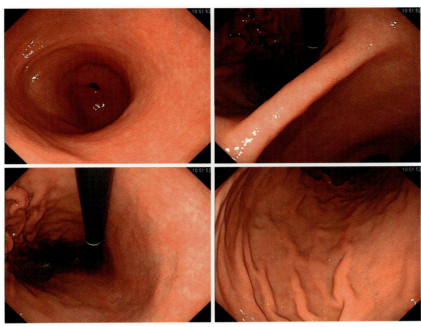

図7　E群の内視鏡像

ンポンプ阻害薬内服や腎障害，当然であるが，胃切除術の有無についても問診しておかなければならない。

　A群の中へのH.pylori未感染者以外の混入を見極めるために一度は内視鏡を行い，胃がんが発生していないことを確認するとともにH.pylori感染状態を確認することが理想的である。しかしながら，広く行う対策型検診においては現実的ではない。血清H.pylori抗体価については，いわゆる'陰性高値'では既感染者が大部分を占めており，スクリーニングにおいてはH.pylori未感染の胃がんリスクの低い人とそれ以外に分けることが重要であり，その取扱いを早急に変更すべきであろう。また，血清PG値によりH.pylori感染胃炎の有無を推測することも可能であり，A群の中でもPG II＞12ng/mLやPG I／II比＜4.0ではH.pylori感染の可能性を考慮し内視鏡で確認するようにした方が良いであろう。

　ABC分類により胃がんリスク層別化は可能であるが，胃がん診断は決してできないことも忘れてはならない。内視鏡や胃X線検査の画像検査に代わりうるものではなく，リスク層別化したうえで，適切に内視鏡などの画像検査を行う必要があり，検診システムで用いる場合には，あらかじめ画像検査も含めたシステムを構築しなければならない。

V　胃がんリスクを把握し，リスクを低下させたうえで効率的な内視鏡

　本項では簡便な血液検査であるABC分類を中心に概説したが，内視鏡所見による背景胃粘膜の評価を含め，リスクを把握したうえで，胃がんなど発生しうる可能性の高い疾患を考慮し，内視鏡スクリーニングを実施することにより，効率的なスクリーニングシステムとすることができるであろう。また，積極的にH.pylori除菌治療で胃炎を改善させることにより胃がん発生リスクを低下させるべきであるが，過信は禁物であり，除菌後のサーベイランスの重要性も啓発していかなければならない。

文　献

1) Warren JR and Marshall BJ：Unidentified curved bacilli on gastric epithelium in active gastritis. Lancet 321：1273-1275, 1983
2) WHO：Schistosomes, liver flukes and *Helicobacter pylori*：IARC working group on the evaluation of carcinogenic risks to humans. IARC Monographs on the Evaluation of Carcinogenetic Risks to Humans 61：218-220, 1994
3) Watanabe T, Tada M, Nagai H, et al：*Helicobacter pylori* infection induces gastric cancer in Mongo-

lian gerbils. Gastroenterology 115：642-648, 1998

4）Uemura N, Okamoto S, Yamamoto S, et al：*Helicobacter pylori* infection and the development of gastric cancer. N Engl J Med 345：784-789, 2001

5）Matsuo T, Ito M, Takata S, et al：Low prevalence of *Helicobacter pylori*-negative gastric cancer among Japanese. Helicobacter 16：415-419, 2001

6）Shikata K, Doi Y, Yonemoto K, et al：Population-based prospective study of the combined influence of cigarette smoking and *Helicobacter pylori* infection on gastric cancer incidence：the Hisayama Study. Am J Epidemiol 168：1409-1415, 2008

7）Tsugane S, Tsuda M, Gey F, et al：Cross-sectional study with multiple measurements of biological markers for assessing stomach cancer risks at the population level. Environ Health Perspect 98：207-210, 1992

8）Kato S, Tsukamoto T, Mizoshita T, et al：High salt diets dose-dependently promote gastric chemical carcinogenesis in *Helicobacter pylori*-infected Mongolian gerbils associated with a shift in mucin production from glandular to surface mucous cells. Int J Cancer 119：1558-1566, 2006

9）Haruma K, Komoto K, Kamada T, et al：*Helicobacter pylori* infection is a major risk factor for gastric carcinoma in young patients. Scand J Gastroenterl 35：255-259, 2000

10）Correa P：Human gastric carcinogenesis：A multistep and multifactorial process；first American cancer Society award lecture on cancer epidemiology and prevention. Cancer Res 52：6735-6740, 1992

11）Masuyama H, Yoshitake N, Sasai T, et al：Relationship between the degree of endoscopic atrophy of the gastric mucosa and carcinogenic risk. Digestion 91：30-36, 2015

12）井上和彦，藤澤智雄，千貫大介，他：胃癌発生の胃粘膜―人間ドックにおける内視鏡検査からの検討―．胃と腸 44：1367-1373, 2009

13）Kabuto M, Inai H, Tsugane S, et al：Does high gastric cancer risk associated with low serum ferritin level reflect achlorhydria？ An examination via cross-sectional study. Jpn J Cancer Res 84：844-851, 1993

14）Kamada T, Hata J, Tanaka A, et al：Nodular gastritis and gastric cancer. Dig Endosc 18：79-83, 2006

15）Nishibayashi H, Kanayama S, Kiyohara T, et al：*Helicobacter pylori*-induced enlarged-fold gastritis is associated with increased mutagenicity of gastric juice, increased oxidative DNA damage, and an increased risk of gastric carcinoma. J Gastroenterology and Hepatology 18：1384-1391, 2003

16）春間　賢監修：胃炎の京都分類．加藤元嗣，井上和彦，村上和成，他，編，日本メディカルセンター，東京，2014

17）Dinis-Ribeiro M, Areia M, de Vries AC, et al：Management of precancerous conditions and lesions in the stomach（MAPS）：guideline from the European Society of Gastrointestinal Endoscopy（ESGE），European Helicobacter Study Group（EHSG），European Society of Pathology（ESP），and the Sociedade Portuguesa de Endoscopia Digestiva（SPED）．Endoscopy 44：74-94, 2012

18）Rugge M, Meggio A, Pennelli G, et al：Gastritis staging in clinical practice：the OLGA staging system. Gut 56：631-636, 2007

19）Samloff IM：Pepsinogens Ⅰ and Ⅱ；Purification from gastric mucosa and radioimmunoassay in serum. Gastroenterology 82：26-33, 1982

20）Miki K, Ichinose M, Shimizu A, et al：Serum pepsinogens as a screening test of extensive chronic gastritis. Gastroentereol Jpn 22：133-141, 1987

21）井上和彦，鎌田智有，塚本真知，他：胃炎の臨床診断―血清診断．胃と腸 51：64-71, 2016

22）井上和彦：ペプシノゲン法の近年の研究動向・ヘリコバクターピロリ菌とペプシノゲン法―総合健診での検討―．ペプシノゲン法，三木一正編，医学書院，東京，pp.196-200, 1998

23）井上和彦，谷　充理，吉原正治：血清ペプシノゲン法とヘリコバクターピロリ抗体価を用いた胃の‘健康度’評価―同日に行った内視鏡検査を基準として―．日本消化器集団検診学会雑誌 43：332-339, 2005

24）Inoue K, Fujisawa T and Haruma H, Assessment of degree of health of the stomach by concomitant measurement of serum pepsinogen and serum *Helicobacter pylori* antibodies. Int J Biol Markers 25：207-212, 2010

25）井上和彦，藤澤智雄，西　隆司，他：ABC 分類の有用性と問題点―ペプシノゲンの正常値の検討も含めて―．Helicobacter Research 15：422-427, 2011

26）Inoue K：Stratification of gastric cancer risk by *H.pylori* infection. Edited by Suzuki H, Warren R, Marshall B, *Helicobacter pylori*, Springer Japan, Tokyo, pp.169-179, 2016

27）Ohata H, Kitauchi S, Yoshimura N, et al：Progression of chronic atrophic gastritis with *Helicobacter pylori* infection increases risk of gastric cancer. Int J Cancer 109：138-143, 2004

28）Watabe H, Mitsushima T, Yamaji Y, et al：Predicting the development of gastric cancer from combining *Helicobacter pylori* antibodies and serum pepsinogen status：a prospective endoscopic cohort study. Gut 54：764-768, 2005

29) Terasawa T, Nishida, Kato K, et al：Prediction of gastric cancer development by serum pepsinogen test and *Helicobacter pylori* seropositivity in Eastern Asians：a systematic review and meta-analysis. PLoS One 9：e109783, 2014

30) 国立がん研究センター がん予防・検診センター：有効性評価に基づく胃がん検診ガイドライン2014年度版, 2015 http://canscreen.ncc.go.jp/guideline/igan.html

31) Fukase K, Kato M, Kikuchi S, et al：Effect of eradication of *Helicobacter pylori* on incidence of metachronous gastric carcinoma after endoscopic resection of early cancer：an open-label, randomized controlled trial. Lancet 372：392-397, 2008

32) Yoon SB, Parke JM, Lim CH, et al：Effect of *Helicobacter pylori* eradication on metachronous gastric cancer after endoscopic resection of gastric tumors：a meta-analysis. Helicobacter 19：243-248, 2014

33) Ford AC, Forman D, Hunt RH, et al：*Helicobacter pylori* eradication therapy to prevent gastric cancer in healthy asymptomatic infected individuals：systematic review and meta-analysis of randomised controlled trials. BMJ 348：g3174, 2014

34) 井上和彦, 三好栄司, 青木信也, 他：*Helicobacter pylori* 除菌治療後の血清ペプシノゲンおよび前庭部胃炎—6か月以上経過症例の検討—. 消化器科 22：594 - 599, 1996

35) Furuta T, Kaneko E, Baba S, et al：Percentage changes in serum pepsinogens are useful as indices of eradication of *Helicobacer pylori*. Am J Gastroenterol 92：84-87, 1997

36) 井上和彦, 笹島雅彦, 乾 純和, 他：胃の'健康度'評価（ABC（D））分類における *Helicobacter pylori* 除菌後例の表記に関する提案. 日本ヘリコバクター学会誌 14：18-23, 2012

37) 井上和彦：ピロリ除菌治療パーフェクトガイド. 榊信廣編, 日本医事新報社, 東京, 2015

（井上和彦）

8 リスク層別化による質の高い内視鏡スクリーニング

3）胃のハイリスク　②内視鏡所見によるヘリコバクター・ピロリ感染診断

はじめに

　胃がんとHelicobacter pylori（H.pylori）感染の関係は明らかであり，内視鏡所見からH.pylori感染診断を行うことは胃がんのリスク評価およびその後の方針を明らかにするうえで重要となる。そのために内視鏡で客観的かつ簡便に診断できる胃炎所見をまとめたのが胃炎の京都分類[1]である。H.pylori未感染とそれ以外（H.pylori現感染・H.pylori既感染）を鑑別するのは比較的やさしく，H.pylori現感染とH.pylori既感染の鑑別はそれぞれの特徴的な所見と補助的な所見から判断し，最終的には状況に応じた各種H.pylori検査の結果と合わせて総合的に判定する。ここではH.pylori感染診断の方法について，胃炎の京都分類を中心に説明する。また，それをふまえて感染状態を鑑別するために，除菌後の経過時間に左右されずワンポイントで診断できることを重視した簡便な鑑別一覧表も示す（図1）。

　胃炎の京都分類では，これまでの報告に基づいた胃がんリスクに関連する内視鏡所見として，萎縮，腸上皮化生，皺襞腫大，鳥肌を取り上げ，スコア化して評価できるよう作成されているが，このスコアについては今後の検証も必要とされている。

　また，H.pylori感染以外による慢性胃炎で胃がんリスクとの関連があるものとして，日常の内視鏡診療の場でもしばしば遭遇するA型胃炎（自己免疫性胃炎）も注目されている。

　今回はこれらの胃がんハイリスクとされる内視鏡所見の診断方法について記載する。

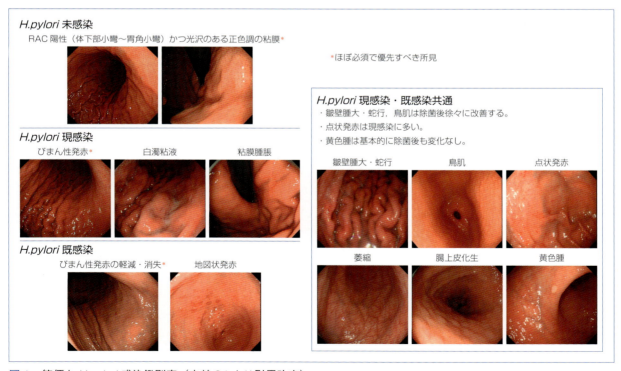

図1　簡便な H.pylori 感染鑑別表（文献24より引用改変）

3) 胃のハイリスク　②内視鏡所見によるヘリコバクター・ピロリ感染診断

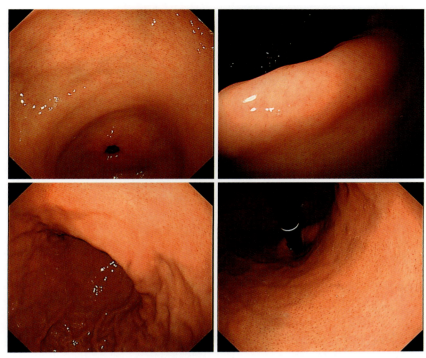

図2　*H.pylori* 未感染
体下部小弯〜胃角にひろがる RAC があり，かつ正色調で光沢のある正常胃粘膜。

I　内視鏡所見による *H.pylori* 感染状態の診断方法

1. *H.pylori* 未感染胃（正常胃）の診断（図2）

- 特徴的な所見：RAC 陽性（胃体下部小弯〜胃角小弯）かつ正色調で光沢のある正常胃粘膜。
- 付随的な所見：胃底腺ポリープ，ヘマチン付着，稜線状発赤，隆起型びらん。

H.pylori 未感染胃とは生来一度も *H.pylori* に感染していない胃粘膜，いわゆる正常胃のことであり，組織学的には好中球浸潤，萎縮，腸上皮化生などの胃炎所見がない状態である。内視鏡的には胃底腺領域の粘膜に集合細静脈が規則的に配列した微細発赤点 regular arrangement of collecting venules（RAC）を認め[2]，近接するとヒトデ状の血管として観察され，*H.pylori* 未感染胃に特徴的な所見とされる。まずは RAC が胃体下部小弯〜胃角に存在するかを確認することが最も重要であるが，未感染胃でも胃体部〜胃角にかけて RAC が確認できない症例もあること，*H.pylori* 感染による前庭部胃炎では胃体部に RAC がみられる症例もあること，除菌後に RAC 様の所見が出現する症例もあることなどに注意する。最終的には，除菌歴がなく後述の *H.pylori* 現感染や *H.pylori* 既感染の所見を認めないことを前提として，「RAC 陽性」に加えて，胃粘膜全体を俯瞰して，発赤調でも褪色調でもなく正色調であり，光沢のある正常胃粘膜であるかを確認することが，未感染と判断するためには重要である。

その他，胃底腺ポリープ，ヘマチン付着，稜線状発赤，隆起型びらんの所見は *H.pylori* 未感染胃にみられることが多く補助的所見となるが，*H.pylori* 現感染や *H.pylori* 既感染でもみられることがある。

2. *H.pylori* 現感染胃（慢性活動性胃炎）の診断（図3A，4A，5A，6A）

- 特徴的な所見：びまん性発赤，粘膜腫脹，白濁粘液。
- その他の所見（現感染・既感染共通所見）：皺襞の腫大・蛇行，点状発赤，萎縮，腸上皮化生，鳥肌，過形成性ポリープ，黄色腫。

H.pylori 現感染胃とは *H.pylori* 感染により好中球浸潤がみられる活動性胃炎の状態であり，慢性変化として萎縮，腸上皮化生もみられる。内視鏡

107

8. リスク層別化による質の高い内視鏡スクリーニング

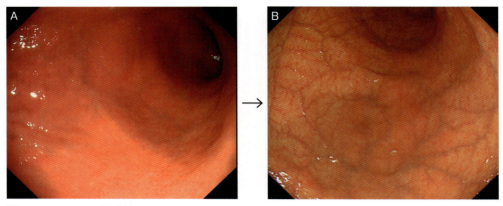

図3　A：*H.pylori* 現感染
　　　　体部に連続的で均一な発赤であるびまん性発赤を認める。
　　　B：*H.pylori* 既感染（除菌後）
　　　　びまん性発赤は消失している。

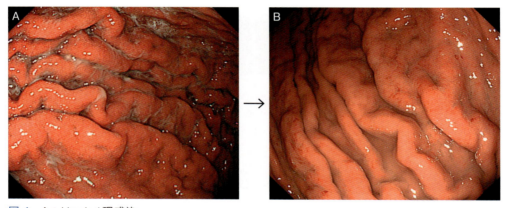

図4　A：*H.pylori* 現感染
　　　　びまん性発赤，白濁粘液，粘膜腫脹，皺襞腫脹・蛇行がみられる。
　　　B：*H.pylori* 既感染（除菌後）
　　　　びまん性発赤は消失（点状発赤類似の発赤は残存）。
　　　　白濁粘液と粘膜腫脹は消失し，皺襞腫脹・蛇行は軽快している。

的には，活動性炎症を反映する所見としてびまん性発赤，粘膜腫脹，白濁粘液があり，これらは除菌後ただちに消失することから *H.pylori* 現感染の診断に非常に有用な所見である。

びまん性発赤は主に胃体部の非萎縮領域に連続的に均等に広がる発赤を指す。この所見は粘膜腫脹とともに *H.pylori* 現感染でほぼ全例にみられる基本所見であり，好中球浸潤・単核球浸潤の程度と有意な相関を示す所見とされる[3,4]。除菌成功によりすみやかに消失し，除菌後は長期間変化しない[5]ことから，びまん性発赤は *H.pylori* 現感染特有の所見であり *H.pylori* 未感染や *H.pylori* 既感染との鑑別において最も重要な所見である。ただし，典型的なびまん性発赤の診断は比較的容易であるが，軽微なびまん性発赤の診断ではある程度

の習熟が必要となる。また過度の構造強調設定では，びまん性発赤は点状発赤や RAC 様所見に見誤る可能性があり，正しい診断の妨げになる。びまん性発赤は，これらに留意しつつも積極的な評価が望まれる診断意義の高い所見といえる。

粘膜腫脹はびまん性発赤と並んで *H.pylori* 現感染でみられる重要な内視鏡所見である。組織学的には粘膜の炎症細胞浸潤と浮腫を示す[4,6]。内視鏡的にはやわらかい厚みのある粘膜として認識され，腫大した胃小区の凹凸がみられることもある。体上部後壁～大彎で観察するとわかりやすく，さらに色素内視鏡を併用すると腫大した小区構造がより明瞭になる。びまん性発赤と同様に除菌後すみやかに消褪するため，*H.pylori* 現感染の診断に有用とされる。

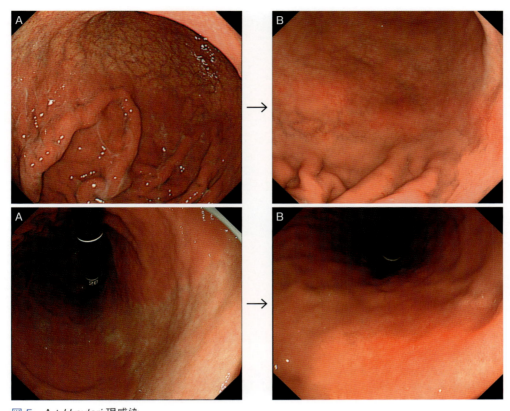

図5　A：H.pylori 現感染
　　　　萎縮粘膜は褪色調であり，非萎縮粘膜には強いびまん性発赤がみられる。
　　　B：H.pylori 既感染（除菌後）
　　　　びまん性発赤の消失により，非萎縮粘膜と萎縮粘膜の発赤が逆転した症例。

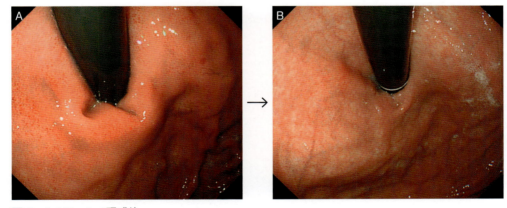

図6　A：H.pylori 現感染
　　　　びまん性発赤，粘膜腫脹，点状発赤がみられる。
　　　B：H.pylori 既感染（除菌後）
　　　　びまん性発赤は消失して褪色調粘膜になり，粘膜腫脹，点状発赤も消失している。

　胃炎の活動性が高い場合には，強いびまん性発赤，白濁粘液，粘膜腫脹，襞襞の腫大・蛇行がそろってみられることが多い。
　その他，H.pylori 現感染の内視鏡変化として皺襞の腫大・蛇行，点状発赤，萎縮，腸上皮化生，鳥肌，過形成性ポリープ，黄色腫なども観察され，前述の所見と併せて判断するとよい。ただしこれらの所見は，除菌後消失に時間経過を要するものや除菌前後で大きな変化がないものなど，H.pylori 現感染と H.pylori 既感染いずれでもみられうる共通所見であることを念頭に入れておかねばならない。なお，これらの所見のうち皺襞の腫

8. リスク層別化による質の高い内視鏡スクリーニング

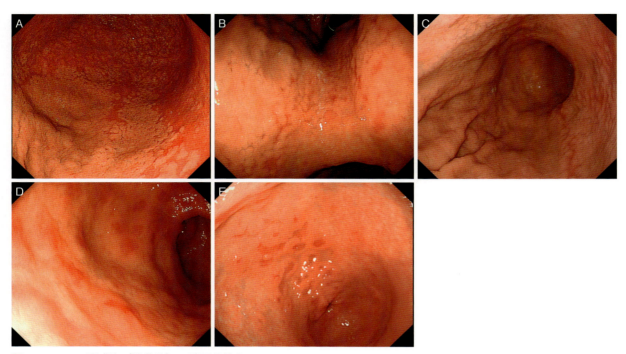

図7 *H.pylori* 既感染（除菌後）〜地図状発赤〜
びまん性発赤が消失した粘膜を背景に，多様な形態のわずかに陥凹した「地図状発赤」がみられる。腺境界で発赤が逆転する所見（A），小陥凹（B），線状陥凹（C）など多彩な形態をとる。前庭部では，発赤陥凹，斑状発赤の形態を示すことが多い（D，E）。

大・蛇行，萎縮，腸上皮化生，鳥肌については，胃炎の京都分類で胃がんリスクの内視鏡所見スコアを決定する項目にもあげられており，胃がんのハイリスク所見として正確な内視鏡診断が求められる。後に「Ⅱ 胃がんハイリスク内視鏡所見の診断方法」にて詳細を述べる。

3. *H.pylori* 既感染胃（慢性非活動性胃炎）の診断（図3B，4B，5B，6B，7）

- 特異的所見：びまん性発赤の軽減・消失，地図状発赤。
- その他の所見（現感染・既感染共通所見）：皺襞の腫大・蛇行，点状発赤，萎縮，腸上皮化生，鳥肌，過形成性ポリープ，黄色腫。

H.pylori 既感染胃とは，除菌後あるいは高度萎縮による菌の自然消失した非活動性胃炎の状態である。組織学的には，好中球浸潤は除菌後すみやかに消失しており，単核球浸潤は残存していることが多い。

内視鏡的にはびまん性発赤が消失していることが必須所見である。この所見は除菌前と比較すると容易に判断できるが，単独では判断困難なこともある。診断のコツは，胃体部の均一な発赤であるびまん性発赤が消褪することにより，残存する発赤に濃淡が出現したり，腺境界で発赤が逆転する場合がある点に注目するとよい[7]。

また，びまん性発赤が消失した結果，大きさや形態の多様な地図状発赤が顕在化することがある（図7）。地図状発赤は，内視鏡的には比較的境界明瞭でわずかな陥凹を呈していることが特徴であり，組織学的には腸上皮化生を認めることが多いとされる[8]。前庭部では小発赤陥凹の多発として出現することが多く，胃体部では線状，斑状，まだら状，広範な地図状など多彩な形態を示す。この地図状発赤は除菌後に必ずしも出現するわけではないが，認めた場合は除菌後などの既感染の胃粘膜と考えてよいとされる[8,9]。なお，地図状発赤はその形態から0-Ⅱc型早期胃がんとの鑑別が問題となること，地図状発赤が多発する症例は胃がんハイリスク症例であるということを認識したうえで，必要な場合は画像強調内視鏡 image enhanced endoscopy（IEE）を用いた拡大観察を追加するなど慎重な内視鏡観察を要する。

その他の所見として，粘膜腫脹の消失により平滑で光沢のある粘膜となり，皺襞の腫大・蛇行は軽減，点状発赤は軽減または消失し，萎縮境界は

不明瞭となる。過形成性ポリープは縮小および消失することが多い。黄色腫は基本的に不変である。これらを付随所見として *H.pylori* 感染診断を総合的に行う。

Ⅱ　胃がんハイリスク内視鏡所見の診断方法

1.　萎縮

　萎縮はその程度や広がりと胃がん発生率に相関があり [10, 11]，その進展に伴い胃がん頻度が高くなるため [12]，内視鏡で萎縮の広がりを診断することは重要である。

　内視鏡所見では，十分に送気して観察することにより菲薄化した粘膜に血管透見像を認める。非萎縮領域と萎縮領域の境界は，粘膜の厚さや色調が異なる境界線として観察される。1969 年に提唱された木村・竹本分類 [13] では，萎縮は幽門部から広がり，萎縮領域の広さの順に C-1，C-2，C-3，O-1，O-2，O-3 と分類されており，「C」は close type で萎縮領域が幽門から噴門まで連続していないもの，「O」は open type で萎縮領域が幽門から噴門まで連続しているものをさす。この分類は広く普及しているが，*H.pylori* が発見される前の分類であるため，*H.pylori* 感染を考慮するうえで C-0（萎縮境界が観察されず，胃全体に内視鏡的萎縮のないもの＝未感染胃），O-4 または O-P（萎縮境界が観察されず，胃全体に内視鏡的萎縮を認めるもの）を追加して診断するとよい。*H.pylori* 未感染胃では萎縮はみられず C-0 が基本であり，*H.pylori* 感染による前庭部胃炎では C-1，それ以上の胃炎は C-2 から O-4（O-P）と分類される。胃炎の京都分類における胃がんリスクの内視鏡所見スコアでは，C-0 から C-1 を 0 点，C-2 から C-3 を 1 点，O-1 から O-4/O-P を 2 点と判定する。

　H.pylori 除菌後の萎縮の変化は長期的な変化として捉えられる。時間経過とともに内視鏡学的萎縮境界は不明瞭となり，萎縮の範囲が明らかに縮小するものもある。

　萎縮診断の注意点として，*H.pylori* 未感染胃でも穹窿部に血管透見像を認めることがあるが，これは萎縮と判断せずに，RAC など他の所見も併せて未感染と判定する。さらに未感染胃では前庭部の幽門腺領域に樹枝状の血管が透見できる場合があり，これも萎縮と判定しないようにする。また，A 型胃炎は前庭部が保たれたまま胃体部優位の萎縮を認めるいわゆる "逆萎縮" を呈し，*H.pylori* 感染による萎縮とは異なることを意識する必要がある。

2.　皺襞腫大

　皺襞腫大は，未分化型胃がんのハイリスクとされている [14]。Sydney System では「送気によって平坦化しない，あるいは部分的にしか平坦化しないひだ」で「およそ 5mm の厚さのものを軽度，5 〜 10mm を中等度，10mm を超えるものを高度」と定義されている。

　内視鏡的には，胃体部大彎に太くて蛇行した襞襞を認め，十分な送気にても消失しない場合に皺襞腫大と診断する。胃炎の京都分類における胃がんリスクの内視鏡所見スコアでは，皺襞の幅が 4mm 以下の場合は 0 点，5mm 以上の場合には 1 点と判断することになっている。送気量によって皺襞の太さはかなり変化するため，十分な送気を行うことが重要な点である。

　組織学的には胃体部大彎に *H.pylori* 感染による炎症細胞浸潤や腺窩上皮の過形成があり，それによる粘膜の肥厚がみられる。慢性活動性炎症を反映した所見であり，除菌後には好中球浸潤が改善することにより比較的すみやかに皺襞腫大も改善傾向となり，時間経過とともに直線状の滑らかな形状を呈することが多いが，長期化する例もある。

　襞襞腫大は特に胃体部大彎（胃底腺領域）の未分化型胃がんのハイリスクであるとされており，検査時には十分な送気を行ったうえで襞の間も詳細に観察し，褪色域や小陥凹，硬化像，びらん，出血などの粘膜所見に注意して組織検査を行うようにする。

3.　腸上皮化生（図 8）

　腸上皮化生を有する胃粘膜は萎縮が進行した状態であり，分化型腺癌が発生するリスクが高いとされている。

　内視鏡的には幽門前庭部を中心に灰白色の扁平隆起が多発してみられるのが典型像であり，横山・竹本らの特異型腸上皮化生とよばれる [15]。さらに萎縮が進行すると胃体部粘膜にも認められる。しかしながら，典型像を示さない組織学的腸上皮化生もあり，通常の白色光観察だけですべての腸

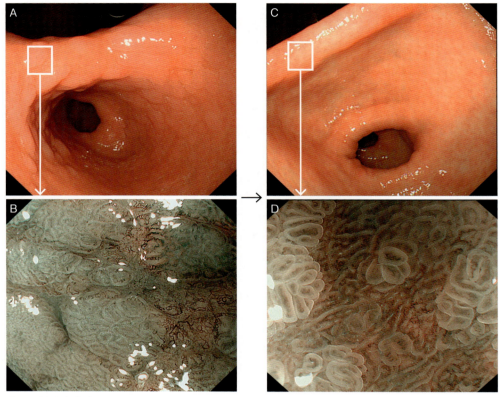

図8 腸上皮化生
　A, B：H.pylori 現感染
　　A：前庭部にみられる「特異型」腸上皮化生。灰白色の扁平隆起が多発している。
　　B：灰白色部の NBI 拡大観察では，WOS がみられる。
　C, D：H.pylori 既感染（除菌後）
　　C：除菌後，灰白色の扁平隆起は消失している。
　　D：NBI 拡大観察では褐色の平坦または陥凹部に LBC がみられる。

上皮化生を診断することは困難である。

腸上皮化生の所見について IEE による観察が近年報告されている。Narrow Band Imaging（NBI）による観察では，胃粘膜上皮辺縁にみられる青白い線状の反射光 light blue crest（LBC）[16] の所見が得られ，組織学的に腸上皮化生の刷子縁を示す。胃粘膜の窩間部にみられる白色透明物質 white opaque substance（WOS）[17] は，上皮下に集積した脂肪滴を反映した所見と考えられており，LBC とともに腸上皮化生の診断の指標となる。また，レーザー光による色調強調画像 Linked Color Imaging（LCI）では，腸上皮化生は淡紫色（ラベンダー色）として描出され，胃内での分布を容易に評価することができる。

腸上皮化生は除菌後も残存することが多く，除菌後に特異的にみられる地図状発赤（Ⅰ 3. 参照）には腸上皮化生を認めることが多いとされている。

4. 鳥肌（図9）

鳥肌胃炎は H.pylori の感染によって起こる過剰な免疫応答として全体胃炎を呈するもので，H.pylori 感染陽性の小児や若年者に好発する胃炎の一つの形態であることがわかっている[18]。また，胃がんハイリスク群であり，鳥肌胃炎に発生する胃がんは若年女性に多く，胃体部に好発し，未分化型胃がんが多いと報告されている[19]。

内視鏡的には，胃角部から前庭部を中心に均一な小結節状隆起が密生して認められ，鶏の毛をむしり取った後のようないわゆる「鳥肌」所見が特徴である。結節状隆起の中心には白色の小陥凹がみられ，組織学的には粘膜の表層にリンパ濾胞の増生を認める。色素内視鏡による観察で隆起はより明瞭となり，NBI による観察では白色の結節状隆起がさらに視認しやすくなる。

除菌後は結節状隆起が平坦化し，時間の経過とともに隆起の中心にみられる白色点も消失してい

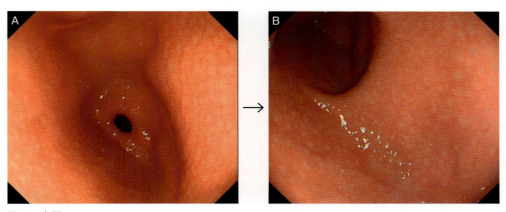

図9 鳥肌
A：H.pylori 現感染
前庭部にみられる鳥肌。白色の小結節状隆起が均一に密生している。
B：H.pylori 既感染（除菌後）
除菌後2年経過。隆起の丈が平坦化し，白色点が残存している。

き，長期経過後には萎縮様粘膜へと変化する。
　鳥肌の出現頻度は多くはないが，内視鏡診断が比較的容易な所見であるため，正確に診断したうえで鳥肌の除菌後の変化や除菌後胃がんの発生に注意する。

5. A型胃炎（自己免疫性胃炎）の診断（図10）

　A型胃炎は Strickland と Mackay[20] が提唱した自己免疫性胃炎のことであり，抗胃壁細胞抗体や抗内因子抗体により胃底腺領域を中心に萎縮性変化をきたし，低酸症や高ガストリン血症を呈する。さらに経過中には鉄欠乏性貧血，1型糖尿病，自己免疫性甲状腺疾患，悪性貧血を合併することがある。
　A型胃炎は複数の検討から，胃がん発症リスクは3～5倍，神経内分泌腫瘍 neuroendocrine tumor（NET）発症リスクは13倍[21]とされている。
　典型的な内視鏡所見は，前庭部に比し胃体部に高度の萎縮所見を呈するいわゆる"逆萎縮"と呼ばれる所見である。体部大彎の皺襞は消失し，十分な送気により樹枝状の血管透見像が明瞭となるのが典型的なA型胃炎の像である。しかし，萎縮が軽度で発赤が目立つ場合や，過形成性ポリープを多発する場合など，自己免疫性胃炎の進行度により多彩な所見を呈するため，実際は典型像とは異なる内視鏡像を呈することも多い。H.pylori 感染を伴う場合はさらに逆萎縮が判断しにくくなる。そのため日常診療で見逃されている潜在症例の頻度はかなり高いと予想される。

　A型胃炎の萎縮粘膜の NBI 拡大内視鏡観察に関しては，症例報告として小円形や卵型の pit が密に配列しており，H.pylori 感染による萎縮粘膜とは異なる構造を認めると報告されている[22]が，まとまった報告はまだないのが現状である。
　組織学的には粘膜内の深層に存在する胃底腺から破壊され萎縮を呈するのが特徴であり，腺窩上皮は比較的保たれていることも多い。これは，腺窩上皮を中心に萎縮が起こる H.pylori 感染との鑑別で重要となる。また，高ガストリン血症により ECL（enterochromaffin-like）細胞の過形成が起こり，ECM（endcrine cell micronests）が出現する。ECM を多く認める場合は NET の多発に注意する必要がある。
　A型胃炎の診断基準は現時点では確立されていないため，内視鏡的にあるいは臨床的に本症を疑う場合は血清学的検査も追加して総合的に診断する。血清ガストリン値は 1,000pg/mL 以上であることが多く，抗胃壁細胞抗体 parietal cell antibody（PCA）や抗内因子抗体 intrinsic factor antibody（IFA）が陽性となる。鉄欠乏や，抗内因子抗体の存在による吸収障害でビタミンV12低値を呈する場合がある。またPGⅠは低値となり，PGⅠ/Ⅱ比は1以下を示すことが多く，ABC検診のD群（PG法陽性，H.pylori 抗体陰性）においては25％がA型胃炎であったとの報告がある[23]。
　内視鏡所見，病理組織所見，血清学的所見，臨床所見を総合的に診断することにより，A型胃

8. リスク層別化による質の高い内視鏡スクリーニング

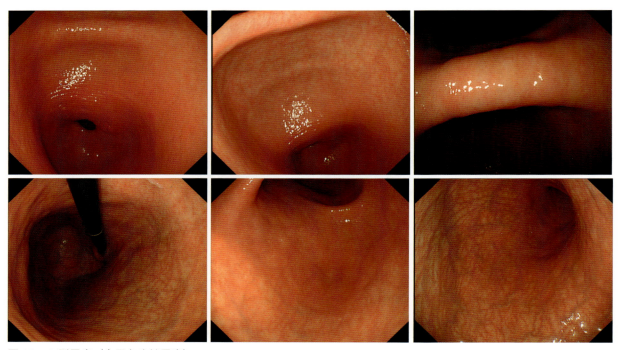

図10　A型胃炎（自己免疫性胃炎）
　　　上段の前庭部から胃角に比べると，下段の胃体部には血管透見がほぼ全域に広がる強い萎縮を認める。胃体部優位萎縮（"逆萎縮"）でありA型胃炎（自己免疫性胃炎）の典型例である。

炎を早期に胃がんハイリスク群として拾い上げることができ，さらに合併する病態を予測しながら経過観察することが可能となる。

文　献

1) 春間　賢監修：胃炎の京都分類．加藤元嗣，井上和彦，村上和成，他，編集，日本メディカルセンター，東京，2014
2) Yagi K, Nakamura A and Sekine A：Characteristic endoscopic and magnified endoscopic findings in the normal stomach without *Helicobacter pylori* infection. J Gastroenterol Hepatal 17：39-45, 2002
3) 井田和徳，松本尚之，内山和彦，他：*Helicobacter pylori* 除菌前後における胃粘膜の内視鏡像の変化－短期経過例．胃と腸 33：1115-1121, 1998
4) Nomura S, Terao S, Adachi K, et al：Endoscopic diagnosis of gastric mucosal activity and inflammation. Dig Endosc 25：136-146, 2013
5) 寺尾秀一，西澤昭彦，田村　勇，他：H.pylori 除菌後10年以上観察例における H.pylori 胃炎除菌後内視鏡像の検討および除菌直後と10年以上経過辞典でのNBI観察像の比較．消化器内科 57：111-118, 2013
6) Kato T, Yagi N, Kamada T, et al：Diagnosis of *Helicobacter pylori* infection in gastric mucosa by endoscopic features：a multicenter prospective study. Dig Endosc 25：508-518, 2013
7) 寺尾秀一，山城研三，西澤昭彦，他：*Helicobacter pylori* 除菌前後のびまん性発赤の変化－除菌後に顕在化する地図状発赤も含めて－．Helicobacter Research 19：343-348, 2015
8) Watanabe K, Nagata N, Nakashima R, et al：Predictive findings for Helicobacter pylori-uninfected, -infected and -eradicated gastric mucosa：Validation study. World J Gastroenterol 19：4374-4379, 2013
9) Nagata N, Shimbo T, Akiyama J, et al：Predictability of gastric intestinal metaplasia by mottled patchy erythema seen on endoscopy. Gastroenterology Research 4：203-209, 2011
10) Masuyama H, Yoshitake N, Sasai T, et al：Relationship between the degree of endoscopic atrophy of the gastric mucosa and carcinogenic risk. Digestion 91：30-36, 2015
11) Take S, Mizuno M, Ishiki K, et al：The long-term risk of gastric cancer after the successful eradication of Helicobacter pylori. J Gastroenterol 46：318-324, 2011
12) 井上和彦，藤澤智雄，千貫大介，他：胃癌発生の背景粘膜－人間ドックにおける内視鏡検査からの検討．胃と腸 44：1367-1373, 2009
13) Kimura K and Takemoto T：An endoscpic recognition of the atrophic border and its significance in chronic gastritis. Endoscopy 3：87-97, 1969
14) Nishibayashi H, Kanayama S, Kiyohata T, et al：*Helicobacter pylori*-induced enlarged-fold gastritis is associated with increased mutagenicity of gastric

juice, increased oxidative DNA damage, and an increased risk of gastric carcinoma. J Gastroenterol Hepatol 18：1384-1391, 2003

15）横山　泉，竹本忠良，木村　健：腸上皮化生の内視鏡診断．胃と腸 6：869-874，1971

16）Uedo N, Ishihara R, Iishi H, et al：A new method of diagnosing gastric intestinal metaplasia：narrow-band imaging with magnifying endoscopy. Endoscopy 38：819-824, 2006

17）Yao K, Iwashita A, Nambu M, et al：Nature of white opaque substance in gastric epithelial neoplasia as visualized by magnifying endoscopy with narrow-band imaging. Dig Endosc 24：419-425, 2012

18）今野武津子，村岡俊二：小児の Helicobacter pylori 胃炎の特徴と病理．Helicobacter Reseach 3：32-37，1999

19）Kamada T, Tanaka A, Yamanaka Y, et al：Nodular gastritis with *Helicobacter pylori* infection is strongly associated with diffuse-type gastric cancer in young patients. Dig Endosc 19：180-184, 2007

20）Strickland RG and Mackay IR：A reappraisal of the nature and significance of chronic atrophic gastritis. Am J Dig Dis 18：426-440, 1973

21）岸　遂忠，杉山敏郎：胃癌の基礎—胃癌の病理：A 型胃炎．消外 31：567-570，2008

22）Yagi K, Nakamura A, Atsuo S, et al：Features of the atrophic corpus mucosa in three cases of autoimmune gastritis revealed by magnifying endoscopy. Case Rep Med 2012：368160, 2012

23）寺尾秀一，當銘成友，久禮　泉，他：D 群のほとんどは，「高度の萎縮と I.M. のために *H.pylori* が駆逐された」群ではない．日ヘリコバクター会誌 14：5-14，2013

24）第 31 回日本消化器内視鏡学会近畿セミナーテキスト．pp.80

（鈴木志保）

8 リスク層別化による質の高い内視鏡スクリーニング

—— 3) 胃のハイリスク　③ヘリコバクター・ピロリ未感染胃癌

はじめに

　胃癌の診断学は多くの先人たちの努力により，慢性胃炎による粘膜萎縮境界と背景粘膜を念頭に置いた形態組織学的診断が確立されている。本邦では，萎縮性胃粘膜の腸上皮化生を背景に発生する分化型胃癌と腸上皮化生を伴わない胃底腺領域の活動性胃炎を背景とした未分化型胃癌の二大別[1]が，欧米ではそれぞれに対応する概念として，"intestinal type gastric cancer" と "diffuse type gastric cancer"[2] が現在も内視鏡を含む形態診断から病理組織学的所見までを透徹した胃癌診断学の金字塔として知られる。ヘリコバクター・ピロリの発見およびその胃癌の definite carcinogen の指定[3] を経て，それは胃癌発生の場としてのヘリコバクター・ピロリ感染胃炎[4] の内視鏡所見，形態組織学的特徴や分子生物学的機序とも結びつけられてきた。

　現在衛生環境の整備と相まって，本邦におけるヘリコバクター・ピロリ感染率は世代を追うごとに低下している[5]。このヘリコバクター・ピロリ未感染世代が職域をふくめた胃がん検診年齢に達していることもあり，近年ヘリコバクター・ピロリ未感染胃における胃癌の報告が増加している。以下に文献および自施設での経験を照らし，その特徴とスクリーニング内視鏡検査における留意点を述べる。

I　ヘリコバクター・ピロリ未感染胃癌の定義，頻度

　感染診断，内視鏡診断，組織学的診断の総てにおいてヘリコバクター・ピロリ未感染の条件を満たす必要がある。諸家の報告では，（1）胃炎の京都分類を代表とするヘリコバクター・ピロリ未感染胃の内視鏡的特徴，特に胃角小彎の RAC（reg-ular arrangement of collecting venules）[6]，を有すること，（2）ヘリコバクター・ピロリの除菌歴がないこと，（3）ヘリコバクター・ピロリ感染診断として尿素呼気試験，血清ヘリコバクター・ピロリ IgG 抗体，便中抗原検査，Rapid urease test，生検による培養法，検鏡法のうち2つ以上の総てが陰性，の総てを満たすもの，に加えて，（4）組織学的萎縮が乏しい，などと定義されている[7~9]。感染診断についてゴールドスタンダードはないが，精度の高い尿素呼気試験や便中抗原検査も組み合わせた複数の検査で陰性であることが必要と考える。

　ヘリコバクター・ピロリ未感染胃癌の頻度については従来約1%との報告があり，稀な腫瘍と考えられる[7~9]。しかしヘリコバクター・ピロリ感染率の低下を反映して，調査年代や母集団の変容によりその頻度の増加も報告されている[10]。また後述するように病理形態が低異型度の腫瘍も存在する[11] ことから，その内視鏡診断や生検を含む病理診断において従来のヘリコバクター・ピロリ感染胃炎を背景とした胃癌の診断に新たな認識を付け加える必要がある[12,13] とも考えており，頻度については今後も検討が期待される。

II　ヘリコバクター・ピロリ未感染胃癌の形態組織学的特徴と好発部位

　ヘリコバクター・ピロリ未感染胃癌にも部位，背景粘膜ごとに好発する癌の形態と組織型に特徴がみられる[14]。効率よいスクリーニング内視鏡検査においてはこれらを意識した観察が重要と考える。具体的に，1. 食道胃接合部領域の癌，2. 胃体上部を中心とした胃底腺領域における胃型の粘液形質を有する分化型癌，3. 胃底腺と幽門腺の境界領域に好発する印環細胞癌，4. その他，について診断の要点を述べる。

1. 食道胃接合部腺癌・胃噴門部癌

「胃癌取扱い規約 第14版」,「食道癌取り扱い規約第10版」では食道胃接合部（esophagogastric junction：EGJ）を"食道筋層と胃筋層の境界の上下2cmの部位を食道胃接合部領域"と定義し，内視鏡的なEGJは"食道下部の柵状血管の下端""胃大彎の縦走ひだの口側終末部"としている。食道胃接合部癌はその中心が食道胃接合部領域に存在する癌と定義され，組織型（扁平上皮癌か腺癌か）は問わないとされている[15, 16]。食道胃接合部腺癌は，胃噴門部癌とShort segment Barrett esophagus（SSBE）に発生した腺癌との総称であり，とても短いSSBEに発生した腺癌と胃噴門部癌はときに鑑別が困難である[17]。詳細は他項を参照されたい。

胸焼け症状がリスク因子であることが報告されており，Barrett腺癌同様に酸逆流との関連が示唆され，欧米では近年急増が報告されている[18～20]。本邦でもヘリコバクター・ピロリ感染率の低下を背景にやや増加の傾向が報告されている[21]。筆者施設の経験では本病変は全例が高齢の女性（亀背により腹圧が高く胃食道逆流をきたしやすい）または中年の肥満男性である[14]。特に後者においてはバリウムを用いたレントゲン検査では牛角胃を呈することが多く，胃食道接合部の描出および読影は大変困難であり，浸潤癌であっても指摘が困難であることも経験している。ヘリコバクター・ピロリ未感染胃における内視鏡スクリーニングで最も留意すべき腫瘍性疾患と考える。

観察においては深吸気による胃食道接合部の十分な伸展がのぞましい。鎮静下の内視鏡検査では深吸気が従命不能となることもあり，咽頭反射の強い受診者のスクリーニング検査においては細径内視鏡の経鼻挿入による負担の少ない検査も考慮されるべきである。

早期癌は主に発赤調の隆起型を呈し，酸逆流による食道胃接合部の炎症性または過形成性ポリープとの鑑別が困難なこともある。炎症が強い際は生検でも正確な診断が困難であることもしばしば経験され，病理医との十分なコミュニケーションが必要である。このような際は生検診断のみに安易に依存せず，プロトンポンプ阻害剤を用いて十分に制酸治療を行ったのちに精査，再検査することもためらってはならない。制酸治療により病変が扁平上皮の進展により被覆されることもあり，範囲診断が困難になりうることも認識する必要がある[17]。また浸潤癌は潰瘍性病変を形成することが多い。

2. 胃底腺領域の胃型の粘液形質を有する分化型癌

背景粘膜を念頭に置いた胃癌の組織発生と形態組織学的診断の代表として，萎縮性胃粘膜の腸上皮化生を背景に発生する分化型胃癌と腸上皮化生を伴わない胃底腺領域の活動性胃炎を背景とした未分化型胃癌の二大別については前述した。その後粘液形質の免疫組織化学的検討の普及により，従来腸型と考えられていた胃の分化型腺癌の中に胃型の粘液形質を示すものが存在することが明らかとなり，胃底腺（胃固有腺）に由来する胃型粘液形質を有する分化型腺癌が認識されるようになった[22]。

胃底腺を構成する細胞，特に主細胞へ類似した形態への分化を示し，ほか頸部粘液細胞や壁細胞などに類似した細胞が混在し免疫組織学的にも胃型の粘液形質を有する分化型腺癌，いわゆる胃底腺型胃癌の報告以来[11, 23]，本来はヘリコバクター・ピロリ感染胃粘膜にも発生する本病変が，炎症や萎縮，腸上皮化生が存在しないヘリコバクター・ピロリ未感染胃の体部粘膜（特に体上～中部）に好発することが知られるようになった。いわゆる胃底腺型胃癌の内視鏡所見は，（1）粘膜下腫瘍様の隆起ないし厚みを有する平坦粘膜，（2）褪色調ないし白色調の表面，（3）表層の拡張した樹脂状血管，が典型像とされこれらは病理組織学的には，（1）表層は非腫瘍の腺窩上皮に被蓋されている，（2）粘膜固有層から深層に向かって充実性の発育を呈する，（3）比較的小型の腫瘍であっても粘膜下層への浸潤が多い，ことを反映している[24]。免疫組織学的にはMUC6（主細胞，頸部粘液細胞で陽性となる）やPepsinogen-I（同 主細胞）がびまん性に陽性，H＋/K＋-ATPase（同 壁細胞）が散在性に陽性となる[11]。

その後の検討により表層が微細絨毛状で，褪色調平坦型ないし発赤調隆起型を呈する病変では，腫瘍が粘膜全層を占め最表層は腺窩上皮（免疫組織学的にはMUC5AC陽性となる）に類似した形態を呈する腫瘍も認識されるようになった。現在

ではいわゆる胃底腺型胃癌のみならず，腺窩上皮，胃底腺，幽門腺のいずれか，ないしその混合した形態と免疫組織学的染色態度に類似した異型度の低い腫瘍がヘリコバクター・ピロリ未感染胃にみられる胃型の分化型腺癌として認識されている[14]。文献ならびに筆者施設の経験ではほぼ全例が早期胃癌であり[11, 14]，その生物学的悪性度については今後の検討課題である。

内視鏡所見の特徴は前述のほか，表層で腺窩上皮類似の形態を呈する腺癌においては表面構造が微細絨毛状であり，発赤調ないし褪色調である。腺窩上皮様の分化を反映し粘液が豊富であることが多く，近接観察においては洗浄を繰り返し追加する必要がある。粘膜固有層で胃底腺や幽門腺類似の形態を呈する腫瘍が混在した病変では，固有層で腫瘍腺管が不均一に拡張することが多く，やや大型の窩間部からなる畝状の表面構造に溝状ないし長楕円形の腺開口部が混在した形態を呈することもある。これらの胃型分化型腺癌では前述のいわゆる典型的胃底腺型胃癌とは対照的に，腫瘍が粘膜表層から中層に限局し，その深部には非腫瘍の腺窩上皮や胃底腺が残存するものも存在し，その組織発生や生物学的悪性度についてはまだ未解明である[14]。従来知られる胃型粘液形質の腫瘍としての幽門腺型腺腫[25]，家族性大腸腺腫症に合併する腺窩上皮の異型を伴う胃底腺ポリープや褪色扁平隆起を呈する腺窩上皮型低異型度癌[26]などとの関連や類似性も含め，この領域は現在研究段階である。

多くが隆起型で褪色調ないし発赤調の色調や粘膜下腫瘍様隆起を呈することから，スクリーニング内視鏡においてその存在に気づくことは比較的容易であるが，これまで述べた形態的特徴と照らし腫瘍性病変の可能性があると認識することが重要と考える。さらに病理組織学的な特徴から超高分化型，ないしは低異型度分化型腺癌とも認識されており，生検診断がときに困難であることがある。生検にあたっては十分な組織量を採取することを心がけ，内視鏡診断と生検診断が乖離する際は病理医との十分な対話に加えてエキスパートへのコンサルトを含めた検討がのぞましい。

3. 胃底腺幽門腺境界領域に好発する印環細胞癌

ヘリコバクター・ピロリ未感染胃にみられる未分化型胃癌として多数の印環細胞癌症例の研究が報告されている[12, 13, 27]。内視鏡的特徴は境界明瞭な 0-IIb ないし 0-IIc 型の褪色平坦病変として認識され，白色光観察では萎縮のない背景粘膜との色調差が診断契機となり，インジゴカルミン散布観察では逆に病変が不明瞭となるため注意を要する。好発部位は M，L 領域，特に胃角部を中心に胃体下部から前庭部の全周とされる[12]。小型の病変の報告が多く，スクリーニング観察においては死角となりやすい胃角部小彎を意識して前後壁とも空気伸展を十分に行い，丁寧な反転観察と正面視を心がける必要がある。アングル操作の小回りがきく細径内視鏡はその点でむしろ有利とも考えられ，現行機においては画質面で不利になることはない。一方で拡大機能を有する通常径内視鏡では狭帯域光との併用により，後述する病理組織像を推定し治療戦略まで見通すことまで可能との報告[27]もある。本病変は比較的若年者にも発見されることがあり，筆者施設の経験ではヘリコバクター・ピロリ未感染胃癌のなかでも前述の食道胃接合部腺癌や胃体部の胃型形質分化型腺癌と比較し有意に若年であった[14]。

病理組織学的には，粘膜固有層の腺頸部を中心に粘液豊富な印環細胞癌が粘膜中層から表層に密に存在する粘膜癌が典型的である。そのため白色光が粘膜表～中層で散乱することから褪色調白色調の外観を呈すると考えられる。筆者施設の経験も併せ，好発部位は胃底腺と幽門腺の境界領域に相当すると考えられる[14]。大部分が比較的径の小さな粘膜癌であるが一部に浸潤癌が存在することも知られ，そのような病変の浸潤部位では粘液成分を喪失した低分化型腺癌（por）を呈している。また多発病変の報告[12]もある。

興味深いことに，上皮細胞接着因子 E-cadherin をコードする CDH1 遺伝子の生殖細胞変異による常染色体優性遺伝性疾患である，家族性びまん性胃癌の家系において，保因者は若年時より褪色平坦な印環細胞癌が粘膜癌の状態で胃内に多発し，その多くは胃底腺幽門腺境界領域に集族することが報告されている[28, 29]。ヘリコバクター・ピロリ未感染胃にみられる印環細胞癌と同様の形態

と分布であり，遺伝素因の関与や浸潤病変に発展する分子生物学的機序などについて今後の検討が待たれる。

4. その他

学会報告などではヘリコバクター・ピロリ未感染胃に幽門前庭部の大彎側に発赤調星芒状陥凹を呈する分化型早期胃癌がみられたとする症例も散見され，これは家族性大腸腺腫症患者にみられる幽門前庭部の分化型胃癌[30]ないし陥凹型腺腫の形態と類似していると思われる。上述の3領域に好発する病変と比較して報告が限られており詳細はなお不明である。

おわりに

萎縮のない胃粘膜に癌が発生することは，これまで認識されてきた慢性炎症を背景とした遺伝子変異の蓄積による発癌とは一線を画す概念であり，ヘリコバクター・ピロリ未感染胃癌自体は今後もやはり稀な腫瘍であると思われる。近年新たな常染色体優性の遺伝性胃癌として，胃底腺領域のポリポーシスに腺窩上皮に類似した形態と組織型を呈する分化型胃癌を合併する家系（gastric adenocaricnoma and proximal polyposis of the stomach：GAPPS）が報告された[31]。興味深いことに本疾患の家系においては胃底腺ポリポーシスおよび胃癌を発症するのはヘリコバクター・ピロリ未感染者に限られ，ヘリコバクター・ピロリ感染を有する保因者には胃病変はみられない。このようにヘリコバクター・ピロリ未感染胃癌の形態や組織型はこれまであげた遺伝性胃癌や遺伝性腫瘍症候群の胃病変と類似したものもあり，遺伝性素因が従来の胃癌と比較して強い可能性が示唆される。今後遺伝性胃癌の研究を端緒に散発性ヘリコバクター・ピロリ未感染胃癌の発癌機序の解明に発展する可能性もあろう。したがってこれまで以上に胃癌を含めた癌の家族歴の聴取は重要である。一方で環境因子においては，酸逆流との関連が示唆される食道胃接合部腺癌を除いて，正，負の因子とも一切不明である。喫煙や飲酒がどれだけ関与するのかは今後の検討課題である。

しかしながらヘリコバクター・ピロリ未感染胃癌においても，噴門部，体上部を中心とした胃底腺領域，胃底腺幽門腺境界領域といった背景粘膜と好発する癌の形態組織学的特徴が関連することは，前述した胃癌の研究史と照らしても大変興味深いことである。

ヘリコバクター・ピロリ撲滅を目指した施策が進行する現在，今後増加すると思われるヘリコバクター・ピロリ未感染者のスクリーニング内視鏡検査に本稿が少しでも役に立つことができれば幸甚である。なお本稿ではヘリコバクター・ピロリの関連しない胃癌の原因となり得るA型胃炎，EBウイルス関連胃癌，さまざまな遺伝性腫瘍症候群の胃病変などは対象外とした。

文　献

1) 中村恭一：胃癌の構造第3版. 医学書院，東京，2005
2) Lauren P：The two histological main types of gastric carcinoma：diffuse and so-called intestinal-type carcinoma. Acta Pathol Microbiol Scand 82：308-314, 1965
3) Parsonnet J, Friedman GD, Vandersteen DP, et al：*Helicobacter pylori* infection and the risk of gastric carcinoma. N Engl J Med 325：1127-1131, 1991
4) Uemura N, Okamoto S, Yamamoto S, et al：Helicobacter pylori infection and the development of gastric cancer. N Engl J Med 345：784-789, 2001
5) Kamada T, Haruma K, Ito M, et al：Time Trends in *Helicobacter pylori* Infection and Atrophic Gastritis Over 40 Years in Japan. Helicobacter 20：192-198, 2015
6) Yagi K, Nakamura A and Sekine A：Characteristic endoscopic and magnified endoscopic findings in the normal stomach without Helicobacter pylori infection. J Gastroenterol Hepatol 17：39-45, 2002
7) Kato S, Matsukura N, Tsukada K, et al：Helicobacter pylori infection-negative gastric cancer in Japanese hospital patients：incidence and pathological characteristics. Cancer Sci 98：790-794, 2007
8) Matsuo T, Ito M, Takata S, et al：Low prevalence of Helicobacter pylori-negative gastric cancer among Japanese. Helicobacter 16：415-419, 2011
9) Ono S, Kato M, Suzuki M, et al：Frequency of Helicobacter pylori-negative gastric cancer and gastric mucosal atrophy in a Japanese endoscopic submucosal dissection series including histological, endoscopic and serological atrophy. Digestion 86：59-65, 2012
10) 青木利佳，安田　貢，山ノ井昭，他：検診施設におけるHelicobacter pylori未感染胃癌の時代的変遷. 胃と腸 49：841-853, 2014

11) Ueyama H, Yao T, Nakashima Y, et al：Gastrc adenocarcinoma of fundic gland type（chief cell predominant type）：proposal for a new entity of gastric adenocarcinoma. Am J Surg Pathol 34：609-619, 2010

12) 藤崎順子，山本智理子，堀内祐介，他：*Helicobacter pylori* 陰性未分化型早期胃癌の特徴．胃と腸 49：854-861，2014

13) Horiuchi Y, Fujisaki J, Yamamoto N, et al：Biological behavior of the intramucosal helicobacter pylori-negative undifferentiated-type early gastric cancer：comparison with Helicobacter pylori positive early gastric cancer. Gastric Cancer 19：160-165, 2016

14) 吉村大輔，吉村理江，落合利彰：背景胃粘膜を念頭においた Helicobacter pylori 未感染胃癌の形態的組織学的特徴．Gastroenterol Endosc 57：577，2015

15) 日本胃癌学会編：胃癌取扱い規約第 14 版. 金原出版, 東京，2010

16) 日本食道学会編：食道癌取り扱い規約第 10 版補訂版．金原出版，東京，2008.

17) 小山恒男，髙橋亜紀子：食道胃接合部腺癌の内視鏡診断．胃と腸 50：1142-1151，2015

18) Siewert JR and Stein HJ：Adenocarcinoma of the gastroesophageal junction：classification, pathology and extent of resection. Dis Esoph 9：173-182, 1996

19) Jesper L, Reinhold B, Anders L, et al：Symptomatic gastroesophageal reflux as a risk factor for esophageal adenocarcinoma. N Engl J Med 340：825-831, 1999

20) DeMeester SR：Adenocarcinoma of the esophagus and cardia：a review of the disease and its treatment. Ann Surg Oncol 3：12-30, 2006

21) Kusano C, Gotoda T, Khor CJ, et al：Changing trends in the proportion of adenocarcinoma of the esophagogastric junction in a large tertiary referral center in Japan. J Gastroenterol Hepatol 23：1662-1665, 2008

22) 江頭由太郎：胃型分化型腺癌の粘液組織学的検討．日本消化器病学会雑誌 91：839-848，1994

23) Tsukamoto T, Yokoi T, Maruta S, et al：Gastric adenocarcinoma with chief cell differentiation. Pathology Int 57：517-522, 2007

24) Ueyama H, Matsumoto K, Nagahara A, et al：Gastric adenocarcinoma of the fundic gland type（chief cell predominant type）. Endoscopy 46：153-157, 2014

25) Kushima R, Sekine S, Matsubara A, et al：Gastric adenocarcinoma of the fundic gland type shares common genetic and phenotypic features with pyloric gland adenoma. Pathol Int 63：318-325, 2013

26) 関根茂樹，下田忠和，中西幸浩，他：家族性大腸腺腫症における胃底腺ポリープの腫瘍化．胃と腸 39：1121-1126，2004

27) Okada K, Fujisaki J, Kasuga A, et al：Diagnosis of undifferentiated type early gastric cancers by magnification endoscopy with narrow band imaging. J Gastroenterol Hepatol 26：1262-1269, 2011

28) Guilford P, Hopkins J, Harraway J, et al：E-cadherin germline mutations in familial gastric cancer. Nature 392：402-405, 1998

29) Charlton A, Blair V, Shaw D, et al：Hereditary diffuse gastric cancer：predominance of multiple foci of signet ring cell carcinoma in distal stomach and transitional zone. Gut 53：814-820, 2004

30) 竹内　学，小林正明，渡辺　玄，他：家族性大腸腺腫症に発生し NBI 併用拡大観察により診断可能であった微小早期胃癌の 1 例．胃と腸 47：263-269，2012

31) Worthley DL, Phillips KD, Wayte N, et al：Gastric adenocarcinoma and proximal polyposis of the stomach（GAPPS）：a new autosomal dominant syndrome. Gut 61：774-779, 2012

（吉村大輔）

8 リスク層別化による質の高い内視鏡スクリーニング

4) 十二指腸で生検すべき所見，疾患は？

はじめに

十二指腸は小腸の一部に区分され，粘膜は絨毛と陰窩からなる。一方，Brunner腺と呼ばれる粘液腺が十二指腸に特徴的であり，内視鏡診断や治療を行う上でも重要となる。パンエンドスコピーの普及により十二指腸の腺腫や早期癌の発見頻度は増加しているとはいえ，疾患の頻度の低さもあり未だ鑑別診断については不明の点が多い。さらに，生検による腺腫，早期癌の診断も容易ではなく，内視鏡診断・病理学的診断ともに他の消化管に比し課題が多い。

I 十二指腸の解剖と特徴

十二指腸の大部分は脊柱の右側に位置する。ほぼ第一腰椎の高さより存在する全長25〜30cmの短い消化管であり，球部・下行部・水平部・上行部の4区域に分かれる。組織学的には小腸の一部であり，絨毛（villi）と固有腺であるLieberkühn腺が存在する。さらに，十二指腸に特異的な粘液腺であるBrunner腺が存在する。Brunner腺は，粘膜深層から粘膜下層に認める幽門腺類似の粘液腺であり，通常球部に発達し，肛門側に向かうに伴い減少する。特に十二指腸主乳頭より肛門側で顕著に減少する。また胃や大腸に比し粘膜固有層内のリンパ管，血管が豊富である点も特徴である。他にリンパ球，形質細胞などの炎症細胞浸潤も目立ち，リンパ濾胞は表層に接し，小隆起を呈することがある。

II 十二指腸スクリーニングにおける観察手技

一般に対策型胃検診では球部までの観察が求められているが本稿では一般診療におけるスクリーニング検査も含めた解説として球部のみならず下行部以深も観察することを推奨する。

検査前に十二指腸潰瘍の既往やピロリ菌の有無について把握することにより球部変形の可能性なども念頭におき検査を始める。

球部挿入時は幽門輪の収縮や上十二指腸角との高低差により挿入が難しいことがある。愛護的にタイミングを計り，押し込むよりもスコープの一部を幽門輪に乗せ小刻みにアングル操作を行うことで球部粘膜に接触することなく挿入が可能となる。挿入後は一度スコープを幽門側に引き抜き，全体を観察する。下行部への挿入は上十二指腸角を画面右に見ながらUpアングルと右にスコープをひねることにより視野が確保される。左手のアングル操作と右手のひねり，および引く操作を協調的に行いスコープの短縮化を行う。その際，決してスコープ先端が壁に接したままの操作とならないよう管腔の真ん中を意識しつつゆっくりと操作することが重要である。水平部および乳頭部の観察を行い，スコープを徐々に抜去する。ここではアングルおよび，スコープのひねりを怠ると一気に胃内まで抜けてしまうことがある。症例に応じて観察可能な範囲での脱気，アングル操作，ひねりの協調操作を続けながら観察する。

III 通常光観察

十二指腸における通常観察では，一見して食道・胃や大腸とは異なる絨毛構造を認識することが重要である。それらの形態を意識し萎縮や腫大，胃腺窩上皮類似の粘膜構造を認めた場合には何らかの疾患の可能性を考え色素・NBI/BLI・LCIなどのImage Enhanced Endoscopyを追加する（図1）。さらには生検が必要か否かを判断することになる。直視鏡を用いた乳頭部の観察は側視鏡に比し全体像の把握は難しい，側視鏡での正常イメージを念頭に置きつつ腫大・発赤・不整・潰瘍

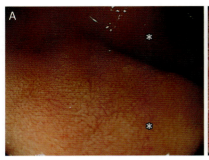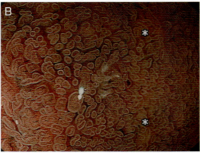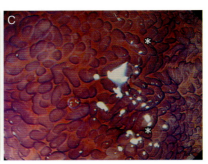

図1　十二指腸内視鏡像（球部）
　A：白色光通常観察像
　B：NBI拡大像
　C：クリスタルバイオレット染色拡大像

形成の有無などを判断する。

Ⅳ　拡大内視鏡観察

　十二指腸における拡大内視鏡像を理解する上では，絨毛の形態についての整理が重要と思われる。絨毛外形は指状，葉状，尾根状，旋回状の4型が混在してみられる[1]。これらの絨毛は隣接しているため，基部から先端部まで観察することは不可能である。したがって，大腸のような腺開口部による診断とは異なり，絨毛そのものの外形観察による診断が要求される。また拡大診断では血管観察も重要である。絨毛内部にはループ状の毛細血管が観察され，組織学的には1つの絨毛に小動脈が1～2本流入し，絨毛上端から毛細血管網を広げる。隆起性病変においては，これらのループ状の血管の口径不同や分布により良悪性の鑑別を行う。一部の陥凹性病変や表面型腫瘍ではmesh状の微小血管構造を観察できることもある。

Ⅴ　各疾患における内視鏡診断

1．腺腫，粘膜内癌

　乳頭部を除く十二指腸上皮性腫瘍の剖検例での発見頻度は1%以下であり，癌に限れば全消化管癌の0.3%程度とされる[2]。近年の内視鏡スクリーニング時の報告では発見率は内視鏡施行例の0.03%前後とされている[3,4]。男性に多く，部位別では球部または下行部に多いとする報告が多い。十二指腸腺腫の肉眼型を大腸癌取り扱い規約に準じて分類した報告によれば，ⅠsまたはⅡaの広基性隆起型が80%以上という報告[5]や93%が隆起型であり，陥凹型は7%に過ぎなかった[6]とされてきたが近年では陥凹型の報告が増加傾向にある。

　色調として病変の白色化が極めて高率であり，腺腫・早期癌に特徴的な所見である。この白色化は吸収上皮細胞内の脂肪粒の存在によるものであり，腫瘍化によるカイロミクロンの過剰な合成・分泌が要因であろうと推察している（図2）。さらにその分布と異型度の関係について白色化を病変全体に認めるentire-typeと辺縁白色にとどまるmarginal-typeに分類し，marginal-typeでは病理学的に高度異型腺腫と粘膜内癌が有意に多かったとの報告もある[7]。

　十二指腸腺腫は組織学的に腸型腺腫，胃型腺腫，Brunner腺腫に大別され，腸型が圧倒的に多い。一方，異型度の判定法として十二指腸独自の一定の基準はない。組織型としては，他の消化管よりもtubulovillous adenomaの頻度が高い。癌の組織発生ルートとしてはde novo発生，十二指腸腺腫の癌化，Brunner腺の癌化，異所性胃粘膜の癌化，迷入膵の癌化などが考えられている。確定診断は病理組織学的になされるが生検による正診率は必ずしも高くない。また高度異型腺腫と粘膜内癌との鑑別は病理学的にも困難な例も多く，形態や色調などの内視鏡所見の特徴に関しても両者を同じカテゴリーとして検討すべきであろう。

　十二指腸内視鏡治療の困難性にはいくつかの要因が考えられているが，生検により容易に線維化を生じることもあげられる（図3）。拡大内視鏡を行う意義のひとつとして腫瘍を確実に診断し，過度な生検を避けることも重要である。十二指腸上皮性腫瘍のクリスタルバイオレット染色拡大内視鏡所見はconvoluted pattern（脳回状），leaf

4）十二指腸で生検すべき所見，疾患は？

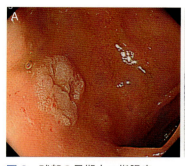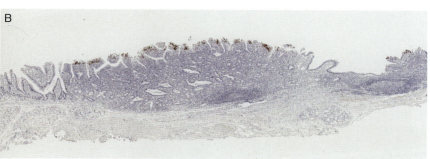

図2　球部の早期十二指腸癌
　A：腫瘍部に白色絨毛を認める。
　B：脂肪粒がAdipophilin染色により茶褐色を呈している。

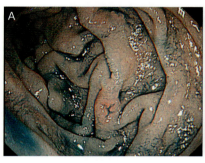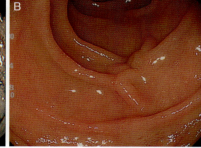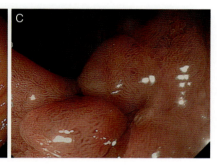

図3　下行部の腺腫
　A：インジゴカルミン散布像
　　　陥凹性病変を認める。
　B：生検後の内視鏡像
　　　ひだ集中を認め，生検前とは異なる像となっている。
　C：NBI中拡大像
　　　線維化の形成とともに病変は埋没している。

pattern（葉状），reticular/sulciolar pattern（網目状，溝状），colon like pattern，pine cone pattern（松かさ状）に分類される（図4）。すなわち腫瘍化した絨毛に癒合・分岐が認められるconvoluted pattern，ひとつひとつの絨毛が独立したleaf pattern，丈の低い腺管が密に存在するreticular/sulciolar patternが重要である。一方，表面型病変では大腸に近いpitの観察が可能な例もあり（colon like pattern），従来の大腸拡大内視鏡診断学が応用可能と思われる。またpine cone patternは胃型腫瘍に特徴的であり組織診ならびに形質の推察も期待される[8,9]。

NBIを用いた拡大内視鏡観察所見に関し，腫瘍の表面構造をhomogeneousとobscureに分け，前者は十二指腸上皮性腫瘍全例で観察されたのに対し，後者は高度異型腺腫・粘膜内癌で認められ，その陽性率は陥凹型病変で有意に高かった。また表面構造が混在するタイプは異型度が高いとの報告がある[10]。

微小表面構造に加え微小血管構築像は質的診断に寄与すると考えられる。明らかな口径不同などの所見は悪性所見の可能性が高いが現状では一定の見解はない[11]。さらに，前述のごとく十二指腸では白色化が極めて高率に認められるため，血管の観察が困難な場合があることも念頭に置く必要がある。

2．神経内分泌腫瘍（カルチノイド）

カルチノイドは内分泌腫瘍に含まれ，発育が緩徐で予後良好な腫瘍の意味に由来する。全カルチノイドのうち約7割が消化管に発生し，十二指腸は胃・直腸に次ぐ好発部位である。なかでも球部と下行部で9割を占める。2010年に改訂されたWHO分類では神経内分泌への分化を示す全ての腫瘍をneuroendocrine tumor（NET）と総称し，核分裂像とKi-67 indexによる増殖能に基づいてG1，G2，neuroendocrine carcinoma（NEC）に分類されている。カルチノイドのほとんどはG1

8. リスク層別化による質の高い内視鏡スクリーニング

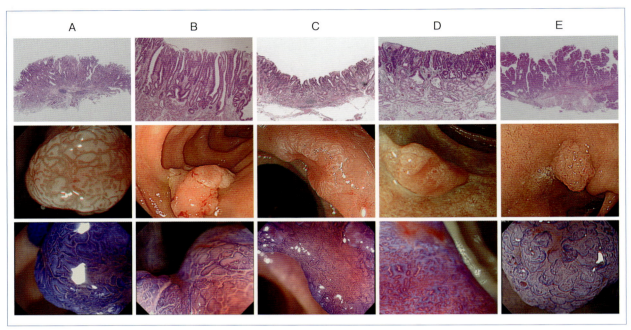

図4 クリスタルバイオレット染色による十二指腸腫瘍拡大内視鏡所見
　　A：convoluted pattern（脳回状）
　　B：leaf pattern（葉状）
　　C：reticular/sulciolar pattern（網目状，溝状）
　　D：colon like pattern
　　E：pine cone pattern（松かさ状）

に相当する。粘膜深層から発生する腫瘍であるため，内視鏡的には粘膜下腫瘍の形態を呈し，立ち上がりはなだらかでやや黄色調の色調を呈する。

3．悪性リンパ腫

　消化管悪性リンパ腫のうち十二指腸に好発し鑑別が重要なものは濾胞性リンパ腫である（図5）。消化管原発悪性リンパ腫の中で濾胞性リンパ腫の占める割合は1〜3％と比較的稀とされてきた。しかしながら，近年スクリーニングの上部消化管内視鏡検査にて下行部に白色顆粒状病変として発見される例が多くなっている。内視鏡所見はこの白色顆粒が特徴的であり，鑑別は比較的容易と思われるが，生検を行いヘマトキシリン・エオジン染色に各種免疫染色を加味することで確定診断に至る。

4．粘膜下腫瘍

　十二指腸粘膜下腫瘍として，良性疾患では脂肪腫，リンパ管腫，異所性膵，gangliocytic paraganglioma などが，悪性では GIST，平滑筋肉腫などが発生する。

　脂肪腫は消化管良性腫瘍の4％を占めるとされ，臓器別では大腸が最も多く，十二指腸は約4％程度で稀である。下行部に発生することが多い。内視鏡所見は無茎から有茎性の粘膜下腫瘍でやや黄色調を呈する。基本的に経過観察となるが出血や腹痛を生じる場合には治療対象となる。十二指腸リンパ管腫は消化管の非上皮性腫瘍の0.9〜2.9％と言われ，稀である。形態は半球状，囊腫状，有茎性など様々で，黄白〜白色調を呈する。発生部位は下行部が多い。gangliocytic paraganglioma は傍乳頭部に好発する良性腫瘍である。表面は結節状あるいは，顆粒状を呈する。有茎性の例も多く，内視鏡治療例の報告が散見される。

　GIST は間葉系腫瘍の8割を占めるとされ，発生部位は胃が60〜70％，小腸が20〜30％，十二指腸は5％と稀である。GIST の治療方針としては核分裂像と腫瘍径を組み合わせたリスク分類が示されている。

5．腫瘍様病変

　十二指腸腫瘍の内視鏡診断には非腫瘍性隆起性病変を熟知することが重要である。非腫瘍性病変

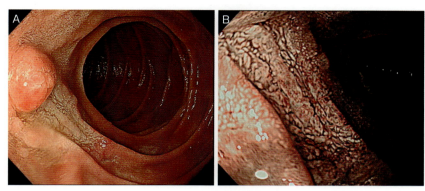

図5　濾胞性リンパ腫
　A：白色光通常観察像
　　　十二指腸主乳頭周囲に白色の顆粒状絨毛を認める。
　B：NBI中拡大像
　　　病変はより白色絨毛が明瞭となる。周囲との境界は不明瞭である。

の頻度は下行部では腫瘍性病変と同程度であるが，球部では非腫瘍性病変が多い。味岡ら[12]の集計では，球部の腫瘍状病変のうち異所性胃粘膜が52.8％，ブルンネル腺過形成が22.2％と極めて高率である。

1）異所性胃粘膜

異所性胃粘膜は，①胃表層上皮のみの化生によるもの，②幽門腺に壁細胞や稀に主細胞を混じ迷入より化生と考えるもの，③胃底腺を伴う真の迷入によるものに分類し，③が狭義の異所性胃粘膜としている。一方，内視鏡所見から，①半球状の小隆起が散在するもの（球状隆起散在型），②平盤状隆起が集簇したもの（集簇隆起型），③隆起の表面にびらんを伴うもの（びらん隆起型），④微細顆粒が散在するもの（顆粒隆起型）の4型に分類し，集簇隆起型は狭義の異所性胃粘膜，びらん隆起型と顆粒隆起型は胃化生に合致し，球状隆起散在型ではいずれの組織型も存在すると報告されている[13]。異所性胃粘膜を拡大観察すると，絨毛構造に乏しく胃腺窩上皮に酷似したドーナツ模様や胃小溝模様が観察され，診断に極めて有用である。

2）ブルンネル腺過形成

ブルンネル腺腫と診断されていた病変の多くは，組織学的にブルンネル腺過形成である。過形成は正常なブルンネル腺と比較しても異型のない腺組織の増殖性病変であり，平滑筋隔壁により分葉構造を呈するブルンネル腺の結節性増生から形成されている。これに対し，真のブルンネル腺腫とは，正常のブルンネル腺とは明らかに異なる組織異型を示し，組織像と細胞内粘液の特性からブルンネル腺由来と想定される腫瘍性病変である。しかしながら両疾患の鑑別は現在も容易ではない。ブルンネル腺過形成は，内視鏡的には球部に好発する無茎ないし有茎性の粘膜下腫瘍様の形態をとることが多く，約10％に腺開口部を認める。通常は経過観察を行うが，出血例に対する内視鏡治療を行うこともある。

3）粘液分泌型ポリープ

内視鏡的特徴として，直径1cm以下の半球状隆起を呈する，頂部に開口部を持ち透明で粘調度の高い粘液を分泌する，開口部の内腔には大小不同の絨毛状突起を認める，表面は小腸上皮に覆われているが内腔に胃上皮を有している，ポリープ内腔へブルンネル腺が開口している。などがあげられる。開口部の大きさおよび，胃上皮の分布により内視鏡所見はⅠからⅣ型に分類される[14]。悪性化の報告はなく治療の必要はない。

4）異所性膵

球部から主乳頭口側の下行部に好発する膵組織を含有する腫瘍状病変である。組織学的分類としてHeinrichの分類が用いられている。すなわち，膵のランゲルハンス島，腺房細胞，導管すべてを有するⅠ型，ランゲルハンス島を欠くⅡ型，導管と平滑筋線維増生のみからなるⅢ型に大別される。内視鏡像は粘膜下腫瘍の形態を呈し，頂部には陥凹を呈することが多い。超音波内視鏡による診断が有用であり，第3層〜4層に主座を置く境界不明瞭で内部不均一な低エコー腫瘤として描出される。通常，無症状であり経過観察されるが，

8. リスク層別化による質の高い内視鏡スクリーニング

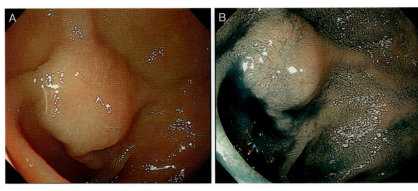

図6　異所性膵
　　A：白色光通常観察像
　　　　十二指腸下行部に平坦な粘膜下腫瘍様隆起を認め，生検にて異所性膵と
　　　　診断した。
　　B：インジゴカルミン散布像

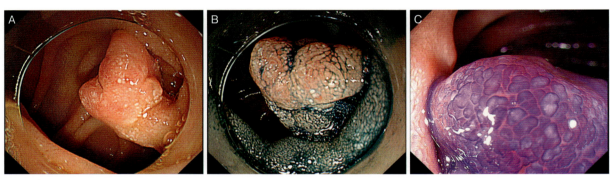

図7　過誤腫
　　A：白色光通常観察像
　　　　上十二指腸角に結節状の隆起性病変を認める。
　　B：インジゴカルミン散布像
　　C：クリスタルバイオレット染色拡大像
　　　　絨毛外径の拡張を認める。

稀に出血や膵炎を合併することがある（図6）。

5）Peutz-Jeghers型ポリープ

　Peutz-Jeghers症候群に認められるポリープと同様の粘膜筋板増生と上皮過形成を特徴とする孤在性隆起であり，過誤腫の一種である。約半数が下行部に発生し，有茎性または亜有茎性の形態を呈する。色調は白色，褪色，発赤調と様々である。表面構造も脳回状（convoluted pattern）または葉状（leaf pattern）を呈し，腺腫と類似する例も多いが表面構造の組織密度が腫瘍に比し低いことで鑑別する（図7）。

文　献

1) 稲土修嗣, 田中三千雄, 佐々木博：ヒト十二指腸の絨毛形態に関する研究―正常例における実体顕微鏡的観察．日消誌 83：1444-1454, 1986
2) 斎浦明夫, 山本順司, 山口俊晴：比較的まれな腫瘍の診断と治療II　十二指腸癌．癌と化療 31：327-330, 2004
3) 稲土修嗣, 前田宜延：十二指腸上皮性腫瘍の臨床診断と治療　腺腫・癌．胃と腸 46：1604-1617, 2011
4) 満崎克彦, 福永久美, 采田憲昭, 他：胃内視鏡検診にて発見された十二指腸腺腫の臨床病理学的検討．日消がん検診誌 46：378-385, 2008
5) 川元健二, 牛尾恭輔, 井野彰浩, 他：腫瘍性, 腫瘍様十二指腸小病変の診断．胃と腸 36：1507-1527, 2001
6) 藤澤貴史, 友藤喜信, 黒田信稔, 他：腺管絨毛腺腫を伴う早期十二指腸癌の1例―本邦報告例249例の臨床病理学的検討―．Gastroenterol Endosc 37：2768-2775, 1993
7) Yoshimura N, Goda K, Tajiri H, et al：Endoscopic fetures of Nonampullary Duodenal Tumors with Narrow-band Imaging. Hepato-Gastroenterology 57：462-467, 2010

8) Endo M, Abiko Y, Oana S, et al：Usefulness of endoscopic treatment for duodenal adenoma. Dig Endosc 22：360-365, 2010

9) 遠藤昌樹, 松本主之, 菅井　有：十二指腸腫瘍の診断と治療. Gastroenterological Endoscopy 56：3763-3774, 2015

10) Kikuchi D, Hoteya S, Iizuka T, et al：Diagnostic algorithm, of magnifying endoscopy with narrow band imaging for surperficial non-ampullary duodenal epithelial tumors. Dig Endosc 26：16-22, 2014

11) Tsuji S, Doyama H, Tsuji K, et al：Preoperative endoscopic diagnosis of superficial non-ampullary duodenal epithelial tumors, including magnifying endoscopy. World J Gastroenterol 21：11832-11841, 2015

12) 味岡洋一, 渡辺英伸, 成沢林太郎, 他：十二指腸の腫瘍・腫瘍様病変の病理. 胃と腸 28：627-638, 1993

13) 中井久雄, 田辺　聡, 小泉和三郎, 他：胃型被覆上皮を伴った十二指腸隆起性病変の診断. 胃と腸 36：1499-1506, 2001

14) 田中三千雄, 藤倉信一郎, 斎藤清二, 他：十二指腸における粘液分泌型ポリープ（mucus secreting polyp）. Gastroenterol Endosc 22：247-260, 1980

（遠藤昌樹）

9 色素内視鏡，画像強調内視鏡，拡大内視鏡のエッセンス

1) BLI，LCI

I レーザー内視鏡システムでのルーチン観察

　レーザー光を光源とした内視鏡システムLASEREO® が2012年に富士フィルム社により開発された。白色光用のレーザー（450nm前後）と狭帯域光用レーザー（410nm前後）の2種類を照射しており，狭帯域光観察はBlue Laser Imaging（BLI）モードとそれよりやや明るいBLI-brightモードでの観察が可能である（図1）[1]。BLIモードでは拡大観察により微細表面構造や微小血管の観察が可能で，BLI-brightモードは非拡大観察でも画像の明るさと色調のコントラストの向上を両立させている。BLIの色彩強調は3段階（C1，C2，C3）に変更でき，上部消化管はC1，下部消化管はC2が観察に適している。一方，構造強調はAモードおよびBモードがあり，おのおの0～8までの設定が可能である。また，Linked Color Imaging（LCI）はBLI-brightモードと同じ波長の照射で得られた画像を色変換処理したモードで，明るく白色光観察White light imaging（WLI）に近い色合いで赤色の色調差を強調して観察できる（図2）。WLI，BLI，BLI-bright，LCIの各モードへは手元のボタン操作のみで瞬時に切り替えられる。

　汎用スコープや経鼻スコープを使用した画像強調による上部スクリーニング検査では，咽喉頭，食道はBLI-brightやLCIで挿入観察し，胃と十二指腸はLCIでの観察が適している（図3）。

II BLI拡大観察

　拡大スコープでは，BLIまたはBLI-brightモー

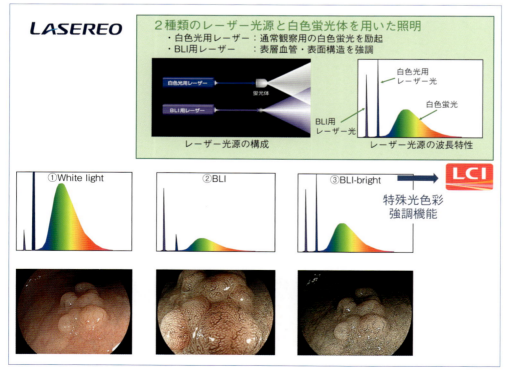

図1　LASEREO レーザー光源の波長特性

1) BLI, LCI

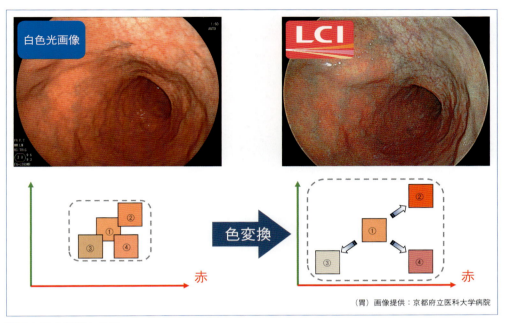

図2 LCIの処理と効果

(胃)画像提供:京都府立医科大学病院

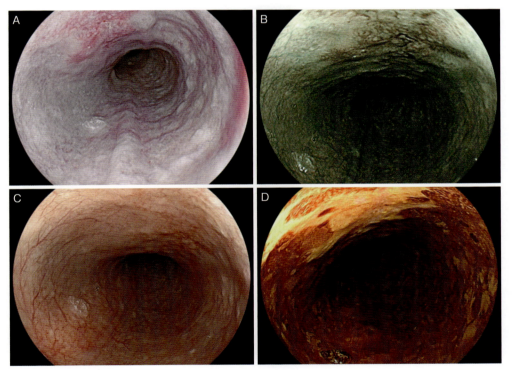

図3 表在型食道癌
    A:LCI
      LCIで挿入し中部食道前壁に発赤病変を認めた。
    B:BLI-bright
      同部位はbrownish areaとなる。
    C:WLI
      周囲よりわずかに発赤を呈する程度。
    D:WLIヨード染色
      不染帯となりpink color signも認めた。

9. 色素内視鏡，画像強調内視鏡，拡大内視鏡のエッセンス

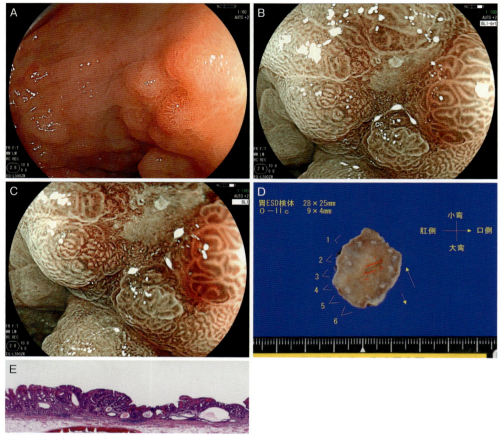

図4　早期胃癌
　A：WLI
　　前庭部小彎後壁に周囲に反応性隆起を伴った発赤陥凹を認める。
　B：BLI-bright（中拡大）
　C：BLI（中拡大）
　　びらん周囲に小さく不整な表面構造が観察される。
　D：ESD切除標本
　　9×4mm 0-Ⅱc，Tubular adenocarcinoma（tub1），pT1a，UL（－），ly（－），v（－），pHM（－），pVM（－）．
　E：病理組織像（HE染色）
　　細かな極性の乱れた異型腺管が腺管を形成しつつ増殖する。この浅く細かな構造も無構造とはならずに拡大観察でしっかり描出された。

ドにより光学拡大で最大135倍程度まで拡大観察が可能である。拡大倍率はモニターの右上にバー表示されるが，7段階中3段階目（約60倍程度）の中拡大から5段階目（約90倍程度）の強拡大観察でピントが合わせやすい。食道では乳頭内血管や微小血管，胃や十二指腸では微細表面構造と微小血管から診断するNarrow band imaging（NBI）での診断学に基づいて診断可能である。NBIとの違いは，微細表面構造の描出により優れている点で，浅く密な腺窩を形成する病変でも無構造とはならずに微小な表面構造として観察される（図4）。また，われわれの検討では，BLIではNBIに比較して少し深い血管まで描出されている可能性が高く，同一病変でもNBIとBLIでは異なった拡大所見を呈することを時に経験する（図5）[2]。

Ⅲ　LCIでの胃炎診断と胃癌スクリーニング

2013年にH.pylori陽性胃炎に対する除菌治療が保険適用となって以後，H.pylori感染の有無をスクリーニング内視鏡で診断できる目が必要になった。H.pylori感染粘膜の診断に最も重要な所見は，びまん性発赤である[3]。LCIでは未感染や

1) BLI, LCI

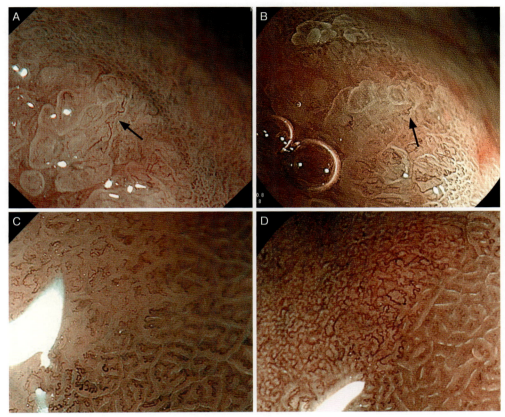

図5 NBIとBLIでの拡大像の比較
A：NBI
B：BLI-bright
　NBIで観察される血管は一部しか観察されない。
C：NBI
D：BLI
　NBIよりも微小血管が連続して明瞭に観察される。

除菌後でびまん性発赤がない場合は黄白色から杏子色（white apricot），現感染粘膜は発赤が強く，唐紅色（crimson）という特徴的な赤色を呈することが多い（図6）[4]。びまん性発赤を評価する部位は胃底腺領域の非萎縮粘膜で，送気を十分に行い，ひだの間を観察する。萎縮部位では評価しない（図7）。

さらに胃炎診断に生かされるLCIの利点は腸上皮化生の診断である。

WLIで視認できる腸上皮化生は，前庭部に好発する灰白色の半隆起で，いわゆる特異型の腸上皮化生であるが，その頻度は低い[5]。われわれは，LCIの使用経験から，腸上皮化生が特徴的なラベンダー色に観察されることに着目した[6]。前庭部の腸上皮化生はWLIでは橙色と淡い赤色の粘膜がモザイク状粘膜や，白色あるいは半透明の小隆起として観察されることが多いが，特に前者はWLIのみでは腸上皮化生と断定できない（図8A）。LCIに切り替えると，腸上皮化生部はラベンダー色に観察される（図8B）。これは，NBIやBLIで腸上皮化生が青白色斑として観察されるのと同様の現象と考えられる。Light blue crest（LBC），脂肪が沈着した白色不透明物質（White opaque substance：WOS）や腺窩辺縁上皮の白色化（Marginal turbid band：MTB）が青白色斑を形成する[7〜9]（図8C）。また，腸管蠕動抑制薬であるミンクリア®を前庭部に散布すると，製剤に添加物として含まれる脂肪酸が腸上皮化生粘膜（吸収上皮）に吸収されラベンダー色がより強調されて観察される症例も存在する（図9）。

粘膜病変の発見はわずかな発赤や褪色所見が診断契機となるため，粘膜色調の特に赤色の濃淡を強調して観察できるLCIはルーチン検査での病変の拾い上げに有用である[10]。胃癌リスクの高

9. 色素内視鏡，画像強調内視鏡，拡大内視鏡のエッセンス

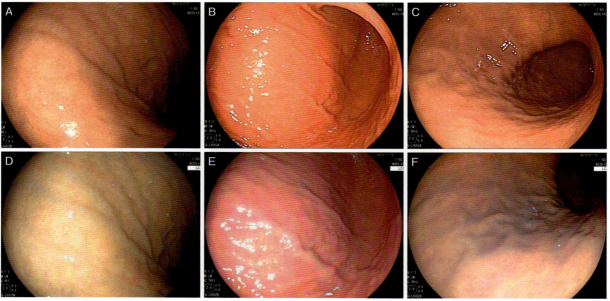

図6 *H.pylori* 感染状態別体部 LCI 画像
上段：WLI，下段：LCI
A，D：*H.pylori* 未感染粘膜
B，E：*H.pylori* 現感染粘膜
C，F：*H.pylori* 除菌後粘膜

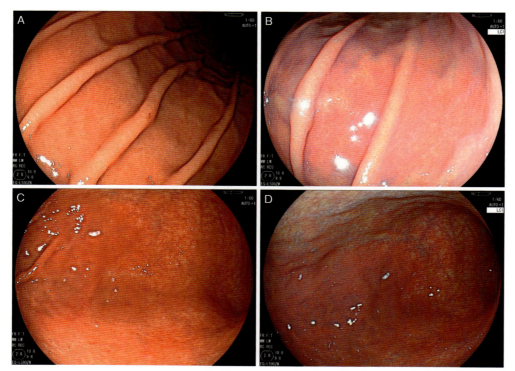

図7 LCI でのびまん性発赤の観察部位
A，B：萎縮のない胃底腺領域でひだの間を観察。
C，D：萎縮部位は評価しない。

1) BLI, LCI

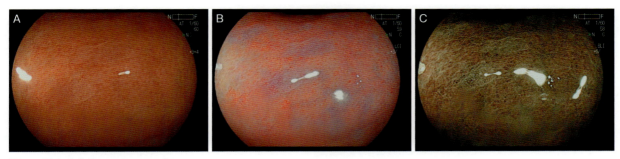

図8 腸上皮化生のLCI, BLI像
　　A：WLI
　　　前庭部小彎に半透明の小隆起を認める。
　　B：LCI
　　　同部位は淡いラベンダー色に観察される。
　　C：BLI
　　　白色不透明物質（wos）を伴った青白色斑として描出される。

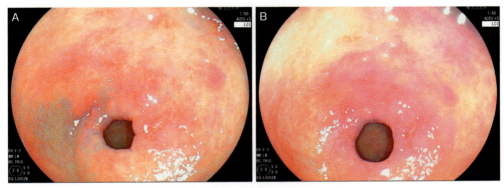

図9 ミンクリア®散布による腸上皮化生の明瞭化
　　A：ミンクリア®散布前
　　B：ミンクリア®散布後

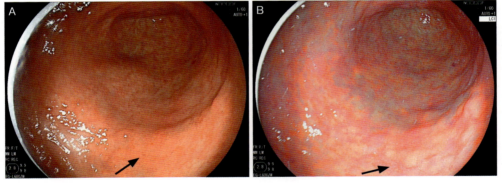

図10 早期胃癌のLCI像
　　A：WLI
　　　前庭部大彎にわずかに褪色調の扁平な隆起性病変を認める。
　　B：LCI
　　　同部位は腫瘍の褪色と背景の腸上皮化生によるラベンダーのコントラストが強調され
　　　て視認しやすくなる。

い粘膜は萎縮や腸上皮化生が強い粘膜，胃癌は萎縮部や萎縮境界に発見されやすい．また，胃癌はその血流量を反映し，様々な赤色を呈するが，LCIでは胃の萎縮部位はより白色調に，腸上皮化生はラベンダー色に観察されるため，背景色とのコントラストにより明瞭に観察されやすい[11]（図10）。

9．色素内視鏡，画像強調内視鏡，拡大内視鏡のエッセンス

文　献

1）田尻久雄監修：NBI/BLI アトラス．加藤元嗣，田中信治，斎藤　豊，他，編，日本メディカルセンター，東京，2013

2）宮本秀一，加藤元嗣，坂本直哉：ブタ胃を用いた BLI・NBI による描出血管の検討．Gastroenterological Endoscopy 57：2041, 2015

3）Kato M, Terao S, Adachi K, et al：Changes in endoscopic findings of gastritis after cure of H.pylori infection：multicenter prospective trial. Dig Endosc 25：264-273, 2013

4）Dohi O, Yagi N, Onozawa Y, et al：Linked color imaging improves endoscopic diagnosis of active Helicobacter pylori infection. Endosc Int Open 4：E800-805, 2016

5）Kaminishi M, Yamaguchi H, Nomura S, et al：Endoscopic classification of chronic gastritis based on a pilot study by the Research Society for Gastritis. Dig Endosc 14：138-151, 2002

6）小野尚子，加藤元嗣，坂本直哉，他：白色光と LCI（Linked color imaging）での腸上皮化生の色差

画像強調観察による胃癌高リスク粘膜の評価．Gastroenterological Endoscopy 58：679, 2016

7）Uedo N, Ishihara R, Iishi H, et al：A new method of diagnosing gastric intestinal metaplasia：narrowband imaging with magnifying endoscopy. Endoscopy 38：819-824, 2006

8）Yao K, Iwashita A, Nambu M, et al：Nature of white opaque substance in gastric epithelial neoplasia as visualized by magnifying endoscopy with narrowband imaging. Dig Endosc 24：419-425, 2012

9）An JK, Song GA, Kim GH, et al：Marginal turbid band and light blue crest, signs observed in magnifying narrow-band imaging endoscopy, are indicative of gastric intestinal metaplasia. BMC Gastroenterol 27：169, 2012

10）Fukuda H, Miura Y, Hayashi Y, et al：Linked color imaging technology facilitates early detection of flat gastric cancers. Clin J Gastroenterol 8：385-389, 2015

11）Ono S, Abiko S, Kato M, et al：Linked color imaging enhances gastric cancer in gastric intestinal metaplasia. Dig Endosc in press, 2016

（小野尚子）

9 色素内視鏡，画像強調内視鏡，拡大内視鏡の エッセンス

— 2）NBI

はじめに

　画像強調観察（Image-Enhanced Endoscopy：IEE）は消化管粘膜の形態や機能の違いを強調し観察する検査法である。消化管の早期癌は形態や色調の変化が軽微なため，その発見と良悪性の鑑別，境界・深達度診断に対する画像強調観察の有用性が多数報告されており，消化管内視鏡検査における必須の検査法となっている。スクリーニング検査において画像強調観察法は余剰であるかもしれないが，新たな内視鏡装置は光デジタル法が標準装備されていたり，近接観察で拡大内視鏡の所見を応用できたりと，その知識と適切な使用はスクリーニング検査の質をより高めると考えられる。

　画像強調観察は，光学法，デジタル法，光デジタル法，色素法に亜分類され，使用法や診断法にそれぞれ特徴がある。本稿では，現在最も汎用されている色素法と光デジタル法に分類される狭帯域光観察法のひとつである Narrow Band Imaging（NBI）を中心に，その特徴と使用法を概説する。また，拡大観察の方法とコツに関しても概説する。最近は Blue LASER imaging や iScan Optical Enhancement など，NBI と同様の短波長の狭帯域光を用いる検査機器が発売され，同じ原理を適用できると考える。

I　色素法

　色素法を行う際は，事前に表面に付着した粘液や残渣を十分に除去することが重要である。スクリーニング検査であっても色素法を行う可能性があれば，粘液除去の前処置が望ましい。検査前にプロナーゼ溶液（プロナーゼ MS〈科研製薬〉またはガスチーム〈太田製薬〉2万単位に重層 1gを加え，10倍に希釈したガスコン液〈ガスコン・ドロップ，キッセイ薬品工業〉80〜100mL に溶解）

を服用すると良い。粘液の付着が残存している場合は，希釈したガスコン液で直接洗浄する。色素法では散布した色素が粘膜表面に接することが重要であり，粘液除去が不十分な粘膜の上に色素を散布すると粘膜自体の性状を正確に評価できず，誤診を招くことがある。

　色素法はその機序によって，コントラスト法，染色法，色素反応法に分類される（表1）。以下に，それぞれの色素法の使用法と特徴を説明する。

1．ヨード染色法

　色素反応法に分類され，ヨード・グリコーゲン反応を利用した染色法である。正常の食道扁平上皮にヨード染色を行うと，ヨードがグリコーゲン顆粒と反応し，茶色に染色される。異型上皮やがんでは，正常上皮に比べてグリコーゲン顆粒の量が少ないため不染域となる（図1）。不染域が境界明瞭で不整形であれば癌の疑いが強く，さらにその不染部が時間経過（2〜3分）によりピンク色に変化する Pink color sign を認めると，高異型度腫瘍〜癌の可能性が高くなる[1]。一方で，5mm 以下の円形〜類円形の不染部や不染部の表面にわずかな茶色の粘膜模様が残っている場合は癌の可能性は低くなる。

　当院ではヨード液（複方ヨード・グリセリン，丸石製薬：ヨード 1.2%）を 3%酢酸バッファー液で 2倍希釈した 0.6%ヨード液を 10〜20mL 準備し，チューブ（ファイン・ジェット，S2816，トップ）で散布している。高濃度のヨード液を散布すると強い刺激となるだけでなく，数日後に表層の癌が部分的に脱落し，内視鏡治療時に癌の存在範囲がわかりにくくなることがあるため濃度調整には注意が必要である。頸部食道は誤嚥や咳反射を誘発する恐れがあるため，原則として散布しない方が良い。ヨードによるアナフィラキシーの恐れがあるため，ヨード過敏がある場合は注意する。ヨードによる胸焼けや違和感を緩和するために検

9. 色素内視鏡，画像強調内視鏡，拡大内視鏡のエッセンス

表1　上部消化管における代表的な色素法

	色素剤	使用濃度	作用機序	代表的な適応疾患
コントラスト法	インジゴカルミン	0.04～3.0%	色素が陥凹部にとどまることで，粘膜表面の凹凸を強調し，病変の形態や輪郭を明瞭化する。	早期胃癌の広がり診断，質的診断
	酢酸インジゴカルミン（AIM）	0.4%インジゴカルミン10mL＋1.5%酢酸15mL＋水15mL	腫瘍性病変は色素をはじく領域として認識される。	早期胃癌の広がり診断，質的診断
染色法	メチレンブルー	0.05～1.0%	吸収上皮（腸上皮化生）が色素を取り込み染色されることを利用する。通常，がんは染色されない。	腸上皮化生・Barrett上皮の診断，早期胃癌の広がり診断
	クリスタルバイオレット	0.05%	被覆上皮を染色する。不染部として描出されるPitの形態を観察する。	Barrett食道癌の診断
色素反応法	ヨード	0.6～3.0%	扁平上皮の有棘細胞層に存在するグリコーゲン顆粒とヨードが反応し，変色することを利用する。がんは不染域となる。	食道癌の存在診断，広がり診断
	コンゴーレッド	0.3%	色素がph3以下で赤色から黒青色に変色することを利用する。酸分泌能が低下している領域は赤色のままである。	酸分泌領域・腸上皮化生の診断，早期胃癌の広がり診断

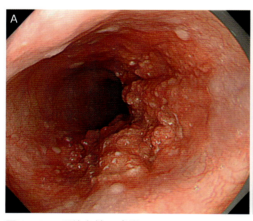 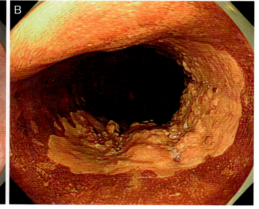

図1　ヨード染色法：食道
　A：白色光
　　　胸部中部食道に発赤調の0-I型表在食道癌を認める。
　B：0.6%ヨード染色
　　　病変の境界が明瞭となる。

査終了時に10%チオ硫酸ナトリウム（デトキソール，日医工）を散布するとよい。

2．インジゴカルミン法

　コントラスト法に分類され，粘膜に吸収されない青色色素（インジゴカルミン）が粘膜の陥凹部に溜まることで，病変の形態や表面の微細な凹凸を強調して観察する方法である。胃の観察時に汎用されており，微小病変や平坦病変の拾い上げや質的診断に有用であるほか，癌の境界を明瞭にするため範囲診断に有用である。また，台状挙上などの深達度診断に寄与する所見も明瞭となる。
　当院では，市販されている0.2%インジゴカルミン液（マイラン製薬）を検査の目的に応じて適

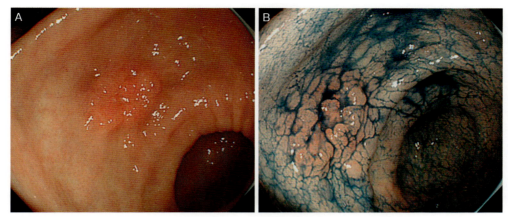

図2　インジゴカルミン（濃い濃度）：胃
　A：白色光
　　　前庭部小彎に発赤調の陥凹性病変を認める。
　B：0.2％インジゴカルミン
　　　病変の境界が明瞭になる。

宜調製して使用している。濃い濃度（0.1〜0.2％）は，病変の精査や粘膜の微細表面構造の近接観察・拡大観察など局所を強調して観察したい場合に適している。局所の観察に用いる場合は，注射シリンジで鉗子口から注入し散布するが，病変周囲にも十分に散布して周囲粘膜との性状の違いを評価することが重要である（図2）。薄い濃度（0.04％：5倍希釈）は，病変の拾い上げに適しており，胃全体を観察したい場合に用いる。散布チューブを使用して全体にまんべんなく噴霧する。

3．酢酸インジゴカルミン混和（Acetic acid-Indogo carmin Mixture, AIM）法

　コントラスト法と色素反応法を組み合わせた染色法であり，酢酸が癌と特異的に反応し，インジゴカルミンによる癌と正常粘膜のコントラストを増強する。2006年にKawaharaらにより開発され，AIMと命名されている。現法では0.4％インジゴカルミン液（第一三共）10mLに1.5％酢酸15mL，水15mLを加えて精製されている[2]。注射シリンジを用いて病変とその周囲に散布する。AIMを散布すると腫瘍性病変は青色色素をはじく領域として認識され，早期胃癌やバレット食道腺癌の範囲診断に有効である。特に早期胃癌では時間経過（1〜2分）すると，癌の範囲が赤色調に変化することが多く，境界がより明瞭になる（図3）。癌部と非癌部では酸に対する粘液の産生性が異なることが色調変化や色素の付着の差異の原因ではないかと推測されている。

II　NBI

1．原理

　白色光のうち短波長光は粘膜表面の，長波長光は粘膜深部の情報を反映する。白色光はR（Red：赤），G（Green：緑），B（Blue：青）の異なる波長の光を含んでおり，Rは長波長帯域，Gは中間波長帯域，Bは短波長帯域に分類される。NBIは，観察光の帯域をヘモグロビンの吸収特性に合わせてBとGの一部帯域（405〜430nm：B，525〜555nm：G）に制限して照射することで，粘膜表層の表面構造と血管構築を強調して観察する方法である。

2．咽頭・食道

　咽頭・食道の表在癌の拾い上げにNBIが有用であることは，武藤らによる多施設研究で報告されており[3]，咽頭・食道癌のハイリスク患者ではスコープの挿入時もしくは抜去時にNBIで観察することが望ましい。また，表在食道癌の深達度診断には拡大内視鏡を用いた微小血管観察の有用性が報告されており，近年，食道学会分類が用いられている[4]。詳細は他稿を参照していただきたい。

3．胃

1）拾い上げ診断

　従来のNBIは画面が暗く遠景で胃内全体の観

9. 色素内視鏡，画像強調内視鏡，拡大内視鏡のエッセンス

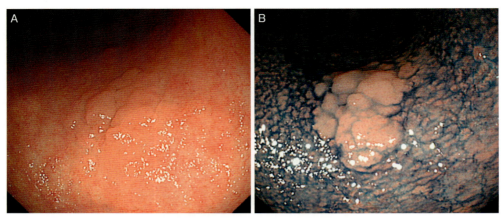

図3 AIM：胃（岡山大学病院より提供）
A：白色光
体下部小彎に境界不明瞭な扁平隆起性病変を認める。
B：AIM
病変は軽度発赤調となり，境界が明瞭になる。

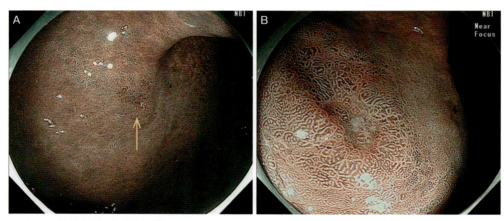

図4 GIF-HQ290のNBI画像
A：遠景（矢印）
色調の変化が認識できる。
B：近景
DL＋ 0-IIc 早期胃癌。

察が不十分になりうるため，早期胃癌の拾い上げは白色光観察が基本である。最近，第二世代NBI（EVIS LUCERA ELITEシステム）が登場し，明るさが向上したことで遠景での観察が可能となった。NBI非拡大観察が早期胃癌の拾い上げに有用かどうかを評価する，多施設ランダム化比較試験（UMIN000014503）が現在進行中である（図4）。

2）質的診断・範囲診断

胃病変において，NBIは拡大観察を併用することで主に早期胃癌の質的診断や範囲診断に用いられている。胃粘膜をNBIで拡大観察すると，微小血管構築像（V：micro-vascular pattern）と粘膜微細表面構造（S：micro-surface pattern）が視覚化される。八尾らは，早期胃癌のNBI拡大内視鏡所見を系統的に解析し，VS classification systemを診断体系として提唱している（図5～7）[5,6]。VS classification systemではmicro-vascular pattern，micro-surface patternとDemarcation line（DL）を独立して別々に分析する。Micro-vascular patternとmicro-surface patternは，形態や走行，分布や配列から，規則的（regular），不規則（irregular），観察できない（absent）と判定する。DLは，病変と非病変部のmicro-vascular patternまたはmicro-surface patternの違いにより認識される境界線のことであり，DLの有無を判定する（図8）。Irregular micro-vascular patternとDLを認めるか，または，Irreg-

2) NBI

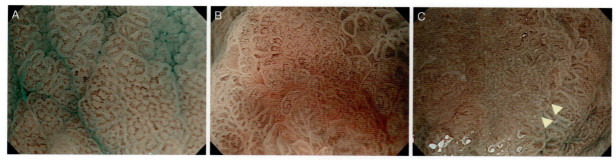

図5　VS classification：micro-vascular pattern（文献6より引用改変）
　A：Regular
　　（1）微小血管の形態は均一で，規則的なループ（閉鎖性もしくは開放性）を呈する．
　　　　微小血管がnetworkを形成している場合としていない場合がある．
　　（2）口径不同，大小不同はない．
　　（3）分布は対称性，配列は規則的である．
　B：Irregular
　　（1）微小血管の形態は不均一で，多様な形態（閉鎖性ループ，開放性ループ，蛇行，分岐状，
　　　　いびつ）を呈する．微小血管がnetworkを形成している場合としていない場合がある．
　　　　同じ病変内でも個々の血管の形態に不均一性がある（病変内に互いに同じ血管がない）．
　　（2）口径不同，大小不同がある．
　　（3）分布は非対称性，配列は不規則である．
　C：Absent
　　（1）微小血管が視認できない．

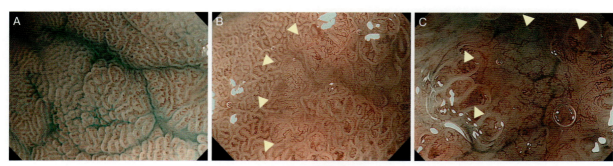

図6　VS classification：micro-surface pattern（文献6より引用改変）
　A：Regular
　　（1）粘膜表面微細構造（腺窩辺縁上皮，腺開口部形態，窩間部，粘膜白色不透明物質，
　　　　腸上皮の刷子縁）の形態は規則的で，均一である．
　　（2）幅や長さは一定である．
　　（3）分布は対称性，配列は規則的である．
　B：Irregular
　　（1）粘膜表面微細構造は不規則な形態を呈する．病変内で個々の構造に類似がなく，
　　　　不均一であり多様性に富む．走行や方向性も不規則で，中断や途絶を認める．
　　（2）幅や長さは一定ではない．
　　（3）分布は非対称性，配列は不規則である．
　C：Absent
　　（1）粘膜表面微細構造がいずれも視認できない．

ular micro-surface patternとDLを認めた場合は癌と診断する．

　近年，VS classification systemを含めた早期胃癌の拡大内視鏡診断アルゴリズム（Magnifying Endoscopy Simple Diagnostic Algorithm for Gastric cancer：MESDA-G)が報告されている（図9)[7]．MESDA-Gでは，早期胃癌が疑わしい病変を認めた場合には，まずDLの有無を評価することが推奨されている．DLを認めない場合は非癌と診断し，DLを認めた場合は次のステップでmicro-vascular patternとmicro-surface patternを評価して，いずれかにirregularな所見を認めた場合，癌と診断する．MESDA-Gは拡大内視鏡での診断アルゴリズムであるが，非拡大観察でも

9. 色素内視鏡，画像強調内視鏡，拡大内視鏡のエッセンス

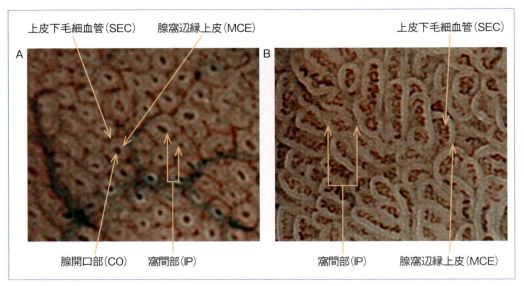

図7 胃体部粘膜／幽門腺粘膜の微細構造（文献6より引用改変）
　　A：体部粘膜
　　B：幽門腺粘膜

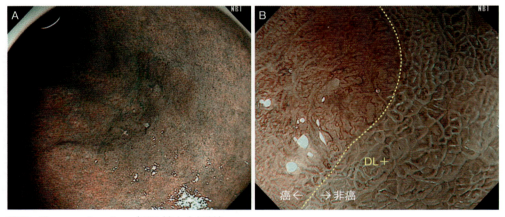

図8 Demarcation line（NBI拡大内視鏡）
　　A：遠景・NBI非拡大
　　　色調の変化を認める。前壁側は非拡大では境界が不明瞭である。
　　B：NBI強拡大
　　　明瞭なDLを認識できる。左側はmicro-vascular pattern，micro-surface patternともにirregularで，癌と診断する。

DLや表面構造はある程度評価できるため応用が可能である。

MESDA-Gは正診率95％，陽性的中率79％，陰性的中率99％[8]が期待される精度の高いアルゴリズムであるが，限界もある。特に未分化型腺癌などでは粘膜表層に非腫瘍上皮が残存しているために，診断が困難なことがある。内視鏡画像での確診度が低い場合は生検結果も加味し，診断することが重要である。

また，NBI拡大は病変の範囲診断にも有用である。長浜らの検討では，色素法で範囲診断が困難であった早期胃癌のうち約70％の症例が，NBI拡大内視鏡で診断可能であったと報告されており[9]，内視鏡治療前に色素法で範囲診断困難な病変にはNBI拡大での観察が診断能の向上に有用である。

3）実際の観察方法

拡大内視鏡を用いる場合は，全例で黒フード（MAJ-1988またはMAJ-1989，オリンパス）を使用している。内視鏡の挿入前に，最大倍率で焦点が合うように黒フードの長さを調節しておく。NBI拡大観察を行うタイミングは，白色光で食道・

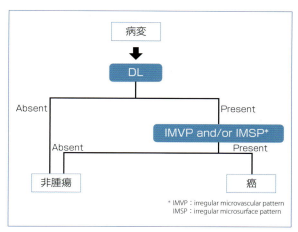

図9 NBI：早期胃癌の診断アルゴリズム（MESDA-G）

胃・十二指腸の病変を拾いあげるための観察が終了してからが望ましい。全体観察の途中で拡大観察を行うと蠕動を誘発したり，接触により出血を生じたりする可能性があり，他の部位の観察が不十分になることがある。当院では，白色光観察で異常所見を拾いあげた場合，原則的には先に色素法（インジゴカルミン）を行い病変全体の形態を評価したのちに，NBI拡大観察を行っている。

NBI拡大観察を行う際はいきなり最大倍率とせず，まずは弱拡大でDLを評価する。この際，病変の外から内側方向に観察するのが原則である。その後，必要に応じて徐々に拡大率を上げてDL内部のmicro-vascular patternとmicro-surface patternを高倍率で評価する。高倍率で観察する場合は病変に近接する必要があるが，スコープを押して近接すると出血する可能性があるため，観察部位の少し手前に黒フードを愛護的に接触させて脱気することで，粘膜を近接させる。徐々に拡大倍率を上げて焦点を合わせながら近接するとよい。画面近位から遠位側に観察するとフードの接触による出血のために観察ができなくなるのを防ぐことができる。また，浸水下で観察するとより鮮明な画像が得られる。

4. 十二指腸

十二指腸の腫瘍性病変は胃に比べると稀であり，色素法やNBI観察が病変の拾い上げや質的診断に有用かどうかは定まった見解はない。しかし，十二指腸腫瘍の内視鏡診断・治療の報告が近年増加しており，スクリーニング検査の際に，十二指腸の病変を見落とさないように白色光で十分観察することは重要である。病変を認めた場合は，インジゴカルミン色素内視鏡で病変の形態を評価可能である。また，NBI拡大内視鏡で微細表面構造と微小血管構築の観察が可能であり，質的診断の参考になり得る。

文　献

1) Ishihara R, Yamada T, Iishi H, et al：Quantitative analysis of the color change after iodine staining for diagnosing esophageal high-grade intraepithelial neoplasia and invasive cancer. Gastrointest Endosc 69：213-218, 2009
2) Kawahara Y, Takenaka R, Okada H, et al：Novel chromoendoscopic method using an acetic acid-indigocarmine mixture for diagnostic accuracy in delineating the margin of early gastric cancers. Digestive Endoscopy 21：14-19, 2009
3) Muto M, Minashi K, Yano T, et al：Early detection of superficial squamous-cell carcinoma in the head and neck region and esophagus by narrow band imaging：a multicenter randomized controlled trial. J Clin Oncol 28：1566-1572, 2010
4) Oyama T and Monma K：Summaries from the 65th Annual Meeting of the Japan Esophageal Society on September 26, 2011, Sendai. Esophagus 8：247-251, 2011
5) Yao K, Anagnostopoulos GK and Ragunath K：Magnifying endoscopy for diagnosing and delineating early gastric cancer. Endoscopy 41：462-467, 2009
6) 八尾建史：胃拡大内視鏡. 日本メディカルセンター, 東京, 2009
7) Muto M, Yao K, Kaise M, et al：Magnifying endoscopy simple diagnostic algorithm for early gastric cancer（MESDA-G）. Dig Endosc 28：379-393, 2016
8) Ezoe Y, Muto M, Uedo N, et al：Magnifying narrow-band imaging is more accurate than conventional white-light imaging in diagnosis of gastric mucosal cancer. Gastroenterology 141：2017-2025, 2011
9) Nagahama T, Yao K, Maki S, et al：Usefulness of magnifying endoscopy with narrow-band imaging for determining the horizontal extent of early gastric cancer when there is an unclear margin by chromoendoscopy（with video）. Gastrointest Endosc 74：1259-1267, 2011

（山崎泰史，上堂文也）

10 スクリーニング検査で必要な所見と記録内容：JED，データベース

1) 内視鏡診療における大規模データベースの必要性

はじめに

本邦において，内視鏡に関する全国レベルの大規模データベースはこれまで存在してこなかったが，現在，日本消化器内視鏡学会の一事業であるJapan Endoscopy Database（JED）プロジェクトが，日本全国の大規模内視鏡診療データベースの確立を目指している。では，そもそもデータベース作成の意義はどこにあるのだろうか。また，より良いデータベースとはどのようなものであろうか。それらの点について，海外の状況もふまえつつ，以下で論じたい。

I 内視鏡診療における大規模データベースに求められる役割

日本は，内視鏡診断や治療の領域では常に世界を牽引してきたといえる。画像強調内視鏡や拡大内視鏡を用いた診断，そして内視鏡的粘膜下層剥離術（ESD）に代表される内視鏡治療に関しては，その多くが日本で開発され，重要なエビデンスも日本から数多く出されている。しかし，その一方で，それらのエビデンスの多くは，一部の先進施設のデータに限られ，日本全国レベルでの画像強調内視鏡や拡大内視鏡の使用状況とその診断成績，さらにはESDをはじめとする内視鏡治療の施行状況や治療成績等，当然把握されるべき情報が十分には把握できていない。施設によって内視鏡診療の内容や質に大いに差がある可能性があり，その実態把握を日本全国レベルで行うことは，あらゆる患者に優れた医療を提供する観点から急務と言える。さらには，実態把握のみならず，その実態を各施設や各医師にフィードバックの上，改善するシステムの構築が望まれる。ではなぜ，いままでこのようなことが十分に行われてこなかったのであろうか。ひとつには，日本の内視鏡

領域ではこれまで，最先端の開発・発展に重点が置かれ，全国の現状把握や診療の均てん化といった点への注目が開発・発展に比べると低かった可能性は否定できない。さらには，日本全国レベルでの内視鏡診療データベースがこれまで存在してこなかったがゆえ，全国レベルでの内視鏡診療に関する実態を正確に把握することが困難で，前述のような非常に基本的な事項すら知ることができなかった。このような点を考慮すると，大規模内視鏡データベースには，日本全国レベルでの診断・治療を含めた内視鏡診療の実態の把握，さらにはフィードバック体制の確立を通じて施設格差の是正や日本全国レベルでの内視鏡診療の質の向上に貢献する役割が期待される。

さらに，内視鏡データベースは，消化管癌検診の領域でも重要な役割を果たす必要がある。残念ながら内視鏡診断や治療の領域とは異なり，胃がん検診や大腸がん検診の領域では，内視鏡に関して世界をリードするような質の高いエビデンスが，これまでのところ期待されるほどは日本から出ていない。胃がん検診における内視鏡については，日本は胃癌の有病率が高く，さらには内視鏡診断のレベルも高いことより，世界をリードするようなエビデンスを本来は数多く提唱している責務が世界的にみてあるはずだが，残念ながら現実には世界をリードしている状況とは言えない。胃がん検診における内視鏡の質の指標，いわゆるQuality indicator（QI）を例にあげて考えてみると，オピニオンリーダーであるべき日本からはいまだ質の高い研究に基づく確立した指標が世界に向けて発信されておらず，それどころか，むしろ日本以外の国でQIを明らかにする研究が取り組まれていたり，ガイドラインが作成されていたりするという状況である。このような状況は，世界における検診内視鏡レベルの向上に貢献する上で，そして何よりも，国民により良い検診内視鏡を提供するという観点から，早急に改善しなけれ

ばならない。そこで期待されるのが，日本全国レベルの大規模内視鏡データベースである。QIになりうる項目を網羅したデータベースの構築を通じて，日本から世界に向けて内視鏡のQIに関するエビデンスを発信していくことが期待される。同時に，ここでも，各施設，各医師へのフィードバック体制を確立することで，日本全国レベルでの内視鏡診療の改善を行い，全国民に平等に質の高い内視鏡診療を提供することを目指すべきである。

　以上のように，内視鏡診療における大規模データベースには，第一に，国民・患者にとっての利益をもたらすことが期待される。つまり，日本全国の内視鏡診療の評価を通じて，受診者・患者により質の高い診療を提供できるようになるということである。それに加えて，データベースには，収集されるデータの解析を通じて，日本社会，さらには全世界に対して有用な新知見を発信するためのツールとしての重要な役割がある。今後，日本が，これまで蓄積してきた優れた内視鏡技術に基づき，世界に有用な情報を発信していくためには，今回のJEDプロジェクトが目指している大規模内視鏡データベースは必須のものと考えられる。

Ⅱ　Quality indicators

　日本における大規模内視鏡データベースにどのような項目を含めるべきかを考える上で，内視鏡における質の指標（QI）になる，もしくはなりうる項目が何かということを考慮する必要がある。現時点で他国のガイドライン等で記載されているQI項目や，今後新たにQI項目になりうるもの，世界にQI項目として提唱すべきものを，データベースに含める必要があるだろう。そのうえで，データベースを用いて，日本全国レベルでそれらのデータを集めていき，それらの有用性や意義を検証していかなければならない。では，具体的にはどのように検証すると良いのか。大腸内視鏡に関するQIを例にとって考えてみたい。

　大腸に関しては，盲腸到達率，腸管洗浄度，腺腫発見率（ADR），スコープ抜去時間等々複数の項目が，海外からの高いエビデンスレベルの研究に基づき，QIとして米国内視鏡学会（ASGE）

におけるガイドライン等に記載され，その目標水準も定められている[1]。例えば，ADRに関していえば，2010年にKaminskiらがNew England Journal of Medicine（NEJM）誌に，ポーランドにおける内視鏡を用いた大腸がん検診のデータ（受診者45,026人，内視鏡医186人）を解析の上，低いADRは中間期癌の危険因子であり，ADRが20％未満の内視鏡医は20％以上の内視鏡医に比べ10倍以上中間期癌発生のリスクが高かったことを報告した[2]。さらにその後，別の研究から，ADRと大腸癌罹患・死亡の関係も報告され，ADRはスクリーニング大腸内視鏡における重要なQIとしてその地位を確立している[3]。このように，ターゲットとしているがん死亡抑制と関連する因子を見つけ，それをQIとして確立し，その指標を全国レベルで評価，フィードバック体制を通し全国の内視鏡医療レベルを上げていくという流れは非常に理想的であり，日本でも大規模内視鏡データベースの登場により，その流れが確立されることが望まれる。

　検診の有効性の指標として最も確立しているのは，ターゲットとしている疾患による死亡の抑制効果であり，その死亡抑制と関係するQIの探索・確立が重要であるが，いきなりすべての重要な項目について死亡抑制との関連を見出すことは現実的には困難であるのも事実である。そこで，重要病変発見との関連性からQIを探索していくやり方も重要な手法といえる。例えば，内視鏡スコープ平均抜去時間が大腸内視鏡のQIとしてASGEのガイドラインに記載されており，平均6分以上が推奨されている[1]。その根拠となった代表的な論文は，2006年にBarclayらによってNEJM誌に発表されたスクリーニング大腸内視鏡におけるスコープ抜去時間と腺腫発見の関係を見た論文で，平均抜去時間6分以上の内視鏡医は，平均6分未満の内視鏡医に比べ，有意に多くの腫瘍性病変を指摘したという内容である[4]。当然ながら，病変発見の観点から探索・検討したQI項目については，その後，死亡抑制との関連性も検証し，その有用性をさらに評価していく必要がある。そのためには，内視鏡関連のデータに加え，生死や死因に関するデータについても収集が必要であり，理想を言えば，後述の台湾のように，内視鏡データベースが，がん登録といった他のデータ

ベースと連結できる仕組み作りが日本でも今後行われることが望ましい。

　QIについて大腸内視鏡を例に見てきたが，上部消化管内視鏡についてはどうだろうか。上部消化管内視鏡におけるQIは近年非常に注目されており，ASGEのガイドラインに加え，2016年にはヨーロッパ内視鏡学会もUnited European Gastroenterology（UEG）と合同で上部消化管内視鏡のQIについてガイドラインを発表している[5,6]。観察時間は7分以上が望ましい，十二指腸乳頭の観察・撮影も必要，等々複数の項目が記載されているが，いまのところエビデンスレベルの高い研究・根拠に基づく推奨は少なく，今後，日本からこれらの点については重要な知見を発信していく必要があるのは言うまでもない。観察時間，撮影枚数・部位・方法，鎮静を含めた薬剤使用，画像強調内視鏡や拡大内視鏡の使用，術者因子，患者因子，胃炎の評価，ピロリ菌感染状態の評価等々，重要と考えられる項目について，胃がん等の病変発見の観点からどのようなものがQI項目となるかを検討すると非常に有用な知見が得られるであろう。そのうえで，さらに，生死や死因のデータとのリンク体制も確立できれば，死亡抑制との関連も明らかにすることで，よりエビデンスレベルの高い知見が得られるようになるのではないかと期待される。

Ⅲ　データベース先進国における状況と理想のデータベース像

　消化管癌検診（特に大腸がん検診）の領域で，国をあげて検診の課題に取り組み，近年，重要なエビデンスを数多く出している国として，オランダや台湾等があげられる。それらの国は様々な成功の秘訣を有しているが，どちらの国も優れたデータベースシステムを有していることが特徴としてあげられる。

　台湾の大腸がん検診を例に，理想のデータベース像について考えてみたい。台湾では，2004年に50〜69歳の国民を対象とする国家的な大腸がん検診プログラムが開始となった[7]。2年ごとに便潜血検査（免疫法，FIT）が提供され，FIT陽性者は大腸内視鏡検査を受け，ポリープ摘除や生検など必要に応じて病理学的な評価も行われる。

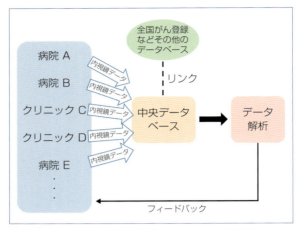

図1　日本における内視鏡データベースの理想像

そしてこれらの検査結果データはすべて，統一フォーマットで中央管理されている大規模スクリーニングデータベースにて収集される。そのため，このデータベースのデータを解析すれば，大腸がん検診の状況を正確に把握することができる。そして，さらに注目すべきは，このスクリーニングデータベースが，国民のID番号を用いることで，台湾における全国がん登録や全国死亡登録データとリンクしているという点である。これらのデータベースリンクシステムにより，スクリーニングの各種データのみを用いた解析にとどまらず，大腸がん罹患や中間期がんデータ，さらには死亡のデータも含めた解析が可能となり，よりエビデンスレベルの高い有用な知見を得られるようになっている。実際に，台湾からは，大腸がん検診に関し重要な研究成果が数多く発表されている。さらに，現在，データベースを用いた各施設へのフィードバック体制についても積極的に取り組んでいるとのことであり，日本は大いに参考にすべきではないかと感じられる。

　これらもふまえて，日本における理想の内視鏡データベース像を考えてみると，以下の点があげられるのではないだろうか（図1）。

①QIになりうる項目を含め，内視鏡に関連した重要な項目がすべて網羅されている。

②各施設の医療者にとって負担となる入力作業が最小限で，その結果，高いデータ回収率，さらには正確なデータ回収が可能である。

③各施設へのフィードバック体制を確立できる。

④将来的には，マイナンバー制度等を活用し，全国がん登録データなど他のデータベースとのリ

ンクが可能となる。

⑤がん検診については，内視鏡以外のモダリティーによる検査結果等も含めた日本全国レベルでのスクリーニングデータベースの確立も将来的には望まれ，そのデータベースとの連結も可能となる。

このような理想像を考えると，現在取り組まれている JED プロジェクトには大きな期待を持つことができ，今後が非常に楽しみな状況である。

文　献

1) Rex DK, Schoenfeld PS, Cohen J, et al：Quality indicators for colonoscopy. Gastrointest Endosc 81：31-53, 2015
2) Kaminski MF, Regula J, Kraszewska E, et al：Quality indicators for colonoscopy and the risk of interval cancer. N Engl J Med 362：1795-1803, 2015
3) Corley DA, Jensen CD, Marks AR, et al：Adenoma detection rate and risk of colorectal cancer and death. N Engl J Med 370：1298-1306, 2014
4) Barclay RL, Vicari JJ, Doughty AS, et al：Colonoscopic withdrawal times and adenoma detection during screening colonoscopy. N Engl J Med 355：2533-2541, 2006
5) Park WG, Shaheen NJ, Cohen J, et al：Quality indicators for EGD. Gastrointest Endosc 81：17-30, 2015
6) Bisschops R, Areia M, Coron E, et al：Performance measures for upper gastrointestinal endoscopy：a European Society of Gastrointestinal Endoscopy (ESGE) Quality Improvement Initiative. Endoscopy 48：843-864, 2016
7) Chiu HM, Chen SL, Yen AM, et al：Effectiveness of fecal immunochemical testing in reducing colorectal cancer mortality from the One Million Taiwanese Screening Program. Cancer 121：3221-3229, 2015

（関口正宇）

10 スクリーニング検査で必要な所見と記録内容：
JED，データベース

── 2）JED をふまえた所見，検診（スクリーニング）JED

はじめに

現在日本消化器内視鏡学会では全国の内視鏡診療データを標準化された用語をもって集積し，国家的なデータベースを作成するプロジェクト Japan Endoscopy Database（JED）Project が立ち上がり，全国規模のデータ収集が進められている。JED に登録されるのは，保険診療としての内視鏡検査や内視鏡治療だけでなく，無症候性スクリーニングや検診に関わるものも当然対象となる。しかしながら一般保険診療と検診では検査そのものに関わる時間やスタッフの数など大きく異なる点がある。そこで日本消化器内視鏡学会検診の在り方委員会では，胃がん検診や胃がんスクリーニングにおいて必要と思われる用語を JED の考え方の基礎に基づいてモディファイし，検診（スクリーニング）JED というカテゴリーで用語集を作成した。本稿に記載するのは Draft の状態ではあるが，今後 JED が進行して行く中で，保険診療と同等以上に重要な検診・スクリーニング領域において精度の高いデータが取れるように考えられたものである。今後のシステム開発やファイリングシステム内の用語の改変の際に一助となればと考えている。

I　JED の基本的な考え方と構造

1. テキスト入力から標準化項目選択へ

内視鏡検査に関する報告書は，多くは文章の形式で記載されることが多かった。これは他院への検査報告書を兼ねることや，同一病院内でも依頼医が他科であることがあるため，できるだけわかりやすい形の報告書を作成することから生まれた文化であると理解している。しかしながらこのような文章での入力を解析するのは非常に困難が伴う。単なるテキストの塊であって，データとして

は扱いにくく，パラメータの設定もなされていないため，単なる手紙と同様の扱いとなってしまう。

昨今は内視鏡データファイリングシステムが多く販売されてきているが，システム自体が報告書を作成するためという概念で成り立っているものも少なくなく，せっかく検査，処置のために医師が報告書を記載してもデータにはならず，別のアプリケーションでデータ入力を行うことが日常的に行われている。

2. パラメータ設定と用語の標準化

そこで，JED では入力すべき，すなわち残しておくべきデータのパラメータを設定し，その中で記載，選択すべき用語を規定することから行った。これらの設定に関しては Minimal Standard Endoscopic Database：MESD-J 小員会のメンバーにて規定された。この小委員会のメンバーは表1 をご覧いただきたいが，各分野のエキスパートの方々にお集まりいただき，将来的な研究の基礎となるとともに，臨床上必要な情報を JED という大きな枠組みの中で規定していただいたものである。このようにしてデータとして残すべきパラメータを規定し，用語も標準化を行った。標準化された用語に関しては可能な限り選択式で選ばれるのが望ましい。なぜならば，手打ちテキストにしてしまうと，誤入力や表記の揺れが生じデータの信頼性がなくなってしまう。

3. 検診（スクリーニング）における用語構造

スクリーニングは内視鏡の基本であり，最重要項目である。したがって検診（スクリーニング）JED として規定されるものは内視鏡検査の基礎となり，かつ将来的には全指導施設から悉皆性をもって収集すべきデータの内容を規定するものと考えている。またスクリーニング領域では多数の検査を短時間で行わなければならない状況下で施行されることが多いものと思われる。その意味に

表1　Minimal Standard Endoscopic Database：MESD-J 小員会

発起人	斎藤　豊（国立がん研究センター中央病院内視鏡科：NCCH） 藤城光弘（東京大学付属病院光学診療部） 松田浩二（聖マリアンナ医科大学横浜市西部病院消化器内科） 田中聖人（京都第二赤十字病院消化器科）		
担当理事	上村直実		
	SOLEMIO	NEXUS	supervisor
食道	堅田親利（北里大）	堀松孝博（京大）	武藤　学（京大）
胃	布袋屋修（虎ノ門）	小田一郎（NCCH）	藤城光弘（兼務）
小腸	小林清典（北里大）	大塚和朗（医科歯科大）	山本博徳（自治）
大腸	小田島慎也（東大）	松田尚久（NCCH）	斎藤　豊（兼務）
胆膵	加藤正之（慈恵葛飾）	良澤昭銘（埼玉医大）	木田光広（北里大）

おいても Key Board を用いたテキストタイピングを可能な限り排除し，マウスなどを用いた選択式に移行できる環境を構築すべきである。システム作成者サイドへの対応に関しては，日本消化器内視鏡学会として最大限の努力を行っていく所存であるが，まずは内視鏡医が今までの文化からの脱却を図る必要がある。医師の協力と理解はこのプロジェクトにおいては不可欠なものであり，会員の先生方の理解をぜひ得たいところである。

Ⅱ　スクリーニング検査における重要な情報

本ハンドブック巻末に検診（スクリーニング）JED 用語一覧を掲げた。詳細は一覧をご確認いただきたいが，スクリーニング検査として特に重要と思われる点を抜粋して記載する。

1. 患者基本情報と患者背景情報

JED においても，内視鏡検査結果として記載する所見や診断が重要視されているが，これらの検査によって得られる情報と同様に，患者基本情報を重要視している。すなわち，年齢，性別，といった患者属性情報に加えて，患者背景情報とカテゴライズされるものの重要性が高い。具体的には，JED では既往歴，家族歴，習慣（喫煙・飲酒），という一般的に病歴とされる項目に加えて，ヘリコバクター・ピロリ菌の感染状況，抗血栓薬の使用状況，ASA（American Society of Anesthesiologists）Grade を患者背景情報として収集することを規定している。特にスクリーニング領域においては，患者の背景情報は重要な項目であり，

保険診療におけるものよりも，重要視され，積極的に問診がなされる項目でありこれらをデータ化することでより精度の高いリスク評価が可能になることが期待される。

2. スクリーニングに特有の項目

さらに，検診・スクリーニング領域において重要なのは検査を行った間隔であろうと思われる。胃がん検診のみならず，内視鏡的ながんの発見にあたって，検査を行うことの重要性は当然ながら，それ以上に内視鏡検査の Interval をどの程度に設定するのかは非常に重要な関心事であろう。そこで今回検診（スクリーニング）JED の入力項目として，まったくの初回検査／半年以内検査／1 年未満／1 年以上 2 年未満／2 年以上 3 年未満／3 年以上 5 年未満／5 年以上 10 年未満／10 年以上前／不明，を選択肢としてあげ，検査間隔のデータも採りうるように配慮した。

3. Flushing 反応

JED としては当初，内容の規定が定まらず採用しなかったが，今回の検診（スクリーニング）JED においてはじめて採用したのが Flushing 反応の項目である。食道癌のリスクとして古くから注目されていたものの，記載の方法論に関して，コンセンサスが得にくかったことと，通常の診療では Flushing 反応に関する問診を行うことに困難が予想されたため，見送っていたものである。今回の検診（スクリーニング）JED では，JED として初めて基準となる記載方法を規定して展開することとした。

4. 内視鏡的胃炎分類に関して

2013年に京都分類が発表された。胃がんの背景因子として胃炎を，内視鏡的に正確に判定する手段として広く広がりつつある概念である。ヘリコバクター・ピロリ感染状態や萎縮の程度はリスク層別化検診のためにも重要なことである。この検診（スクリーニング）JEDにおいても京都分類で提示されている表現を載せることが議論された。しかしながら，検診・スクリーニングという特性上，京都分類の考え方は非常に重要ではあるものの，検診・スクリーニングを施行する内視鏡医もさまざまな背景を持っていることが予想されるため，今回は萎縮の程度やヘリコバクター・ピロリ感染状態などを必須にする一方，胃炎分類の各所見は全例で必須として記載を義務付ける形ではなく，常に意識した記載を心掛けていただけるようにパラメータと用語を規定し，今後より多くの施設の方々が京都分類に応じた入力を促す形にとどめた。

III 検査時に得られる情報

検査時に得られる情報として，鎮静剤の使用の有無と薬剤，鎮痙剤の使用の有無と薬剤という項目を設けている。経鼻内視鏡を中心とする被検者の苦痛軽減の取組は非常に重要な点であり，薬剤の仕様状況は非常に重要であると考えたためである。また最近では二酸化炭素送気による内視鏡検査や経鼻内視鏡の拡がりもあるため，これらの項目も収集項目としてあげている。

JEDにおいてもう一つの重要な入力項目として偶発症の入力があげられる。日本消化器内視鏡学会では5年一度，施設側に偶発症に関わるアンケート調査を行い，内視鏡診療を行う医師や，施設にとって重要な情報をフィードバックしてきたが，今後は前向きデータとして収集することになり，JEDならびに検診（スクリーニング）JEDの拡がりによって，前向きの精度の高い偶発症情報を得る必要がある。

IV 1症例（検査）1情報と1病変1情報の違い

ここで，情報項目の取扱いに関して言及しておきたい。内視鏡診療において検査データとして二つの異なるカテゴリーが存在する。一つは患者基本情報や患者背景情報などのように，一つの症例（検査）につき，一つの情報として固定されるもの。もう一つは病変のように，症例（検査）としては一つのものの中に複数の情報が含まれるものである。前者を1症例1情報，後者を1病変1情報として，別の概念で管理しなければならない。1症例1情報のカテゴリーの中には患者情報のように，扱いがわかりやすいものがあるが，検査結果の中にも1症例1情報で管理すべきものがある。例えば，萎縮境界を表す木村・大崎分類を診断名や所見名としてとらえてしまうと，萎縮境界という重要な入力が情報が検査医に入力しないことが起きうる。このような重要度が高い情報に関しては，診断や所見に埋もれさせることなく，1患者ごとに付随する情報として整理する必要が生ずる。そこでJEDならびに検診（スクリーニング）JEDでは境界や内視鏡的胃炎分類（京都分類に準じたもの）を1症例1情報として扱うように診断から独立させる構造とした。一方で，複数病変の存在するような症例もあるため，こうした複数病変症例では，1症例1情報としてデータを扱うわけにはいかない。食道，胃，十二指腸それぞれに病変の存在するような症例，例えば軽度の逆流性食道炎があり，胃に早期癌があり，十二指腸に潰瘍瘢痕が存在するケースは日常的に遭遇するはずである。このような症例において，逆流性食道炎，早期胃癌，十二指腸潰瘍瘢痕という異なる3つの情報がひとくくりになっていると解析ができなくなる。データ解析の際には，解析するキーワードが逆流性食道炎の場合もあれば，早期胃癌の症例分析を行う場合もある。そのためこれらの複数の所見，診断は1症例1情報たる患者情報をそれぞれに付加して，別々に解析できるような構造にしなければならない。上部消化管内視鏡においては，このように臓器ごとの病変情報管理を主な目的として1病変1情報としての管理を行うが，下部消化管内視鏡検査においては，大腸という大きな枠組みの臓器の中に，複数の腺腫性病変が存在することは日常茶飯事であろう。今後のデータ管理領域の拡がりを考慮しても1病変1情報と1症例1情報の二つの情報管理は重要な考え方である。

検査にあたって入力だけを意識する内視鏡医に

とっては，このようなデータの取扱いの違いは大きな問題にならないが，大量データを効率的かつ有用な形で解析を行うのが JED の目的であることから，この構造上の特性をしっかりと理解しておく必要がある。

V　内視鏡検査所見の表現方法

1.　部位情報

　部位記載をどのように行うかに関しては非常に多くの議論があった。消化器がん検診学会がリリースした胃がん内視鏡検診ハンドブックでは，食道の病変記載を食道癌取扱い規約に準じた記載をするように示されている。しかしながら，癌取扱い規約は肉眼的な部位把握を基本としているため，X 線透視をイメージした記載項目となっていて内視鏡検診に向いているとは言い難い。生理的狭窄部は内視鏡でも把握可能と思われるが，鎖骨の高さが内視鏡画像でどこにあたるかは判別不可能であろう。また切歯～＊＊cmという記載も経口的内視鏡検査においては頻用される表現ではあるものの，当然のことながら経鼻内視鏡での記載には戸惑いが残る。そこで検診（スクリーニング）JED では食道癌取扱い規約と切歯から何cmという表現，そしてこちらも頻用されている上中下部という表現を採用し，施設，医師に記載方法はゆだねる方向とした。今後詳細解析の際には困難も予想されるが，胃がんスクリーニングが目的であるという点を考慮すると，まずは記載における混乱を避けるための方策であるとご理解いただきたい。

　胃の病変部位の表現に関しても同様の議論があった。国際的な記載方法として U，M，L の表現が一般的ではあるものの，内視鏡診療においては穹窿部，胃体上部，胃体中部，胃角部，胃体下部，前庭部，幽門部の部位表記に加えて，大彎，小彎，前壁，後壁の表記を付加するのが一般的と思われる上に，すでに全国で使用されているファイリングシステムではこの表記が実装されていると思われるため，入力する医師サイドは現状通りの上記でも可とし，データ集積の際に変更を加える方針とした。

2.　診断情報と詳細所見情報

　部位表記に比して，診断情報は検診・スクリーニング内視鏡を対象とするという特性から，かなりシンプルな構成になっている。病変ごとの詳細な所見に関しても胃がんなど一部のもののみに関して所見表記を行うこととし，大量の検査施行に耐えうる内容にとどめた。またこれは一般的な保険診療における JED でも同様であるが，用語集に記載した以外の診断に遭遇することもあると思われる。その場合は施設内のデータとしては稀な病変のデータも重要であろうと思われるため，病変名の入力は行うものとするが，JED としては『その他』の扱いとして，詳細な解析対象としないことをご理解いただきたい。

3.　処置情報

　検診（スクリーニング）JED が対象とするのは住民検診などの対策型検診と人間ドックを代表とする任意型検診である。したがって処置と言っても生検が最も多く行われるもので，治療手技は基本的に施行されないという判断に基づいて必要最小限としている。

VI　検査後の入力が必要となる項目

　JED では原則として，検査施行時に入力された情報を内視鏡ファイリングシステムや入力データファイルから出力して解析を行うことにしている。これは検査医が JED のためにデータの二重入力を行うことを回避するためであり，他の National Database と大きく違う点である。しかしながら，先に述べた偶発症のデータに関しては，後入力の必要がある。自動的な偶発症の取り込みの方法論は存在するものの，全国の施設においてすべて可能になるのは，かなり先にならざるを得ない。例えば，検査後の晩期出血偶発症では，緊急内視鏡治療のデータをマージすることで可能性はあるかもしれない。しかし内視鏡処置や外科的処置を伴わない偶発症，例えば Minor Leakage で保存的に観察を行った症例などは，内視鏡ファイリングシステム単体ではデータ取得は不可能である。したがって，手技後の偶発症だけに関しては，検査が終了したのちに後入力を余儀なくされる。とはいえ，手技後偶発症の収集対象となるのは，何らかの治療処置が必要となるような，重大偶発症症例のみにとどめる形とした。治療処置を

10. スクリーニング検査で必要な所見と記録内容：JED，データベース

表2　Type 別の特徴と応用

- Type Ⅰの特徴
  - ●既往／家族歴，習慣情報，HP 感染状態
  - ●詳細な使用薬剤の状態
    - など，疫学的情報を得るのが大きな特徴
- Type Ⅱ
  - 疫学的に応用可能な情報を排除し検査中に知りうる情報のみに特化したもの
- Type Ⅲ
  - 施設の資産データを流用するもの
- Type Ⅳ
  - 国として，学会として最低限必要な情報

表3　Type Ⅳ 全施設向け JED

- 先行試行施設におけるデータ入力率から判定。
- 学会として必要なものを追加。
- 独自ファイル管理のご施設／手書きを行っているご施設に専門医研修の実績把握を必須として下記の項目の入力を義務付ける。

> - 患者名（ID）
> - 検査種別
> - 施行医／指導医
> - 質的診断
> - 治療手技名
> - 早期合併症の有無
> - 抗血栓薬
> - 手技後偶発症
> - HP 感染状態

要する穿孔，出血，などの偶発症は検診・スクリーニング内視鏡においては非常に稀であると考えられるので，週単位，月単位での見直しやカンファレンスなどでピックアップしていただき，入力をしていただくようにお願いしたい。

Ⅶ　必須情報とは Typing

　JED では施設規模やシステムの対応度合によって Type Ⅰから Type Ⅳの4種類のデータ入力項目の選択をお願いしている（表2）。この4種類の大きな違いは患者背景情報の項目数である。現在試行施設のデータ解析を逐次行っているが，入力データの欠損は大きな問題点であるといえる。特に患者背景情報と呼んでいるもの，すなわち日常臨床では問診票で患者が記載する内容のデータの欠損がみられやすい。内視鏡医は検査を行った後に入力を行い，そのデータが JED の内容として出力されるプロセスをたどる。当然のことながら検査中に生じた事象，すなわち診断や所見はもとより，使用した薬剤や処置名，偶発症に関しては医師が入力することにさほどの抵抗感もないと考えられる。しかしながら，家族歴や既往歴，習慣やヘリコバクター・ピロリの感染状況などの患者の背景を示す情報は，内視鏡施行医には情報として上手に伝えられないことも多い。また内視鏡検査の予約時（オーダ時）に把握されているべきであるという認識があったり，他診療科からの依頼ではそもそも詳細な情報が得られていないこともある。このように内視鏡医の意に関わらず，欠損しやすいのが患者背景情報の特性であり限界であると思われる。そこで，Type Ⅰと呼称しているいわゆる Full JED から患者背景情報をぎりぎりまで削り取ったものが Type Ⅱである。

　さらに Type Ⅳでは検査時に使用される薬剤などの情報も排除し，必要最低限の項目を設定したもので悉皆性高くデータを集めることを目的としている（表3）。

　とはいえ，学会の事業として従前から行われている偶発症調査や抗血栓薬の使用状況，そしてわが国が先行する研究としても，胃がんリスク因子としても収集する意義の高いヘリコバクター・ピロリの感染状態などは項目として採用し，実績把握だけでなく臨床の Mass Data として耐えうるものを収集するものである。

　今般，検診（スクリーニング）JED の規定にあたって，何を必須とするか？ という議論を行ってきたが，施設の特異性や，内視鏡医の人数，スタッフの人数などで事情が大きく異なることが予想されるため，必須という表現を極力避けた上で，用語の規定は必須外の項目でもしっかりと行い，施設単位で意思選択ができるような配慮を行った。各施設において問診事項をメディカルスタッフに入力して頂けるような体制ができれば，内視鏡医の負担は減り入力も可能となるため，紙の問診内容をデジタルデータに変換する仕組みやタブレット入力できる仕組みなど，様々な入力支援についても開発していく所存である。

Ⅷ　検診（スクリーニング）JED における問題点と今後

　検診（スクリーニング）JED の今後を記載して結びたい。現在さまざまなデータが国から発表されている。入院関連の Big Data として DPC 情

2）JEDをふまえた所見，検診（スクリーニング）JED

報の開示が行われているし，外来も含めた保険診療情報も国として開示されている。しかしながら，検診を中心とした保険診療外で行われている検診・スクリーニングの現状を正確に知る手段は今のところないと言っていいだろう。日本の検診において，乳がんや子宮がんとともに，中核をなすものが胃がん検診であることは言を待たない。この検診（スクリーニング）JEDの展開によって，保険か保険外かということを排除した横串の分析ができる環境整備は必須と言える。さらに昨今増加の一途をたどる大腸がん検診に対しても応用し

て行くべき重要なスキームであると考えている。もう一つ付け加えるならば，胃がん検診の担い手は今後間違いなく内視鏡医になっていく。大きな国のための仕事である担い手がしっかりとした情報を集積し，情報を国民に開示するのはがん検診において当然必要なことである。日本消化器内視鏡学会としてJEDデータの解析結果を利用し，内視鏡教育ならびに指導により一層の努力をしていく。この検診（スクリーニング）JEDの拡がりによって，データ解析と情報提供が可能な世界に冠たる検診文化が進捗していくことを目指したい。

（田中聖人，青木利佳，吉村理江）

10

スクリーニング検査で必要な所見と記録内容：JED＇データベース

11 内視鏡スクリーニング検査の教育，指導体制の これから

1) 教育施設

はじめに

消化器内視鏡は診断から治療へと著しい進歩を遂げ，早期癌に対しては低侵襲な内視鏡的切除で治療を完遂することが可能となった。内視鏡手技はより専門的で複雑に進化している一方で，重篤な偶発症のリスクを秘めており，消化器内視鏡診療に関する専門的な知識と安全で確実に内視鏡手技を行う技術を持った質の高い内視鏡医が求められている。そのためには，若手内視鏡医の教育プログラムの確立だけでなく，教育を行う指導医の育成も必要である。本稿では教育施設である当院の若手内視鏡医の教育と指導体制について，上部消化管内視鏡スクリーニング検査を中心に紹介するとともに，現在の課題について述べる。

I 当院における教育，指導体制（表1）

当院は教育施設であり，毎年，日本各地の病院で後期研修を終えた卒後5〜8年目の若手医師がレジデントとして内視鏡研修に訪れる。レジデント研修期間中は内視鏡研修のみならず，それぞれが希望する内視鏡診療に関連した他科のローテーション研修を行っている。特に内視鏡医にとって病理学的知識は重要であるが，病理学を専門的に研修できる機会は少ない。そのため，当院では長期での病理研修を推奨し行っている。

レジデントは，当院研修以前に内視鏡の基本的な知識や操作法の教育を受けており，内視鏡的粘膜下層剥離術（ESD）などの難易度の高い内視鏡治療手技の習得を研修の目的としていることが多い。しかし，当院研修以前の内視鏡の経験年数や症例数，指導体制が異なることもあり，専門施設で求められる診断能力や内視鏡操作技術の水準に達しているレジデントは少ない。また，内視鏡治療を行う上で上部消化管内視鏡スクリーニング検査は内視鏡操作の基本となるだけでなく，早期癌の拾い上げと正確な診断が患者の予後およびQOLに繋がるため非常に重要である。そのため，内視鏡治療研修開始前に効率的なスクリーニング観察法の習得を第一目標としている。

内視鏡研修期間中はレジデントと指導医がマンツーマンで内視鏡診療を行っている。レジデント研修のために患者に不利益があってはならない。そのためレジデントの能力に見合った症例や手技を選択し，指導医の元で行うことによりリスクを回避している。数ヵ月ごとにペアを変えることで，複数の指導医による指導と評価を行い，知識や診断能力，内視鏡操作技術が十分な水準に達したと判断した場合に，内視鏡治療研修に進むようにしている。

II 上部消化管内視鏡スクリーニング検査時の指導内容

当院では全例鎮静下に高位反転法を用いて上部消化管内視鏡スクリーニング検査を施行している（図1）。全ての内視鏡医が統一されたスクリーニング観察法を行うことにより，見落としを防止するだけでなく過去の検査画像と比較することが可能である。指導医はレジデントの検査中に内視鏡モニターとレジデントの内視鏡操作を観察し，見落としの有無を確認しながら観察法について指導

表1 当院におけるレジデントの教育・指導体制

① 病理学を中心に，内視鏡診療に関連した他科ローテーション研修を行う。
② 内視鏡研修期間中は，指導医とマンツーマンで内視鏡診療を行う。
③ 指導医はレジデントの能力に見合った症例や手技を選択し，バックアップを行う。
④ 数ヵ月ごとに指導医を変え，複数の指導医による指導と評価を行う。
⑤ レジデントの能力に合わせて，スクリーニング→術前の精査内視鏡→内視鏡治療の順にステップアップする。

1）教育施設

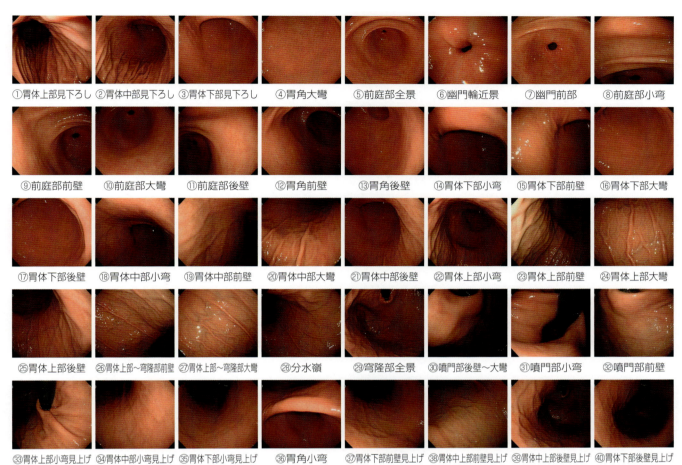

図1 当院における上部消化管内視鏡スクリーニング観察法
- 原則的に小弯を12時方向に保ち観察を行う。
- ①〜③ 少量から中等量の空気量で、胃全体の形態、壁肥厚、変形、ひだ集中などに注目する。
- ④ 胃角大弯はスコープでこする前に観察する。
- ⑤⑥ 前庭部を遠景で観察し、十二指腸に挿入する前に幽門輪の近景観察を行う。
- ⑦〜⑪ 幽門前部を観察後、小弯・前壁・大弯・後壁の順に同心円状に観察を行う。
- ⑫⑬ 胃角前壁・後壁は見落としやすい部位であり意識的に観察する。
- ⑭〜㉗ 胃体部を小弯・前壁・大弯・後壁の順に同心円状に観察を行う。
- ㉘〜㉜ 噴門部周囲および食道胃接合部やヘルニア嚢内を入念に観察する。
- ㉝〜㊱ 接線方向での観察にならないように、左右アングルを使用し正面視に近づけ観察する。
- ㊲〜㊵ 胃体部前壁と後壁を見上げ観察する。
- 異常所見を認めた場合は、スクリーニング後に精査を行う。
- 最後に胃全体にインジゴカルミン撒布を行い、白色光観察で気付かなかった見落とし病変がないかを確認する。

を行い、検査の質を保つようにしている。鎮静下といえども長時間の検査は患者の苦痛の原因となるため、レジデントの検査時間を測定し、必要時には指導医と交代するなどリスクマネジメントを行っている。また、指導医の検査中はレジデントが指導医の内視鏡操作を間近で見学し、スクリーニングのコツを学ぶようにしている。

上部消化管内視鏡スクリーニング検査時の具体的な注意点を表2に示す。これらは基本的な項目であるが、当院研修以前に内視鏡経験を積んできたレジデントでも十分に行えていないことが多い。そのためこれらの基本事項を反復的に指導することにより、レジデントの時期にスクリーニング内視鏡検査の基本的な姿勢や心構えを身につけるようにしている。

Ⅲ 内視鏡レポート

内視鏡レポートは、診断名だけでなく診断の根拠となる内視鏡所見や鑑別診断をフリー入力するシステムを採用し[1]、読影力のトレーニングを行っている。レジデントの作成したレポートと撮

影写真を指導医が評価し，レジデントへフィードバックを行うとともに，ダブルチェックを行うことで検査の精度管理を行っている。レポートは検査施行レジデントと指導医の名前を連名で記載し，指導医が検査の責任を負っている。

Ⅳ　カンファレンス

　個人が経験できる症例は限られており，カンファレンスを通じて短期間により多くの症例を経験することがスクリーニング能力や診断能力の向上に重要である。当院では治療前の症例に対して，科内および外科医や化学療法専門医との合同カンファレンスで治療方針について検討を行うことにより，正確な診断を導くことができる内視鏡写真の撮影法や病変の読影法，鑑別診断，治療方針について理解を深めている。また，病理医ともカンファレンスを行い，内視鏡所見と病理所見の対比により，内視鏡画像から病理像が想像できるようにトレーニングを行っている。

Ⅴ　教育，指導体制の現在の課題と対策

　2005年に日本消化器内視鏡学会卒後教育委員会が改訂した消化器内視鏡教育法[2]による教育指針はあるが，若手内視鏡医および指導医に対する教育プログラムはない。また，施設により診療体制やマンパワーが異なっており，内視鏡教育に関しては施設または指導医単位で行われているのが現状である。十分な教育の機会が得られない場合には自己流になりやすく，医療安全面でもリスクが高いと考える。また，現在の日本消化器内視鏡学会の専門医制度では，知識を評価する筆記試験はあるが実技試験がなく，技術認定などの資格もないため個人の内視鏡技術を客観的に評価することが困難である。

　これらの対策として，シミュレーターを用いたトレーニングやハンズオンセミナー，学会主催のセミナー，学会ホームページのビデオライブラリーなどの有効活用が望まれる。また，ハイボリュームセンターへの見学や研修も極めて有効な手段と考えられる。現在，日本消化器内視鏡学会は，日本全国の内視鏡関連手技・治療情報を登録し，集計・分析する Japan Endoscopy Database

表2　当院における上部消化管内視鏡スクリーニング検査時の注意点

検査前
① 検査の目的を理解する。
② 前回の検査所見や臨床経過を確認する。
③ 患者背景を把握し前処置薬・鎮静剤の種類・使用量を適切に選択する。

検査中
④ 粘液を十分に洗浄・吸引する。
⑤ 十分かつ適切な送気を行う。
⑥ 適切な距離で観察を行う。
⑦ レンズを綺麗な状態に保ち，静止した状態で撮影する。
⑧ 決められた手順で観察を行う。
⑨ 生検の必要性の判断と確実な生検を行う。

検査後
⑩ 鎮静からの覚醒を確認する。
⑪ 検査結果を簡潔かつ十分に伝える内視鏡レポートを作成する。

（JED）のシステムを2018年度の開始にむけて構築中である。今後 JED により上部内視鏡スクリーニング検査の大規模なデータベースも構築され，他施設の内視鏡診療データとの比較が可能になると考えられる。その結果，上部消化管内視鏡スクリーニングにおける Quality indicator や教育の到達目標の設定が可能となることが期待される。

おわりに

　当院の内視鏡スクリーニング検査における教育と指導体制について紹介した。

　先人の弛まぬ努力により内視鏡診療は著しい進歩・発展を遂げており，次の世代にも知識や技術，経験を伝え質の高い若手内視鏡医や指導医を育成していくことが重要である。そのためには，安全で質の高い消化器内視鏡診療の均てん化のための教育プログラムの充実と改善が必要である。

文　献

1）堀田欣一，今井健一郎，伊藤紗代，他：【マルチメディア時代の内視鏡診療】画像ファイリングシステムの特徴　日本光電　Prime Vita. 消化器内視鏡 27：1776-1784，2015
2）三輪　剛，多田正大，幕内博康，他：消化器内視鏡教育法. Gastroenterological Endoscopy 47：373-379，2005

（川田　登，堀田欣一，小野裕之）

11 内視鏡スクリーニング検査の教育，指導体制のこれから

2）クリニック・医師会・地域の立場から

I 医師会主導で行われてきた山形県における胃がん検診のあゆみから得たもの

山形県では宮城県に次いで，1963年（昭和38年）から本格的に胃がん集団検診が開始された。各地において検診施設のバスで撮影した一次検診フィルムの読影および二次精密検査（以下二次精検）は，該当する各郡市医師会で行い，かつ二次精検は内視鏡検査で行うとの方針を県医師会胃集検中央委員会（現県医師会消化器がん検診中央委員会）で決定した。しかし受診者が順調に増加するに伴って，内視鏡医の少ない医師会の地域では二次内視鏡精検を消化しきれないという問題が生じた。この当時県内の二次精検受け入れ登録機関は193施設あったが，レントゲン装置の保有率が84.5％に対し，内視鏡保有率は34.9％と極めて低く，内視鏡専門医と内視鏡機器の不足と偏在があまりにも顕著なのがその理由であった。

そこで1970年，県成人病対策審議会胃がん部会（現県生活習慣病検診等管理指導協議会消化器部会）で胃がん検診体制について話し合われ，ここで集約された意見を受けての県医師会と県知事との懇談会で胃がん検診二次精検体制の計画が急速に進展した。そして1971年2台の内視鏡検査ベッドと最新の内視鏡機器を搭載した（移動診療所として認可された）胃内視鏡検診車「おおぞら号」が開発され，県が購入，県医師会が借り受け運営する形で，県内各地に出向き二次内視鏡精検を開始した。

搭乗医師は内視鏡専門医に限定し，山形市医師会所属の医師が中心となったが，各地区医師会の専門医にも協力していただいた。

検診の少ない2月，3月には内視鏡検診車を利用して山形近辺を除く県内4つの医療圏区で医師や看護師，保健師に集合してもらい，内視鏡TVシステムを使用したデモンストレーション実習を

主体とした研修会を行った。また行政の関係者にも参加してもらい，胃がん検診に関する教育，啓蒙も行った。こういった研修会が8年間で計13回行われた。これが山形県における医師会（医師）と各地区保健所（行政），各市町村の現場の保健師の三位一体で取り組んでの検診事業の始まりであった。

この間，当時県医師会消化器検診委員会胃がん部会の読影委員として委託を受けていた11郡市医師会の読影委員約100名を対象に県医師会主催の消化器読影研修会が年1回，1泊2日で開催された。検診発見胃がんを中心とした多数の症例について，X線画像，内視鏡画像，手術標本肉眼所見，病理組織所見について一例一例厳しく読影を行う形式であった。

読影委員の多くが二次内視鏡精検をも担っており，X線画像読影のみならず，内視鏡所見の読影のスキル向上にも役立ったものと考えられる。

現在も山形大学医師会を含めた12の各郡市医師会がその地区の検診を担うという体制は変わっていないが，各地域の内視鏡医の増加に伴い，内視鏡二次精検も円滑に遂行されるようになり，1998年胃内視鏡検診車は，走破距離230,000km（地球5.7周），計2,072回の二次内視鏡精検で発見胃がん690例，早期比率69.0％（441例）という輝かしい業績を残し，26年間にわたるその役割を終えた[1]。しかしその後も検診におけるこの三位一体での取り組みは連綿として継承されており，胃がん検診受診率は日本消化器がん検診全国集計や，国民生活基礎調査のいずれにおいても日本トップレベルを維持している。

II 山形県の現状

日本消化器内視鏡学会附置研究会「消化器内視鏡検診研究会」「胃内視鏡検診の有効性評価に関する研究会」でも長らく検討されてきたが，「有

効性評価に基づく胃がん検診ガイドライン」が2014年改訂され，複数の観察研究において死亡率減少効果を示す相応な証拠があるとして "胃内視鏡検査が対策型検診あるいは任意型検診いずれにおいても推奨" とされた[2]。それを受けて2015年9月には厚生労働省の「がん検診のあり方検討会中間報告」にて対策型検診においても内視鏡検診が2016年度以降実施可能となった[3]。

先述したように山形県では各郡市医師会ごとに，その地区の一次検診読影から二次内視鏡精検まで担っているが，二次内視鏡精検の大半は開業医が実施している。山形県内における2016年11月現在での内視鏡専門医130名の分布をみると，専門医の37.7%（49名）が山形市に集中しており，他10の郡市医師会では数名〜18名と偏在がみられる。また専門医のうち勤務医が45%，開業医が50%である。こういった状況から市町村行政担当者への聞き取り調査でも，内視鏡医のマンパワーの絶対的不足から，現状では対策型内視鏡検診は実施できないというのが実状であり，一部の自治体で対象を限定した内視鏡検診が行われることはあっても，これまで確実に根づいている胃X線検診がさしあたり継続される見通しである。

一方，Helicobacter pylori（H.pylori）除菌による胃がん発生抑制効果のエビデンスが数多く示されてきて[4, 5]，2013年2月21日 H.pylori 感染胃炎に対する除菌治療が保険適用となった[6]。また翌2014年にはWHO/IARCが胃がん予防のためのH.pylori 除菌治療介入は妥当であるとし，胃がん対策として H.pylori 感染スクリーニングと除菌治療を推奨するリポートを発表した[7]。さらに2016年2月4日厚生労働省は市区町村がん検診を実施する際の指針となる「がん予防重点健康教育及びがん検診実施のための指針」改訂版の中で H.pylori 感染と胃がんの関係について正しく啓蒙すること，また H.pylori 除菌による一次予防と検診による二次予防がともに重要な役割を担うことから，その効果的・効率的な実施体制の整備をするよう求めている[8]。このことは日常の内視鏡診療や胃がん検診の場に関わらず，患者あるいは検診受検者に H.pylori 感染や除菌治療について適切に説明する義務が生じたことを意味する。

こうした背景から日本消化器がん検診学会（胃X線検診のための読影区分の運用，評価に関する

表1 胃X線検診のための読影判定区分
本学会胃がん検診精度管理委員会（2016年）

判定	読影区分	管理区分
1	胃炎・萎縮の無い健康な胃（※H.pylori 未感染相当胃）	精検不要
2	慢性胃炎を含む良性病変	
3a	存在が確実でほぼ良性だが，精検が必要な所見	精検該当
3b	存在または質的診断が困難な所見	
4	存在が確実で悪性を疑う所見	
5	ほぼ悪性と断定できる	

カテゴリー1：胃炎・萎縮のない胃
　ポイント：低リスク群の囲い込みと将来的な対策型検診からの除外。
カテゴリー2：慢性胃炎を含む良性病変
　ポイント：高リスク群の囲い込みと H.pylori 感染対策との連携。

附置研究会）でも胃がんスクリーニングのための胃X線読影の精度管理と，対策型X線検診を通しての H.pylori 感染への対応を目的に新たな胃X線検診のための読影判定区分（カテゴリー分類）を策定した（表1）。

カテゴリー分類は基本的には管理区分であり，詳細は省略するが精検不要か，要精検かを判定し，精検不要であればカテゴリー1「胃炎・萎縮のない胃—H.pylori 未感染胃相当」とカテゴリー2「慢性胃炎を含む良性病変」に分ける。要精検と判定した場合は，カテゴリー3a，3b，4，5に分けるものである。チェックした所見に対し，病変存在の確実性や悪性度を読影医がどのように判定したかを示す指標で，読影の精度管理に寄与するための設定である。

ここで問題となるのが管理区分精検不要のカテゴリー2の取り扱いであろう。これまで異常なしとしてきた胃がんリスクのある H.pylori 現感染・既感染（除菌例を含む）慢性胃炎を有する被検者への報告方法である。胃がん発生の抑制が期待できる除菌治療の機会を失わせしめないような配慮が必要であると考える。

そこで2016年2月〜3月の期間に山形県内で所属が判明している内視鏡専門医125名に無記名方式，郵送による送付，回答返送でのアンケート調査（回収率60%）を行った。その結果では，「慢性胃炎との検診結果を受検者に伝える」ことに対し82%の医師が肯定的であった。また「慢性胃

炎と通知する際に内視鏡検査のための受診を積極的に推奨した方が良い」が77%，さらに「除菌治療について推奨した方が良い」も79%と高率であった[9]。

山形県医師会消化器検診中央委員会では2013年から2015年12月までの間，H.pylori感染を加味した胃がん検診に関する講演会を年1回開催するとともに，胃X線検診画像読影に際しての正しい慢性胃炎診断のスキルアップを目指して「H.pylori感染を考慮した胃背景粘膜診断」の読影研究会を県内各医療圏で計6回行った。同時にアンサーパッドを使用した読影実習も4回実施したことから，読影委員のH.pylori感染胃炎の読影診断能は県全体で著明に向上したと考えられる。

Ⅲ 山形市医師会・山形市の新たな取り組みと今後の展望

1. ABC分類（胃がんリスク層別化検査）併用胃がん胃炎X線検診の導入

2010年6月から2011年12月に山形市医師会と山形大学グローバルCOEプログラムと共同研究としてABC分類を使用したX線胃がん検診を実施した[10]。山形市の2/3の地区での一般住民検診を受けた3,761名から不適格者（除菌後，慢性胃不全　胃術後，PPI服用者等）を除いた3,517名が検討対象となった。胃X線検診での要精検者とABC分類でのBCD群に該当した人に内視鏡検査を推奨した。

X線検診要精検者（180名）では精検受診率84.4%で，胃がん症例6名，発見率3.1%であった。BCD群（1,875名）では精検受診率は57%と低かったが胃がん症例15名で発見率0.8%と比較的高率であり，多くが内視鏡治療で対応可能であった。ABC分類別胃がん発見率では，B群0.66%（4例），C群1.21%（14例），D群1.03%（3例）であった。BCD群では偽陽性例が多くなるが，全体で胃がん発見率が約1%と比較的高率であることから，市医師会と市行政（市長）との話し合いの結果，2017年4月から山形市の継続事業としてABC分類併用胃がんX線検診として実施することとなった。山形大学との共同研究と同様，H.pylori除菌者，ABC分類既受検者等を除き併用で行い，X線異常所見者（カテゴリー3〜5）とBCD群

には内視鏡検査を行うこととした。

また，X線検診ではH.pylori感染を考慮した読影でH.pylori感染胃炎（疑い例含む）を認める場合（カテゴリー2）はこの旨を通知し，内視鏡検査を勧奨することとした。内視鏡検査で胃がんのないことが確認されたBC群には除菌に関する正確な情報を説明し，希望者には積極的に除菌を行う方針とした。A群，D群もH.pylori抗体陰性高値（3.0〜9.9u/mL）の場合はUBT等でH.pylori感染の有無を確認し，陽性の場合はBC群と同様の対応をとることとした。

2. 内視鏡二次精検精度管理委員会の設置

山形市内の内視鏡診療を行っている医療機関は63施設あり，大学や中核病院が8施設（内視鏡専門医33名），内視鏡専門医の診療所が16施設（16名），非専門医の診療所が39施設である。胃がん検診二次内視鏡精検のほとんどは診療所が担っており，非専門医診療所の協力がなければ成立しない。

ABC分類併用胃がん胃炎X線検診の開始に伴い，二次精検としての内視鏡検査件数が大幅に増加することになる。山形市医師会検診センターでは，毎年X線検診，内視鏡検査での偽陰性例を可能な限り収集し分析してきた。これまで手上げ方式二次精検を実施してきた中で内視鏡偽陰性例が少なからず認められることから，近い将来の対策型内視鏡検診をも見据えて，今回二次内視鏡精検精度管理委員会の設置を市医師会理事会で決定した。委員会の委員は医師会役員から会長（内視鏡専門医），副会長2名（内視鏡専門医1），検診担当理事，外部から大学，中核病院所属の内視鏡専門医，開業の内視鏡専門医と非専門医若干名で構成する。

3. 二次内視鏡精検実施医の条件

内視鏡検査では検査医の経験や技術格差が問題となる。有症状患者の一般診療と異なり，検診二次精検では対象者が健康人であるとの認識をもち，質の高い安全な内視鏡技術を提供することが要求される。最新の日本消化器内視鏡学会第5回偶発症のアンケート調査では[11]，内視鏡検査件数7,408,688件に対し，偶発症発生372人（率5.0/10万），死亡14人（死亡率0.19/10万）との報告が

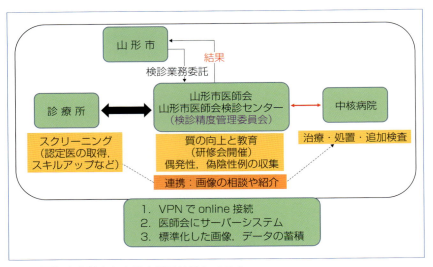

図1 医師会を核とした胃内視鏡検診システム

あり，内視鏡検査の技術や安全管理に関する精度管理の体制構築を求めている．

そこで山形市医師会二次内視鏡精検精度管理委員会では，ダブルチェック制度を導入することにした．胃がん検診二次内視鏡精検画像を電子媒体（USB）で市医師会検診センターに提供してもらい精度管理委員会が選任した内視鏡専門医が再読影し，前処置，がんの有無，撮影条件，撮影の網羅性等をチェックして，改善すべき点などを定期的にフィードバックすることで検査医全体のスキル向上を図ることを目的とするものである．この方法に同意して参加することを条件に胃がん検診二次内視鏡精検受け入れ機関として認定し，公表することとした．

4．研究会，研修会への参加

山形市には昭和35年から胃がん検診X線読影，内視鏡診断の向上を目的とした消化器開業医からなる症例検討会「青葉会」があり，月1回開催している（2016年12月現在501回）．また次世代の胃がん検診X線画像読影と胃内視鏡診断技術習得を目指す若手医師の育成を目的に平成8年に立ち上げた「山形県胃と腸勉強会」があり，年2回開催されている（2016年12月現在51回）．これまでは専門医が対象であったが，内視鏡診療を行っている非専門医にも参加を呼びかけることにした．また，山形市医師会消化器検診委員会ではこれまで，山形市内の大学病院，基幹病院を含め内視鏡診療を行っているすべての医療機関に，胃内視鏡検診マニュアル（編集：胃内視鏡検診標準化研究会；社団法人　日本消化器がん検診学会発刊），胃がんリスク健診（ABC検診）マニュアル，改訂2版―胃がんを予知して，予防するために―（認定NPO法人　日本胃癌予知・診断・治療研究機構　編），胃炎京都分類（日本メディカルセンター）等の書籍を配布して新しい情報を提供しているが，さらに二次内視鏡精検精度管理委員会では二次内視鏡精検実施医が参加する新たな研修会（年2回）を企画し，非専門医には少なくとも年1回の出席を義務付けることにした．

安全な胃内視鏡検査の実施にあたっては，看護師，内視鏡技師などのコメディカルスタッフの役割も極めて大きい．内視鏡診療を行っている医療機関，特に診療所においてはコメディカルスタッフに対しても内視鏡検査に関する専門知識を得るべく適切な教育機会を提供してもらう必要があり，年1回山形市で開催される山形県消化器内視鏡技師研究会への積極的な参加を勧奨することにした．

5．対策型内視鏡検診に向けて

山形市においてはさしあたり広く受容され根づいているX線検診が継続されるが，現在約50%と高い*H.pylori*感染率が低下してくれば，今回導入したABC分類併用X線胃がん胃炎検診で確診された*H.pylori*未感染の低危険群を除く高リスク群の内視鏡検診が現実となってくると考えられる．初めて胃がん検診を受ける場合もABC分類

併用内視鏡検診で A 群の諸問題も解決されるであろう。山形市医師会では内視鏡二次精検精度管理委員会設置に伴い，市医師会健診センターに内視鏡検査結果だけでなく，除菌実施有無，除菌成否の報告も行ってもらい，提供された画像データとともに蓄積し管理することとした。そのデータは全て山形市と共有し，次年度の検診に反映されることになる。

当分は内視鏡画像は USB による提供方法となるが，内視鏡検診への移行に向けて内視鏡検診実施医療機関と山形市医師会健診センターとの online 接続を計画しており，図 1 のようなシステムで実施したいと考えている。

課題はなお多いが山形市医師会としては山形市とともに胃がん検診受診率，精検受診率のさらなる向上と，胃がん二次内視鏡精検実施医のスキルアップに努めると同時に，対策型内視鏡検診に向けたシステム構築に取り組んでいく予定である。

文　献

1) 山形県医師会：胃内視鏡検診車「おおぞら号」26 年間の歩み．1998．10．
2) 国立がん研究センターがん予防検診研究センター：有効性評価に基づく胃がん検診ガイドライン 2014 年度版．東京，2015．
3) 厚生労働省健康局がん対策・健康増進課：がん検診のあり方に関する検討会中間報告書．2015．9．29．
4) Fukase K, Kato M, Kikuchi S, et al：Effect of eradica-tion of *Helicobacter pylori* on incidence of metachro-nous gastric carcinoma after endoscopic resection of eary gastric cancer：an open-label, randomized controlled trial. Lancet 372：392-397, 2008
5) Li WQ, Ma JL, Zhang L, et al：Effect of *Helicobacter pylori* treatment on gastric cancer incidence and mortality in Subgroups. J Natl Cancer Inst 106：2014
6) 厚生労働省保健局医療課長通知（平成25年2月21日）；保医発 0221 第 31 号「ヘリコバクターピロリ感染の診断及び治療に関する取扱いについて」
7) International Agency for Reserch on Cancer, World Health Organization: *Helicobacter pylori* Eradication as a Strategy for Preventing Gastric Cancer. IARC Working Group Report 8：1-181, 2014
8) 厚生労働省健康局長通知（健発第 0331058 号平成 20 年 3 月 31 日．平成 28 年 2 月 4 日一部改正）「がん予防重点健康教育及びがん検診実施のための指針」
9) 吉澤和哉，大泉晴史，武田弘明：「山形県における対策型検診に対する内視鏡検診導入に向けて」第 54 回 日本消化器がん検診学会大会（JDDW 2016 KOBE）パネルディスカッション 4.「対策型胃内視鏡検診の現状と対策」2016．11．
10) 吉澤和哉，大泉晴史，佐々木悠，他：胃がんリスク評価 ABC 分類における A 群の実態──一般住民胃 X 線検診コホートを用いた検討──．日本消化器病学会雑誌 112：1492-1502，2015
11) 芳野純治，五十嵐良典，大原弘隆，他：消化器内視鏡関連の偶発症に関する第 5 回全国調査報告──2003 年より 2007 年までの 5 年間──．Gastroenterol Endosc 52：95-103，2010

（大泉晴史，門馬　孝，吉澤和哉，武田弘明，有川　卓）

12 精度管理方法〜質の高い胃内視鏡検診のために〜

I 対策型胃内視鏡検診に対する消化器がん検診学会の方向性

がん検診については，2012年（平成24年）6月に閣議決定されたがん対策推進基本計画で，すべての市町村が精度管理・事業評価を実施するとともに，科学的根拠に基づいたがん検診を実施することを目標としている。その実施にあたっては，「がん予防重点健康教育及びがん検診実施のための指針」（平成20年3月31日付け健発第0331058号厚生労働省健康局長通知別添，平成28年2月4日付けで一部改正，以下指針）に準拠することが求められている。

本指針においては，胃がん検診は，検査項目として，問診に加え胃部エックス線検査または胃内視鏡検査のいずれかを行うこととされている。日本消化器がん検診学会では，2010年に「胃内視鏡検診マニュアル」，2014年に「経鼻内視鏡による胃がん検診マニュアル」を公表しており，2016年に胃がん検診として胃内視鏡検査の導入が確定したことを契機に対策型検診に焦点を絞り，内容を更新した「対策型検診のための胃内視鏡検診マニュアル」を公表した。

本指針の改正では，『胃内視鏡検査の実施に当たっては，日本消化器がん検診学会による「対策型検診のための胃内視鏡検診マニュアル 2015年度版」（以下，胃内視鏡検診マニュアル）を参考にすること。』とうたわれている。

この胃内視鏡検診マニュアルは，胃内視鏡検診の技術や安全管理に関する精度管理の基準を示しており，このマニュアルに基づいて内視鏡検診が行われること，また検診に参加する検査医が必ずしも豊富な経験を有しているとは限らないことなどから，本マニュアルでは無症状者を対象とする検診の不利益を最小限にすることを第一義としている。そのため，ダブルチェックや偶発症対策などの安全管理についてはかなり慎重な記載となっている。

本稿では上部消化管内視鏡スクリーニング検査として，対策型検診（住民検診）のみならず，任意型検診（人間ドック型検診），一般診療も検討対象とするために，精度管理をどのように行うか，『対策型検診のための胃内視鏡検診マニュアル』を主に紹介しつつ具体的な方策について述べる。

II 精度管理指標（図1）

がん検診の精度管理を行うための指標は，以下の3つに分類される。

1. 技術・体制指標

検診の質を担保するために必要な施設，設備，人材配置など実施体制，技術水準，整備状況などをみる指標で，機器管理，体制整備，安全性の担保を確認することを目的としている。

2. プロセス指標

検診プログラムが正しく行われているかの達成度をみる指標で，受診率，要精検率，がん発見率，陽性反応適中度などのがん検診データでモニタリングされる。これらは短期的な指標として用いられる。

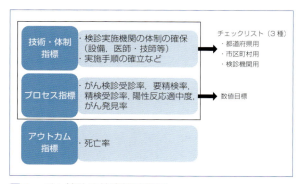

図1　がん検診の精度管理指標

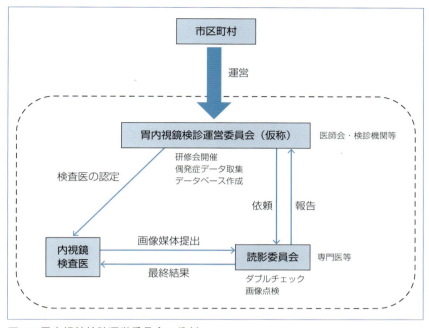

図2 胃内視鏡検診運営委員会の役割

3. アウトカム指標

死亡率減少効果が達成できたかを確認するための最終的な指標で，がん罹患率，死亡率である。

Ⅲ 胃内視鏡検診運営委員会（仮称）（図2）

胃内視鏡検診マニュアルでは，検診の実施を運営するための胃内視鏡検診運営委員会（仮称）を設立することが望ましいとしている。

本委員会は，検診の対象，検診の実施方法，検査医の認定，読影委員会のメンバーの選定と管理，読影委員会によるダブルチェックや画像点検の方法の決定，スキルアップのための研修会開催，偶発症対策，検診データベースの管理などを検討する。その上で，地域の実情，特に内視鏡処理能に配慮し，胃内視鏡検診の運営方針を決定する。

なおダブルチェックについては後述するが，ダブルチェックが内視鏡検診に移行する障害とならないかの検証は行われていない。胃内視鏡検診の全国への均てん化，受診率の大幅な向上のためには，地域によっては専門医不足のために運営委員会が設置できてもダブルチェックができないことで内視鏡検診に踏み切れないことになるのは本末転倒である。キャパシティについては課題があるため，図2の実現のための最適な方法について，今後も検討が必要である。現時点では行い得る最良の方法を構築していく努力をしつつ，あくまで運営方針は地域の運営委員会に任せ，実情に合った検診を開始することも選択肢の一つであろう。

Ⅳ 検診受診対象

対策型検診における胃内視鏡検診受診対象は，50歳以上の住民で，胃疾患に関する症状のない者である。ヘリコバクターピロリ除菌後の受診者も対象とする。抗血栓薬服用中の受診者も対象であるが，検査には慎重を要する。検診の除外条件，禁忌を下記に記す。

1. 検診対象の除外条件

1）胃内視鏡検診に関するインフォームドコンセントや同意書の取得ができない者。
2）妊娠中の者。
3）入院中の者。
4）胃疾患で受療中の者（ヘリコバクター・ピロリ除菌中の者を含む）。
5）胃全摘術後の者。

2. 胃内視鏡検査の禁忌

1）咽頭・鼻腔などに重篤な疾患があり，内視鏡が挿入できない者。
2）呼吸不全のある者。

3）急性心筋梗塞や重篤な不整脈などの心疾患の
　　ある者。
4）明らかな出血傾向またはその疑いのある者。
5）収縮期血圧がきわめて高い者。
6）全身状態が悪く，胃内視鏡検査に耐えられな
　　いと判断される者。

V　検査医・メディカルスタッフ

1．検査医の条件

　検査医の条件として，内視鏡専門医であること
は必須条件ではないが，胃内視鏡検診に関する適
切な知識と技量を備えている必要がある。

1）対策型検診の知識

　診療とがん検診とは目的，対象などの考え方が
異なっている。がん検診では，感度だけでなく特
異度や費用をも考慮した検査を採用するなど，が
ん検診の基礎知識が要求される。

2）胃内視鏡検査医の技量，資格

　胃内視鏡検査の技量は客観的な評価が困難であ
り，日本消化器内視鏡学会では専門医規定を設け
ており，日本消化器がん検診学会では認定医を申
請できる経験などを規定している。専門医以外の
医師であっても，その技量を改善させるため，ダ
ブルチェックのための読影会や研修会の出席，画
像点検で指摘された点を改善するための努力が要
求される。胃内視鏡検診に参加する医師の資格と
して，日本消化器がん検診学会認定医と日本消化
器内視鏡学会専門医の両方の資格を有することが
理想的であるが，それを前提とすることは困難で
ある。
　内視鏡医の技術と経験によって内視鏡検査の精
度に差があり，消化器内視鏡専門医とそれ以外で
は，有意に偽陰性率に差があるとする報告[1]，内
視鏡検査医の経験年数が多いほど癌発見率および
陽性反応的中度が高く，検査における偶発症，不
必要な生検，生検に伴う合併症の予防さらに癌の
見逃しを防ぐという観点から，内視鏡検診は経験
のある内視鏡医が担当することが望ましいとする
報告[2]がある。しかし現状の体制では内視鏡検
査医すべてを専門医とすることは難しく，検診の
質を担保するために，適切な教育プログラムと精
度管理体制を整え，その対策をしっかり実施する
ことにより，胃内視鏡検診に携わる検査医の知識・

技量を改善することが必要である[3]。
　これらを総合的に検討した上で，胃内視鏡検診
マニュアルでは検査医の参加条件として，1．日
本消化器がん検診学会認定医，日本消化器内視鏡
学会専門医，日本消化器病学会専門医のいずれか
の資格を有する医師，2．診療，検診にかかわら
ずおおむね年間100件以上の胃内視鏡検査を実施
している医師，3．地域の胃内視鏡検診運営委員
会（仮称）が定める条件に適応し，1または2の
条件を満たす医師と同等の経験，技量を有すると
認定された場合，のいずれかの条件を満たすこと
が求められる。
　今後は，一定の質を担保された検査がどこでも
受けられるよう，また受検者や検診を委託する行
政にわかりやすい体制にするために，全国の実地
医家が内視鏡検診やスクリーニング検査を専門医
として検査できる専門医の認定方法の変更，教育，
指導体制の確立を築くことが消化器内視鏡学会の
大きな役割になる。

2．メディカルスタッフの役割

　安全な胃内視鏡検査の実施にあたっては，検診
の知識や検診の利益・不利益に関する説明，検査
の偶発症に関する説明や同意の取得など専門知識
を有する看護師・臨床検査技師などのメディカル
スタッフの役割は極めて大きい。これらスタッフ
の教育は各地域の胃内視鏡検診運営委員会（仮称）
が担当するが，日本消化器内視鏡学会では資格要
件を満たし試験に合格した者を消化器内視鏡技師
として認定し専門医と同様に教育，指導体制を構
築している。

VI　検査関連機器

1．内視鏡の種類

　無症状者を対象とするがん検診に用いられる内
視鏡機器は受診者の負担が少ないことが条件とな
る。そのためには内視鏡外径が細く，咽頭や舌根
に対する刺激が少ないものから選択することが望
ましい。近年では経鼻内視鏡の改善が進み，観察
可能な視野も経口内視鏡と同等レベルとなってお
り，胃がん発見率，早期がん比率のいずれも経口
内視鏡と経鼻内視鏡に差がないとの報告[4]もあ
る。したがって内視鏡機器は経口内視鏡，経鼻内

視鏡のいずれを選んでも問題はない。

2. 内視鏡の消毒

スコープの消毒に関しては,「消化器内視鏡の感染制御に関するマルチソサエティ実践ガイド」が消化器内視鏡学会から報告されている。その報告によれば,推奨度IIとして,洗浄・消毒の均一化および人体への消毒薬曝露防止を考慮してスコープ自動洗浄・消毒装置を用いると記載されている。また,スコープの消毒に用いる消毒薬としては,高水準消毒薬である過酢酸,グルタラールおよびフタラールを用いるとなっている。強酸性電解水をはじめとする機能水に関してはエビデンスが不十分であることから,機能水の特性,欠点,そして内視鏡機器の殺菌効果などを正しく理解し,財団法人機能水研究振興財団発行の"機能水による消化器内視鏡洗浄消毒器の使用の手引き"などを参照の上,各施設の責任において適正かつ慎重に使用することが強く望まれるとされている。

VII 読影体制

1. ダブルチェック

ダブルチェックが必要であるのは,胃内視鏡検診の精度を一定に保つためである。ダブルチェックの意義は,診断された病変の確認と,撮影されているが認識あるいは診断されなかった病変の拾い上げを行うことにより,偽陰性を減らす効果が期待できること(見逃しの回避),また不要な生検の減少が期待できることである。「胃内視鏡検診マニュアル」では,胃内視鏡検診に参加する医師の技量が異なるために,その技量の差を補い標準化するためにダブルチェックを行うとされている。しかし,現在,多くの医療機関の診療での内視鏡検査,任意型検診(人間ドック)施設における胃内視鏡検診において,ほとんどダブルチェックは行われていないのが現状ではないかと考えられる。

対策型検診として胃内視鏡検診が認められる前から胃内視鏡検診を行っていた新潟市,福岡市,金沢市などではしっかりとしたダブルチェック体制を組んでおり,その効果も報告されている[5~7]。表1に大都市における対策型内視鏡検診実施要項の一部を抜粋し,文献報告も加えて精度管理に

関する項目をまとめたものを示したが,撮影コマ数,生検の有無,画像評価,ダブルチェックなどは各都市ごとに異なっており,今後,胃内視鏡検診を導入しようとしている市町村は,これらを参考にしてシステムを作成することになろう。

また,表2に平成28年5月現在の大都市圏の胃内視鏡検診の実施状況を示すが,14都市中,80万人と最も人口が少ない堺市から,約1300万人と最も多い東京都まで14都市中,胃内視鏡検診に踏み切っているのは川崎市,横浜市,福岡市の3都市,平成28年10月あるいは平成29年度に実施予定としている都市は6都市で,体制作りがまだまだ遅れているのが現状である。しかし,内視鏡専門医数が多いことが大都市の強みであり,こういった大都市でこそダブルチェックなどの精度管理や,研修・教育といった問題にも十分対応できるはずである。今後,大都市での胃内視鏡検診が導入されれば低迷している胃がん検診受診率の向上が見込め,胃がん死亡率低下に十分寄与できる胃がん検診の確立が可能であろう。

なお,ダブルチェックは目的ではなく,本来は標準的な撮影方法の規定,教育システム,認定システムを担うのが学会の責務であり,今後,技量の均てん化のための教育や画質チェックの体制,偽陰性症例の検討など読影体制の中での整備が必要である。

専門医数や内視鏡検査医数,キャパシティなどの事情により,地域によっては前述したように全例全画像のダブルチェック以外の方法で内視鏡検査の質を担保することで,胃内視鏡検診を開始することも一つの方策であろう。

2. 読影委員会

読影委員会の目的は,内視鏡検査技術と診断能の標準化ならびにその向上を図ることである。各市町村で読影体制を構築し,その中心的役割を読影委員会が担い精度管理を行う。ダブルチェックとは,内視鏡検査医以外の読影委員会のメンバーが内視鏡画像のチェックを行うことであり,ダブルチェックを担当する読影委員会のメンバーは,原則,日本消化器がん検診学会認定医,日本消化器内視鏡学会専門医の資格をもつ医師か,運営委員会がダブルチェックを行うに足る技量があると認定した医師が該当する。内視鏡検査医は,ダブ

12. 精度管理方法〜質の高い胃内視鏡検診のために〜

表1 大都市における対策型内視鏡検診　実施要項

	対象年齢	撮影枚数	備考	画像評価	備考	ダブルチェック	備考1	備考2	撮影部位提示または指示	備考
福岡市	40歳以上	30〜50コマ	色素散布必須	あり	5段階 a,b1, b2,c,d	あり。最終判定は検診部会を優先，1次2次判定が異なる場合は3次読影（レフェリー判定）。	二人で1チーム，出番は1日2チーム。	画像送付は実施医療機関負担。	あり	胃内視鏡検診マニュアル 1〜26. 部位
横浜市	50歳以上	原則40コマ	鎮痙薬，鎮痛薬，鎮静薬は原則使用不可。	あり。機器の問題，画像条件，網羅性の総合評価		あり。最終判定は実施医療機関。	二次読影は専門医が一人で施行するが，1回6−7名で月2回施行。検診実施医は年間1回の参加義務あり。	画像送付は医師会負担。	あり	標準撮影法（日本消化器がん検診学会）
川崎市	40歳以上	40コマ以上	抗血栓薬内服者は生検禁。鎮静薬は医療機関の責任において使用。色素散布は必要に応じて行う。	あり。問題あればイエローカード（画像評価用紙）発行。	二次読影のポイント6項目	あり。総合判定は実施医療機関。		医師会がアウトソーシングしている業者経由。	あり	胃内視鏡検診マニュアル
金沢市	40歳，45歳，50歳，55〜70歳	30コマ程度	原則として生検は認めず。する時は色素散布等で十分に検討後に行うこと。	あり	a,b,c,d,e	あり	内視鏡学会専門医が二次読影，40〜58人。	レフリー判定（3次読影）あり，5名。	あり（標準的撮影法）順守	胃がんを見落とさない内視鏡検査マニュアル（福井県立病院　細川治　編）
静岡市	35歳以上	30〜40コマ	鎮痛剤，鎮静剤は使用しない。			あり。検診結果は実施医が記載。	二人で1チーム，出番は1日1チーム，週に1回。	二次読影結果はコメント欄に記載。	あり	撮影のチェックポイント40ヵ所を提示
新潟市	40歳，45歳，50歳以上，年1回	20コマを一応の基準	抗血栓薬内服者は対象外。色素内視鏡は含まれない。	あり。ダブルチェック医が3ヵ月ごとに施行。	1〜6項目，改善点を勧告	あり	読影委員会は専門医39名で週1回開催。	実施医療機関と読影委員会とのダブルチェック。画像提出は実施医療機関負担。	あり	標準撮影法

表2　大都市圏の胃内視鏡検診の実施状況

医師会名	実施対象エリア	人口	実施状況		備考
札幌市医師会	札幌市	約195万人	未実施	未定	
仙台市医師会	仙台市	約110万人	未実施	未定	東北大学・宮城県対がん協会・仙台市と協議中
千葉市医師会	千葉市	約95万人	未実施	H29.4〜実施予定	
東京都医師会	23区	約1300万人	千代田区のみ実施		
川崎市医師会	川崎市	約150万人	実施	H.24.12〜	
横浜市医師会	横浜市	約370万人	実施	H.28.4〜	H26.4〜モデル実施，H28.4〜本格稼働
名古屋市医師会	名古屋市	約230万人	未実施	H28.10〜実施予定	
京都府医師会	京都市	約150万人	未実施	未定	
大阪府医師会	大阪市	約270万人	未実施	H29年度〜実施予定	
堺市医師会	堺市	約80万人	未実施	H28.10〜実施予定	
神戸市医師会	神戸市	約155万人	未実施	未定	
広島市医師会	広島市	約120万人	未実施	H29.4〜実施予定	
北九州医師会	北九州市	約95万人	未実施	H28.10〜実施予定	
福岡市医師会	福岡市	約155万人	実施	H12.6〜	

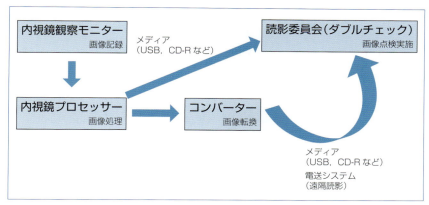

図3　検診内視鏡画像の提出

ルチェックを行う読影会に可能な限り出席し，ダブルチェック担当医から指導や助言を受け，自身の内視鏡検査技量の向上を図るべきである．

複数の専門医が勤務する医療機関でのダブルチェックは，施設内での相互チェックでダブルチェックの代替方法とすることができる．胃内視鏡検診運営委員会（仮称）は，検査医のために定期的に研修会を開催し，検査技術と診断能の標準化ならびにその向上，精度管理の知識の確認や更新を図る機会を提供することが重要である．

表1に示した大都市のダブルチェックは，ほとんどが二人一組で構成され行われているが，横浜市では読影委員会メンバーの専門医が一人で担当している．新潟市，金沢市も読影委員会は専門医で構成しており，ここでも検診の質を担保しているといえる．

3．検査画像の提出・管理（図3）

内視鏡検診で撮影された画像はダブルチェックの必要性から，すべての画像を読影委員会に提出し，読影委員会により最終判定が確定する．これらの画像は個人情報であるため，「医療・介護関係事業者における個人情報の適切な取り扱いのためのガイドライン」に従って取り扱われる．

4．画像点検（図4）

読影委員会は，検査医の技量を改善するために，定期的な画像点検を行う．評価するのは，画像の網羅性，画像条件，内視鏡操作による物理的粘膜損傷の程度，空気量，画像のコマ数，前処置，生検の妥当性などである．特に撮影コマ数は重要で，30〜40コマ程度が適当とされる．少ないと網羅性に欠け，多すぎるとダブルチェックに時間がかかりすぎることになる[8]．胃内視鏡検診実施医療機関は，こういった画像評価を受けることで自施設の画像を見直し，改善を図ることで質の向上が見込めることになる．

Ⅷ　結果判定（図5）

胃内視鏡検診の結果の記載は，生検の有無，4段階の判定；ⅰ胃がんなし，ⅱ胃がん疑い，ⅲ胃がんあり，ⅳ胃がん以外の悪性病変，診断名である．判定は読影委員会によるダブルチェックを原則とし，内視鏡検査医と読影委員会の判定が異なる場合は，ダブルチェックの判定結果を最終判定とする．ダブルチェックにて新たに「胃がん疑い」となれば，再検査の必要ありと判定される．

Ⅸ　検診データベース

胃内視鏡検査および生検の記録などは，原則的に胃内視鏡検診実施医療機関で保管するが，画像の提出を受けた実施主体である市区町村は検診データベースを作成，管理する．内視鏡学会では全ての内視鏡検査を対象としたデータベース，Japan Endoscopy Database（JED）を整備しており，検診やスクリーニング検査に対応したJEDも準備が進んでいる．全国で標準言語によるデータを収集していくことで，内視鏡検査件数や偶発症，がん発見率など重要なデータを正確に把握することが可能となる．非常に重要な事業で

12. 精度管理方法〜質の高い胃内視鏡検診のために〜

施設名　　　　　　　　　医院・診療所・病院　御中　　　平成　年　月　日

胃がん検診　内視鏡画像評価

1. **画像の網羅性**
   □満足しうる　　□多少改善の余地あり　　□かなり改善の余地あり　　□大幅に改善の必要あり
   1－2．改善を要する部位（「満足しうる」以外の時にチェック）
   □食道
   □噴門部
   □穹窿部
   □胃体上部　⇒　□前壁　　□後壁　　□小彎　　□大彎
   □胃体中部　⇒　□前壁　　□後壁　　□小彎　　□大彎
   □胃体下部　⇒　□前壁　　□後壁　　□小彎　　□大彎
   □胃角部　　⇒　□前壁　　□後壁　　□小彎　　□大彎
   □前庭部　　⇒　□前壁　　□後壁　　□小彎　　□大彎
   □幽門輪
   □球部
   {□十二指腸下降部（脚）}：観察は必須ではない

2. **画像の条件**
   □満足しうる　　□多少改善の余地あり　　□かなり改善の余地あり　　□大幅に改善の必要あり
   2－2．改善を要する点（「満足しうる」以外の時にチェック）
   □色調　　　　　　　　⇒　□赤みが強い　　□黄色みが強い　　□青みが強い
   □露出　　　　　　　　⇒　□オーバー気味、　□アンダー気味
   □レンズ面ののっかり　⇒　□目立つ　　□多少目立つ
   □ぶれ・ピントのずれ　⇒　□目立つ　　□多少目立つ

3. **内視鏡操作による物理的粘膜損傷の程度**
   □満足しうる、　□多少改善の余地あり、　□かなり改善の余地あり、　□大幅に改善の必要あり
   3－2．改善を要する点（「満足しうる」以外の時にチェック）
   □内視鏡の接触や吸引による出血・発赤などの変化　⇒　□目立つ　　□多少目立つ

4. **空気量**
   □ちょうど良い　　□多い　　□多少少ない　　□かなり少ない

5. **画像のコマ数**
   □ちょうど良い　　□かなり多い　　□多少多い　　□多少少ない

6. **前処置**
   □満足しうる　　□多少改善の余地あり　　□かなり改善の余地あり　　□大幅に改善の必要あり
   6－2．改善を要する点（「満足しうる」以外の時にチェック）
   □粘液・内服薬などの粘膜への付着　⇒　□目立つ　　□多少目立つ
   □食物残渣　　　　　　　　　　　　⇒　□目立つ　　□多少目立つ

7. **その他（その他の気づいた点を記入）**

総合評価：□満足しうる
　　　　　□もう少し改善すると「満足しうる」域に達する
　　　　　□かなり改善しないと「満足しうる」域に達しない
　　　　　□複数の委員で検討した結果，上記理由で，検診に足る画像ではないとの結論に達する

　総合評価で、「満足しうる」以外の評価を受けた検査医は、一度、読影委員会によるダブルチェックにご出席下さい。その場で改善策をご相談できますし、他施設がどのような画像を撮影しているのかをご覧いただくことも貴施設の改善につながります。

胃内視鏡読影委員会

図4　画像点検票

あり検診，スクリーニング検査においても普及することが望まれる。検診データの管理のための，検診データベースの構築や追跡調査については，別項10.『上部消化管スクリーニング検査におけるデータベースを踏まえた内視鏡所見』を参照されたい。

X　精度管理指標の算出（表3）

　精度管理が適切に行われているかを確認するための指標としてプロセス指標があり，それらは受診率，がん発見率，要精検率，精検受診率，陽性反応適中度である。算出方法を表3に示す。プ

氏　名		男・女	生年月日 （年齢）	大正　昭和　　年　　月　　日生 （　　歳）
検診日	年　　月　　日			
方　法	□経口　　□経鼻			
内視鏡検査医				
病変部位1	食道　　　胃　　　十二指腸			
（病変部位、所見、生検部位など）				
病変部位2	食道　　　胃　　　十二指腸			
（病変部位、所見、生検部位など）				
生　検	1.　あり　　　2.　なし			
判　定	1.　胃がんなし　　2.　胃がん疑い　　3.　胃がんあり　　4.胃がん以外の悪性病変			
診断名 （適宜記載）				
読影委員会				
（追加病変：部位、所見など）				
判　定	1.　胃がんなし　　2.　胃がん疑い　　3.　胃がんあり　　4.胃がん以外の悪性病変			
診断名 （適宜記載）				
再検査の必要性	1.　あり　　2.　なし			

図5　胃内視鏡検診結果判定票

ロセス指標よりさらに厳密な指標が感度・特異度であり，その算出には中間期がんの把握が必要となる（図6）。

XI　研修カリキュラム（表4）

　胃内視鏡検診に従事する医師，メディカルスタッフ（看護師，臨床検査技師など）は，胃内視鏡検診運営委員会（仮称）の主催する研修会に参加し，がん検診に関する知識に習熟するよう努める。表4に研修カリキュラム（案）を示すが，胃内視鏡検診運営委員会（仮称）は，こういった研修会を定期的に開催する必要がある。

XII　検査手順

　1.　問診，2.　IC（インフォームドコンセント），3.　前処置，4.　胃内視鏡検査手順，5.　機器管理，6.　結果報告
上記項目の1から4については，別項を参照されたい。

5.　機器管理

　まず原則として検診は無症状者を対象としている医療行為であり，感染症を含めて健康被害の発生を皆無とすることを目指さなければならない。検査終了後直ちに行われる内視鏡の洗浄・消毒は，感染防止において最も重要であり，洗浄担当者は，

12. 精度管理方法〜質の高い胃内視鏡検診のために〜

表3　プロセス指標の算出

$$受診率 = \frac{2年間のがん検診受診者数 - 2年連続受診者数}{がん検診対象者数}$$

$$がん発見率 = \frac{1年間の発見がん数}{1年間のがん検診受診者数}$$

$$要精検率 = \frac{「生検あり」と「再検査」該当数}{1年間のがん検診受診者数}$$

$$精検受診率 = \frac{要精検と判断された者のうち，精密検査受診者数}{「生検あり」と「再検査」該当数}$$

$$陽性反応適中度 = \frac{1年間の発見がん数}{「生検あり」と「再検査」該当数}$$

	胃がんあり	胃がんなし
検査陽性	a	b
検査陰性	c	d
計	a+c	b+d

$$感度 = \frac{a}{a+c} \qquad 特異度 = \frac{d}{b+d}$$

$$偽陰性率 = \frac{c}{a+c} \qquad 偽陽性率 = \frac{b}{b+d}$$

$$陽性反応適中度 = \frac{a}{a+b} \qquad 陰性反応適中度 = \frac{d}{c+d}$$

注）検査陽性は「生検あり」と「再検査」該当例

図6　感度・特異度の算出

適切な個人防護具を装着することが望ましい。内視鏡の洗浄・消毒は，日本消化器内視鏡学会の「消化器内視鏡の感染制御に関するマルチソサエティ実践ガイド」に準じるとされており，そちらを参照されたい。

6. 結果報告

1）検査後の説明

検査医は，検査終了後に，検査の概要，生検の有無について説明を行う。最終結果はダブルチェック後になり，判定が変更される可能性についても説明する。

2）受診者への結果報告（図7）

胃内視鏡検診受診者には，読影委員会の最終判定に基づき，「判定」の情報を通知し，判定に対応した事後指導を行う必要がある。「胃がん」や「胃がん疑い」，「胃がん以外の悪性病変」例については，必要に応じて専門の医療機関を紹介するな

どの支援を行う。胃がんなしの場合は，2年後の検診を勧める。

XIII　不利益への対策

1. 偽陽性

胃内視鏡検診における「偽陽性」とは，胃がんでない病変に「胃がんあるいはその疑い」という判断をすることである。鳥取県米子市での胃内視鏡検診の偽陽性率は，初回検診14.9%，継続検診11.2%であった[9]。生検は，「胃がん」あるいは「胃がん疑い」の病変に限定して行われるべきであり，不必要な生検は出血などの偶発症を誘発することがある。すでに胃内視鏡検診を導入している地域の生検率[10]は10〜15%であることから，胃内視鏡検診の生検率は15%以下に留めるべきで，精度管理体制を整備することで要生検率を10%以下にすることが目標となり，昨今の *Helicobacter*

表4 研修カリキュラム

	課題	内容
1	胃がんの罹患・死亡の動向	・がん登録 ・人口動態統計
2	胃がんのリスク要因	・ヘリコバクター・ピロリ感染 ・生活習慣：喫煙，高塩分食など
3	がん検診の基本概念	・対象：適応と除外 ・検診と診療の相違点 ・対策型検診と任意型検診
4	がん検診の有効性評価	・研究方法 ・アウトカム指標：適切な指標とは何か ・ガイドライン
5	がん検診の利益	・死亡率減少効果
6	がん検診の不利益	・偽陽性：定義，対策 ・過剰診断：定義，対策 ・感染 ・偶発症
7	精度管理	・精度管理の方法：チェックリスト ・精度管理指標：受診率，がん発見率， 　　　　　　　　要精検率，精検受診率， 　　　　　　　　陽性反応適中度 ・感度・特異度 ・追跡調査の方法
8	胃内視鏡検診の方法	・対象年齢・検診間隔 ・撮影方法 ・読影基準 ・症例検討
9	感染症対策	・胃内視鏡検査による感染事故 ・胃内視鏡の洗浄・消毒
10	偶発症対策	・胃内視鏡検査による偶発症 ・安全管理対策 ・偶発症の報告方法

pylori 感染率の低下によりさらに低くなると考えられる。なお，ダブルチェックによっても偽陽性は生じる。しかし，一次判定で精検不要とされ，ダブルチェックにより要精検とされた群から新たに胃がんが発見されることは，偽陰性の減少やがん発見率の増加に寄与している。したがって，ダブルチェックにおける偽陽性の発生については不利益ではあるが，胃がん検診という大きな立場から考えると容認できるものであると思われる。

2. 過剰診断

　がん検診を行うことで，本来は生命予後には影響しないがんを発見することを意味する。過剰診断により本来は不必要な精密検査や治療の増加を招く可能性がある[11]。ただ，過剰診断については，乳がん検診や前立腺がん検診についての報告が多く，わが国では胃内視鏡検診の過剰診断に関する研究がほとんど行われていない。そのため過剰診断とされる病変がどのようなものであるか，利益・不利益についても検証がなされていないのが現状である。

　胃内視鏡検診の間隔は，「有効性評価に基づく胃がん検診ガイドライン2014年度版」では2～3年とすることが望ましいとされる。胃内視鏡検診を行うことで早期がんがより多く見つかることになるが，その中に過剰診断が含まれる可能性がある。検診の目的は全体の死亡率減少効果であり，そのためには限られた医療資源の中で高い受診率が必要であること，過剰診断による不利益を最小にすることから検診間隔は2年に1回が推奨されている。

3. 偶発症

　胃内視鏡検診の実施・拡大により偶発症は起こ

12．精度管理方法〜質の高い胃内視鏡検診のために〜

胃内視鏡検診結果のお知らせ

氏　　名　＿＿＿＿＿＿＿＿＿＿＿＿＿＿＿＿＿＿＿＿＿＿＿＿＿＿＿＿＿
性　　別　　　　　男　　　　　女
生年月日　　　大正・昭和　　　　年　　　月　　　日生
住　　所

　＿＿＿＿年＿＿月＿＿日に、＿（胃内視鏡検診実施医療機関名）＿で実施いたしました
検査の結果は、下記のとおりでしたので、お知らせします。

記

1. 今回の検査では、胃がんは認められませんでした。

　　現在、胃がんあるいは胃がんを疑う病変はありません。
　　今後も、継続して、定期的に検診を受けることをお勧めします。
　　症状のある場合には、次回の検診を待たずに、最寄りの医療機関の受診をお勧めします。

2. 今回の検査の結果、再検査が必要です。

　　今回の検査では、＿＿（診断名など）＿＿＿が疑われます。再度、胃内視鏡検査が必要となりますので、医療機関を受診してください。

3. 今回の検査では、下記の病変が認められました。

　　＿（診断名など）＿＿＿が認められます。治療が必要となりますので、医療機関を受診してください。

以上

胃内視鏡検診実施医療機関：
連絡先

胃がん検診実施主体（市区町村担当部署）
連絡先

図7　検診結果報告様式

りうるものと認識する必要があるが，偶発症対策により健康被害を最小にすることができる。精度管理のためには，偶発症の把握が重要であり，その報告を欠かすことはできない。図8に胃内視鏡検診偶発症報告のフローチャートを，表5に胃内視鏡検診偶発症報告様式を示す。

　経鼻内視鏡の偶発症として鼻出血があるが，ほとんどの鼻出血は軽微なものでベッドサイドでの対応が可能である。また，生検では抗血栓薬服用の有無にかかわらず，一定頻度の出血が報告されており，生検を行った場合には必ず止血を確認した上でスコープを抜去する。生検に関しては，新潟市では，新潟市胃がん施設検診実施要項で，内視鏡検査の禁忌疾患に抗血栓薬服用者をあげており，「抗血栓薬を服用中の皆様へ」とした説明文

書にて，検診では安全に検査を行うことが最も重要な要件になること，止血のための準備も検診では不十分と思われることから，抗血栓薬服用中の方には内視鏡検診を行わないと定めており，胃X線検査，あるいは出血対策を講じた保険診療での内視鏡検査を勧めている。

　重症偶発症としてはアナフィラキシーショックがあるが，前処置薬によるアナフィラキシーが疑われた場合は，治療手順に従い治療を行う。そのためにも，救急カートを常備し，輸液，強心剤など必要な医薬品を常備しておくことが重要である。

　これら偽陽性や過剰診断，偶発症などの不利益は極力最小限に留めなければならない。そして，胃内視鏡検診の導入にあたっては，質の高い安全なスクリーニング内視鏡検査の供給と不利益を最

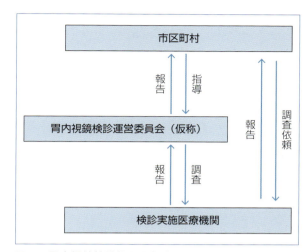

図8 胃内視鏡検診偶発症報告のフローチャート

小にするというバランスを考慮しなければならず，そのためには精度管理をしっかり行うことが重要である[12]。

XIV 受診率とキャパシティ

胃内視鏡検診マニュアルでは，胃内視鏡検診の処理能について都道府県別の試算を行うと，受診率，内視鏡保有施設の数などから，処理能が問題となる地域も出てくるため，実際に導入できるのは，政令指定都市・中核市に留まる可能性が高いとしている。

また読影委員会の運営も含めて考えると，当初は大学医学部のある都市や県庁所在地などの都市部において胃内視鏡検診の導入が進みやすいと考えられる。キャパシティについては様々な検討がされているが，実際には内視鏡件数がわかっておらず，北海道のある自治体からは，任意型検診や医療での実質のスクリーニングを入れると，受診率50％のうち80％が内視鏡検査となってもキャパシティに問題はないという試算もでている。検診効果の高い，救命可能な胃がんの早期発見による胃がん死の撲滅という大きな命題を達成するために，高い受診率を実現するためには，まずは教育体制の充実，認定制度の確立，その上で精度管理指標を達成するための様々な方法の検討，胃がんハイリスクの絞りこみによる対象者集約など検討が必要である。今後は，ピロリ菌感染のない胃がんリスクの極めて低い受診者は胃がん検診から除外する，あるいは検診間隔を延長するなどの方策が必要ではないかと思われる。

成澤らは，内視鏡検診による内視鏡所見とピロリ菌感染の有無を組み合わせることにより，その後の胃がん発生のリスクを評価でき，結果として効率のよい胃がん検診を行うことができると述べている。それを検証すべく，新潟市では平成24年度から10年を超える計画で前向き試験をはじめている[13]。実際，新潟市では，特定健康診査または胃内視鏡検査と同時に受けられるオプションとして，ピロリ菌検査を40，45，50，55歳の節目年齢に導入している。また静岡市でも今後は内視鏡検診希望者が増加することが予想され，まず内視鏡医の確保が課題になるのではないかと述べている。そして，その対策のため効率的な検診運営案として，ABC分類を活用した検診対象者の集約，すなわちハイリスク群の集約として「胃がん内視鏡検診静岡方式」を精度管理委員会が提唱している[14]。また赤羽ら[15]は，内視鏡検診対象者の有効な抽出方法として，画像検査で萎縮性胃炎の進行度を判断するのが適切であり，open typeの萎縮性胃炎のある受診者は次年度も胃内視鏡検診へ，closed typeの萎縮性胃炎または萎縮性胃炎のない受診者は次年度には胃X線検査の対象者とすることが妥当であると提案している。キャパシティをいかに維持するかを考えると一考に値する提案であろう。

京都府医師会消化器がん検診委員会では，平成28年6月から対策型胃内視鏡検診のシステム作りを開始しているが，まず内視鏡検査のキャパシティがどのくらいあるのか，京都府における胃がん検診二次精密医療機関290施設を対象に内視鏡検診への参加の意思等を把握すべく，アンケート調査を行った。その内，京都市の結果のみを示すが，京都市内の医療機関191施設中146施設から回答を得，この内，協力医療機関として胃内視鏡検診に参加すると回答したのは82施設，参加しないとの回答は17施設，わからないは47施設であった。次に，参加すると回答した82施設に，ダブルチェックのためのデジタル画像の提出媒体について質問したところ，73施設がCDまたはDVDなどでの提出が可能との回答であった。また，キャパシティについては，参加すると回答した施設の1週間あたりの実施可能人数を1名刻みで8名まで，そして10名，12名，15名，20名，

12. 精度管理方法〜質の高い胃内視鏡検診のために〜

表5　胃内視鏡検診偶発症報告様式

報告医療機関	
検診日	年　　　　月　　　　日
受診者氏名	
性別	1．男　　　　　2．女
生年月日	年　　　　月　　　　日（　　　　歳）
基礎疾患	1．あり（　　　　　　　　　　　　　　　　　　　　　　） 2．なし
内視鏡の種類	1．経口　　　　　2．経鼻
偶発症の種類	1．穿孔 2．鼻出血 3．粘膜裂創 4．気腫（穿孔との重複も含む） 5．生検部位からの後出血 6．前処置薬によるアナフィラキシーショック 7．その他の偶発症
部位	1．鼻腔　　2．咽喉頭　　3．食道　　4．胃・十二指腸　　5．その他
重症度	1．軽症（処置なし）　　　2．中等度（処置あり） 3．重症（入院）　　　　　4．死亡
転帰	1．入院（検査施設，他院）　　2．外来受診（他医療施設紹介） 3．帰宅（検査施設対応）
入院医療機関	

偶発症発生時の状況

25名，30名，50名と尋ねたところ，1〜5名可能である施設が48施設，6〜10名可能である施設が23施設あり，30名可能も2施設，50名可能も1施設存在し，京都市内ではキャパシティは十分確保できる可能性が高いと思われた。また検診実施医や読影委員会メンバーの資格に関わる内視鏡専門医資格の有無については，病院勤務医・開業医等で協力可能と回答した61施設で，有資格者は137人と十分な専門医の確保が可能であることが判明した。内視鏡検診導入を検討している市町村は，こういった検討も十分行った上でシステム作りを開始すべきと思われる。

XV　任意型検診（人間ドック型），日常診療における精度管理（表6）

人間ドックなどを行っている健診施設や日常診療における上部消化管内視鏡スクリーニングの精度管理をどのように行うべきかを考えた場合，参考になるのが表6に示す自己採点表（チェックリスト）である。これらは，胃内視鏡検診の目的，偶発症対策も含めた準備，受診者への説明と同意取得，検査方法，読影会，研修会など受診者に安全で質の高い検査を提供するために必要なことおよび胃内視鏡検査のスキルアップのために必要な事柄が網羅されている。大きな健診センターや病院併設型の健診センターでは，二人以上の内視鏡専門医の確保が可能であれば施設内ダブルチェックが可能となる。施設内では対策型胃内視鏡検診では必須となる読影委員会を作る必要はないが，ダブルチェックを行う日時や頻度，担当医師などをあらかじめ定めておき，内視鏡検査医は，内視鏡専門医がダブルチェックを行う際にはできる限り読影に参加し，画像チェックを受けるなど自身

表6　胃内視鏡検診実施のための自己採点表【医療機関版】

Ⅰ．目的

　　1．胃内視鏡検診の目的を理解したか。

Ⅱ．準備

　　2．胃内視鏡検診実施医療機関における機器点検（内視鏡，自動洗浄消毒機など）を行ったか。

　　3．胃内視鏡検診に従事するメディカルスタッフ（看護師，臨床検査技師など）に，前処置，検査，後処置における役割を教育したか。

　　4．偶発症対策として，救急カートを準備・点検し，定期的に緊急時対応の訓練をしているか。

　　5．偶発症が発生した場合，市区町村への報告方法を理解しているか。

Ⅲ．受診者への説明

　　6．検査実施前に，胃内視鏡検診の検査方法を説明したか。

　　7．検査実施前に，胃内視鏡検診の利益・不利益について説明したか。

　　8．検査実施前に，受診者の既往歴・現病歴を確認したか。

　　9．検査実施前に，受診者の服薬の内容を確認したか。

　　10．検査実施前に，検査受診の同意を確認したか。

　　11．検査終了後に，検査の概要（生検実施を含む）を受診者に説明したか。

　　12．判定結果が「胃がんなし」の場合に，次回の検診について説明したか。

　　13．再検査や治療が必要な場合，適切な医療機関を紹介できるか。

　　14．ダブルチェックの判定が初回検査結果と異なった場合，その理由を受診者に説明したか。

Ⅳ．検査方法

　　15．胃内視鏡検査の前処置を適切に行っているか。

　　16．胃内を網羅的に観察するために必要な撮影部位と撮影コマ数を理解しているか。

　　17．生検は「胃がん」あるいは「胃がん疑い」病変に限定しているか。

　　18．胃内視鏡検査終了後に，適切な手順により内視鏡を洗浄・消毒できるか。

Ⅴ．読影会，研修会

　　19．胃内視鏡検診の検査結果（電子媒体など）を，全例，ダブルチェックのための読影委員会に提出しているか。

　　20．胃内視鏡検診のダブルチェックを行う読影会に出席しているか。

　　21．胃内視鏡検診の読影委員会による画像点検で指摘された点について，撮影方法の改善に努めたか。

　　22．胃内視鏡検診運営委員会（仮称）の主催する研修会に出席しているか。

　　23．胃内視鏡検診に従事するメディカルスタッフ（看護師，臨床検査技師など）を胃内視鏡検診運営委員会（仮称）の主催する研修会に出席させて，胃内視鏡の洗浄・消毒方法を学習する機会を与えているか。

のレベルアップを図る必要がある。

XVI　胃内視鏡検診の質の担保・向上

　胃内視鏡検診の質の担保・向上には，一人ひとりの検査医のレベルアップが必要なことは言うまでもない。そのためには，これまで述べてきたように研修カリキュラムに沿った胃内視鏡検診に関する知識の習得，メディカルスタッフの教育，しっかりした偶発症対策，受診者への十分な説明と同意取得，標準化された検査方法の確立，画像評価などを自身で行うことと読影委員会で指摘された画像の見直し，積極的な研修会への出席，読影委員会への参加と研鑽などが必要である。これらを充実させ，さらに安全な内視鏡検診を行うためには，やはり検査医に対する十分な内視鏡教育が必要となる。内視鏡教育については，別項11.『内視鏡スクリーニング検査の教育，指導体制』を参照されたい。

文　献

1) 細川　治, 服部昌和, 武田孝之, 他：胃がん拾い上げにおける内視鏡検査の精度. 日消集検誌 42：33-39, 2004

2) 満崎克彦, 木下昭雄, 采田憲昭, 他：経験年数別にみた胃内視鏡検診の検討. 日消がん検診誌 44：298-305, 2006

3) 猪俣芳文, 加藤勝章, 島田剛延, 他：偽陰性率から見た内視鏡検査の精度管理の問題点および対策についての検討. 日消がん検診誌 47：542-551, 2009

4) 乾　正幸, 乾　純和, 大和田進, 他：経鼻内視鏡スクリーニングの実態と問題点―住民健診の立場から―. 胃と腸 47：927-937, 2012

5) 小越和栄, 成澤林太郎, 加藤俊幸, 他：新潟市住民に対する胃がん内視鏡検診. 日消がん検診誌 47：531-541, 2009

6) 原田直彦, 平川克哉, 北川晋二：福岡市胃がん内視鏡個別検診の現状. 日消がん検診誌 53：801-809, 2015

7) 大野健次, 高畠一郎, 西村元一, 他：多施設胃内視鏡検診における金沢市方式（3次レフリー読影）の検討（ダブルチェックの精度管理について）. 日消がん検診誌 52：715-722, 2014

8) 萩原廣明, 山下由起子, 八木　茂, 他：偽陰性率からみた多施設内視鏡胃がん個別検診の適正な撮影枚数の検討. 日消がん検診誌 48：355-361, 2010

9) Hamashima C, Okamoto M, Shabana M, et al：Sensitivity of endoscopic screening for gastric cancer by the incidence method. Int J Cancer 133：653-659, 2013

10) 大野健次, 高畠一郎, 桐山正人, 他：陽性反応適中度と癌発見率からみた胃内視鏡多施設検診における至適生検率についての検討. 日消がん検診誌 49：613-617, 2011

11) Harris RP, Wilt TJ and Qaseem A：A value framework for cancer screening：advice for high-value care from the American College of Physicians. Ann Intern Med 162：712-717, 2015

12) Hamashima C：Benefits and harms of endoscopic screening for gastric cancer. World J Gastroenterol 22：6385-6392, 2016

13) 成澤林太郎, 加藤俊幸, 佐々木俊哉, 他：胃がん検診の現状と今後の展望―新潟市の胃がん検診のデータを基に―. 新潟がんセンター病院医誌 54：9-15, 2015

14) 川田和昭, 村上隼夫：静岡市胃がん内視鏡検診の現状と課題. 日消がん検診誌 54：242-247, 2016

15) 赤羽たけみ, 白井康代, 福居健一, 他：対策型胃がん検診における内視鏡検診対象者の有効な抽出方法について. 日消がん検診誌 53：30-37, 2015

（小林正夫）

13 内視鏡スクリーニング〜症例集〜

食道癌：扁平上皮癌

1. 食道扁平上皮癌 O-Ⅱb 型症例（60代男性）

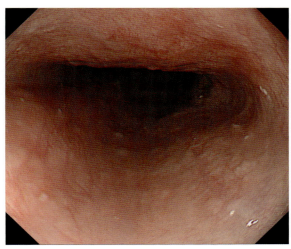

図1 発見時内視鏡所見
白色光通常観察。中部食道前壁に，接線方向ではあるが，かすかな発赤所見を認める。

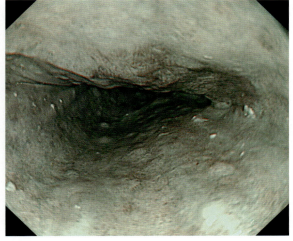

図2 発見時内視鏡所見
Narrow Band Imaging にて brownish area として認識される。

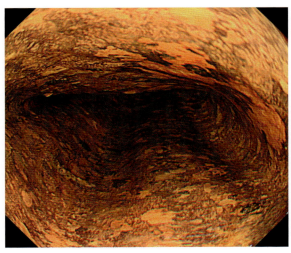

図3 発見時内視鏡所見
ヨード染色にて明瞭な不染帯として認識される。周囲にも微小ヨード不染が散在している。

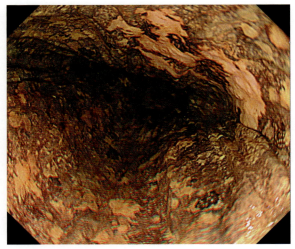

図4 発見時内視鏡所見
ヨード染色約2分後，主病変は pink color sign 陽性として認められる。

13. 内視鏡スクリーニング〜症例集〜

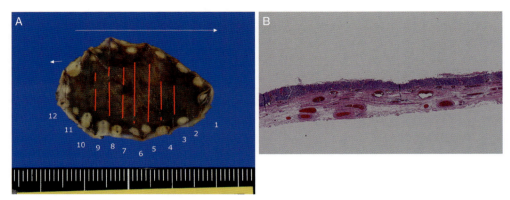

図5 病理組織所見
　　ESDが施行された。病理組織診断は，深達度 T1a-EP であった。

（清水勇一）

2. 食道扁平上皮癌 O-Ⅱc 型症例（60代男性）

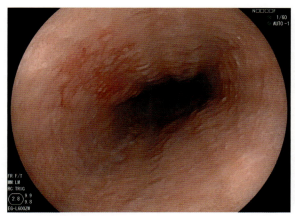

図1 発見時内視鏡所見
白色光通常観察。中部食道左前壁に，発赤病変を認める。病変はわずかに陥凹している。

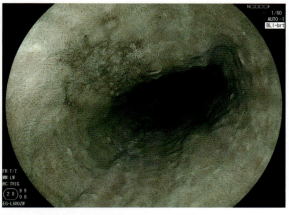

図2 発見時内視鏡所見
Blue Laser Imaging にて brownish area として認識される。

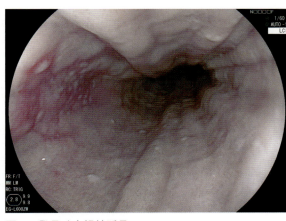

図3 発見時内視鏡所見
Linked Color Imaging では，より発赤が強調される。

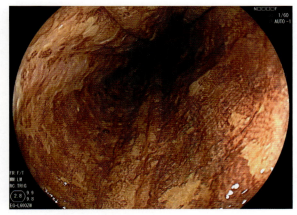

図4 発見時内視鏡所見
ヨード染色にて明瞭な不染帯（pink color sign 陽性）として認識される。

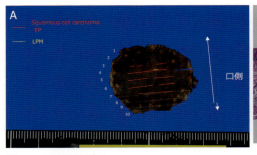

図5 病理組織所見
ESD が施行された。病理組織診断は，大部分が深達度 T1a-EP であり，一部で LPM に浸潤していた。

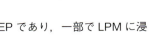

（清水勇一）

食道癌：バレット腺癌

内視鏡スクリーニング時の診断ポイント

　バレット腺癌は胃癌と同様に円柱上皮を背景とし，その多くは分化型腺癌であるため，早期胃癌における内視鏡診断学が有用である。通常観察・色素観察さらにNBI（narrow band imaging）観察を適宜使用しながら癌の発見・診断を行う。発見に関しては，本邦に多いSSBE（short segment Barrett esophagus）においては，前壁から右壁に多いことを念頭に置く必要がある。しかし食道胃接合部は内腔が狭いため，深吸気による内腔の伸展，あるいは反転による観察が重要であり，柵状血管の低下・消失や発赤所見に着目する。また質的診断や範囲診断においてはNBI拡大観察が有用で，特に胃癌における分化型腺癌のpattern（小型で密度のpit構造＋net work血管あるいは大小不同の乳頭・顆粒状構造＋loop血管）を応用してDL（demarcation line）をもとに適格に診断する。NBI拡大観察で質的診断が困難な場合は，酢酸散布を行うと表面構造が明瞭に認識可能となり，その判断に役立つ。バレット腺癌は時に口側の扁平上皮下に進展する場合があり，上皮下の異常血管や酢酸散布併用によるsmall white signを認めれば上皮下進展は可能である。

SSBEを背景としたバレット腺癌

　通常観察による下部食道の観察では，深吸気により食道胃接合部は開大し，良好な視野確保が可能となる。SCJ（squamo-columar junction）肛門側に柵状血管を認め，その下端が食道胃接合部と判断する。柵状血管下端からSCJの距離は全周性に1cmであることよりSSBEであることが診断できる。さらにSCJの右壁には約10mm大の発赤調所見を認める（図1）。反転操作による観察では，SCJ近傍に境界明瞭な発赤調陥凹性病変が観察される（図2）。NBI非拡大観察では，通常観察での発赤部位に一致し茶褐色調領域を示し，その口側の扁平上皮にも淡い茶褐色変化を認める（図3）。発赤陥凹部のNBI拡大観察では，大小不同の乳頭状構造が確認され（図4），反転での観察でも，肛門側に明瞭なDLを認めることより分化型腺癌と診断できる（図5）。酢酸散布併用のNBI拡大観察では，表面構造がより明瞭となり，大小不同を呈する顆粒・乳頭状構造を示している（図6）。さらに，陥凹部口側の扁平上皮下にも異常血管を認め（図7），酢酸散布併用観察では小さな開口所見であるsmall white signが確認される（図8）ことより，扁平上皮下進展が診断可能である。以上よりSSBEを背景とした扁平上皮下進展を伴う，粘膜内高分化型バレット腺癌と診断する。

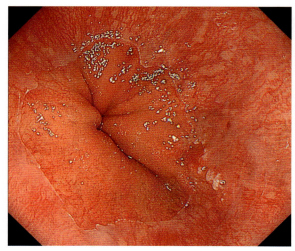

図1　深吸気での通常観察による食道胃接合部

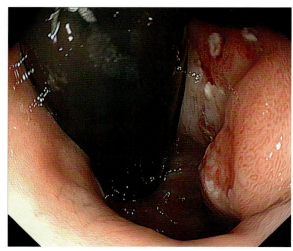

図2　反転観察による食道胃接合部

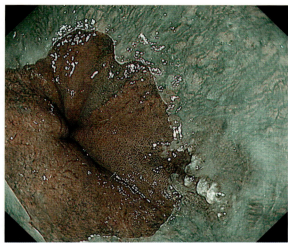

図3 NBI 非拡大観察による食道胃接合部

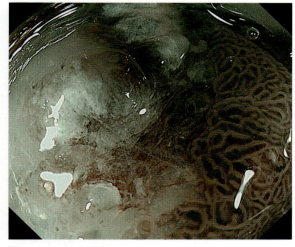

図4 NBI 拡大観察

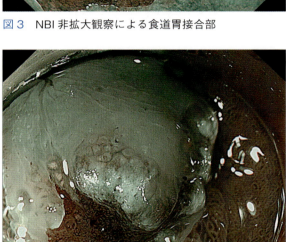

図5 反転操作による NBI 拡大観察

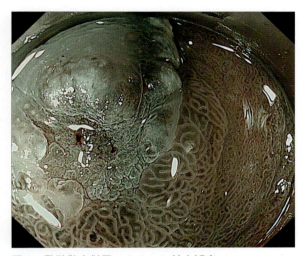

図6 酢酸散布併用による NBI 拡大観察

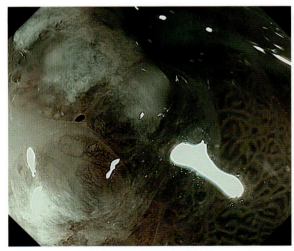

図7 NBI 拡大観察による扁平上皮下進展

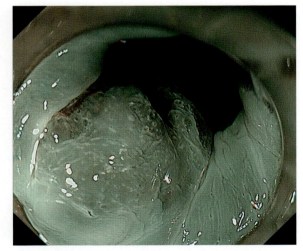

図8 酢酸散布併用 NBI 観察による扁平上皮下進展

（竹内　学）

13. 内視鏡スクリーニング～症例集～

H.pylori 感染状態の診断と A 型胃炎

1. *H.pylori* 未感染

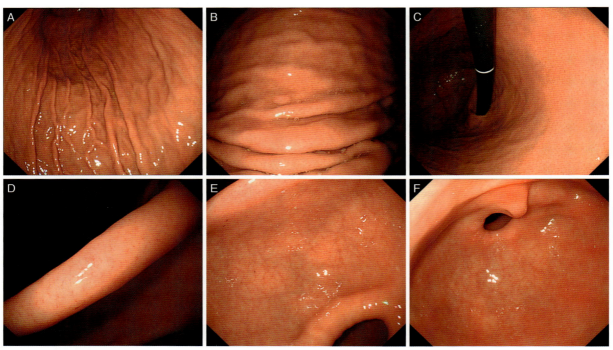

図1　68歳　男性
体下部から胃角にかけて RAC 陽性であり，光沢のある正色調粘膜である。

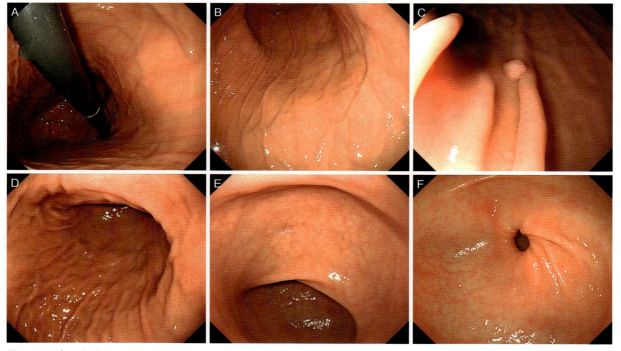

図2　39歳　女性
RAC 陽性で光沢のある正色調粘膜である。体部には稜線状発赤を数条認め（A），皺襞は細く直線状であり（B），胃底腺ポリープがみられる（C）。

（鈴木志保）

2. *H.pylori* 現感染

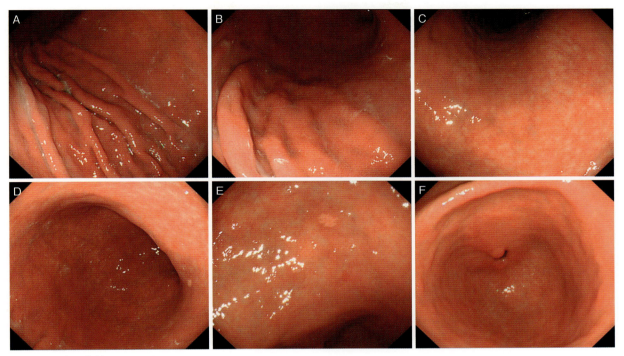

図1 59歳 女性
体部ではびまん性発赤が顕著であり，白濁粘液もみられる。Bでは粘膜腫脹がわかりやすい。黄色腫もみられる（E）。

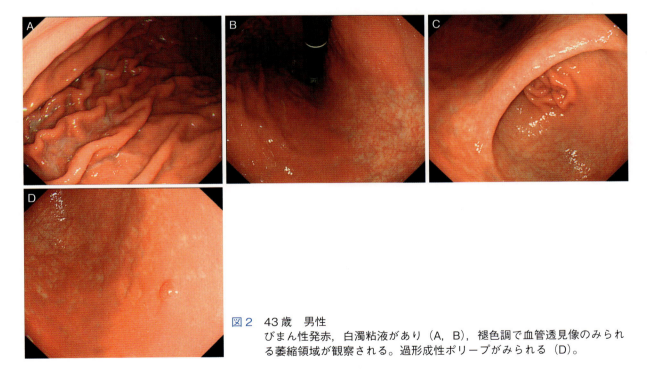

図2 43歳 男性
びまん性発赤，白濁粘液があり（A，B），褪色調で血管透見像のみられる萎縮領域が観察される。過形成性ポリープがみられる（D）。

13. 内視鏡スクリーニング〜症例集〜

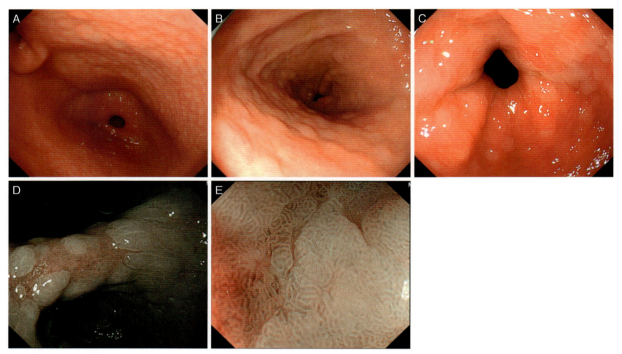

図3 A：鳥肌
　　　前庭部を中心に，比較的均一な小結節状隆起が密生している。除菌後は時間経過とともに平坦化していくことが多い。
　　B〜E：腸上皮化生
　　　前庭部を中心に灰白色の扁平隆起が多発している。「特異型」と呼ばれる腸上皮化生であるが，NBI拡大観察ではWOSが集積している。

（鈴木志保）

3. H.pylori 既感染

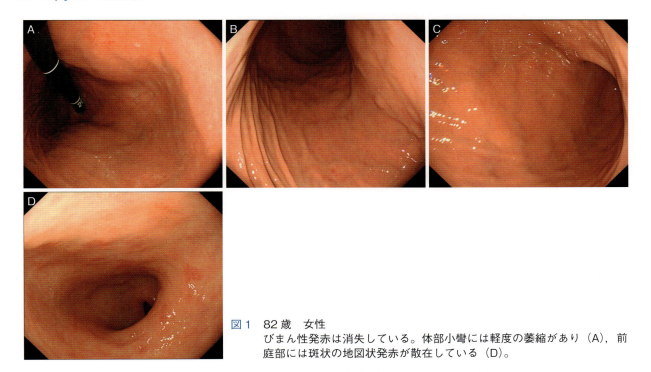

図1　82歳　女性
びまん性発赤は消失している。体部小彎には軽度の萎縮があり（A），前庭部には斑状の地図状発赤が散在している（D）。

図2　73歳　男性
体部小彎から前庭部大彎にかけて広範囲の地図状発赤が出現している。びまん性発赤の消失により褪色調となった体部の非萎縮領域と"発赤の逆転"が起こっている。

13. 内視鏡スクリーニング〜症例集〜

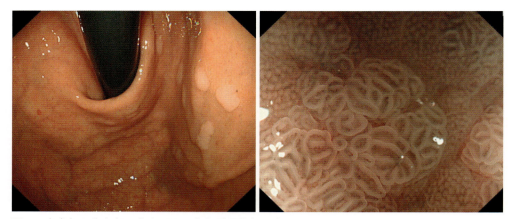

図3 穹窿部や体上部に大小不同の白色扁平隆起が多発しており，除菌後あるいはPPI内服例によくみられる。組織学的には胃底腺の腺窩上皮の過形成であり，NBI拡大観察により管状の表面構造が確認できる。

（鈴木志保）

4. A型胃炎（自己免疫性胃炎）

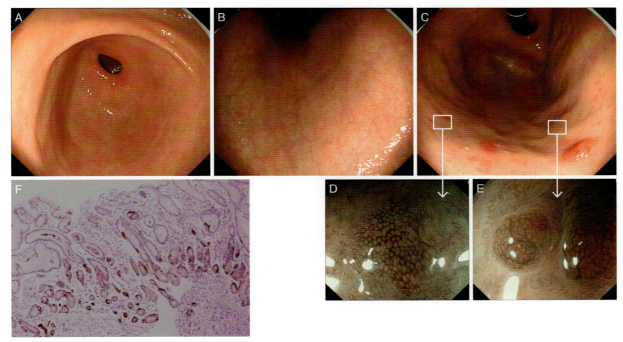

図1 胃底腺粘膜が発赤隆起として残存する例（61歳　女性）
前庭部は萎縮性変化に乏しい粘膜であるのに対し（A），体部は血管透見が明瞭であり著明な萎縮をきたしている（B）。体部には発赤隆起が多発しており，NBI拡大観察では高度萎縮粘膜を背景に，発赤隆起部に一致して胃底腺粘膜構造の残存が確認できる（C，D，E）。
病理）体部優位萎縮あり，粘膜固有層深部にECL（enterochromaffin-like）細胞の過形成がみられる（F：chromograninA染色）。
Data）・血清 *H.pylori* 抗体＜3，便中 *H.pylori* 抗原陰性
　　　・抗胃壁細胞抗体 80倍陽性，抗内因子抗体（−）
　　　・ガストリン　903pg/mL

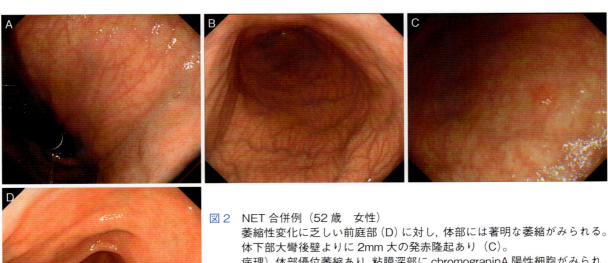

図2　NET合併例（52歳　女性）
萎縮性変化に乏しい前庭部（D）に対し，体部には著明な萎縮がみられる。体下部大彎後壁よりに2mm大の発赤隆起あり（C）。
病理）体部優位萎縮あり，粘膜深部にchromograninA陽性細胞がみられ，ECM（endocrine cell micronest）を認めた。
　　　Cの発赤隆起は，neuroendocrine tumor（NET）G1と診断。
Data）・血清 *H.pylori* 抗体＜3，便中 *H.pylori* 抗原陰性
　　　・抗胃壁細胞抗体 40倍陽性，抗内因子抗体（＋）
　　　・ガストリン　6,000pg/mL
　　　・PG Ⅰ 6.1，PG Ⅱ 11.1，PG Ⅰ/Ⅱ 0.5

13. 内視鏡スクリーニング〜症例集〜

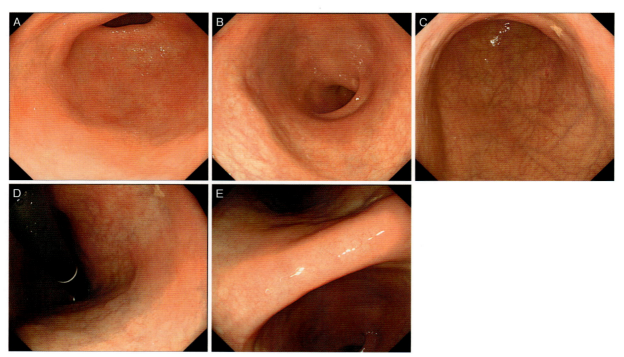

図3 H.pylori 除菌後例（76歳 女性）
H.pylori 除菌後であり，前庭部は除菌後変化の地図状発赤がみられる（A）。
体部は著明な萎縮を呈するが，体下部小彎から胃角にかけて一部胃底腺粘膜が残存しており，その萎縮境界は明瞭である（B, D, E）。
病理）胃体部で chromograninA 陽性の ECL（enterochromaffin-like）細胞の過形成がみられた。
Data）・血清 H.pylori 抗体＜3，便中 H.pylori 抗原陰性
　　　・抗胃壁細胞抗体 20 倍陽性，抗内因子抗体（＋）
　　　・ガストリン　1,180pg/mL

（鈴木志保）

胃癌，胃腺腫

内視鏡スクリーニング時の診断ポイント

　胃癌の診断において，最も重要なことはその拾い上げである。そのためには，通常観察において周囲粘膜と異なる色調（発赤・褪色）や異なる形態（陥凹・隆起）に着目する必要がある。H.pylori 感染胃炎では，粘液付着が多いため，観察前にガスコン水による十分な洗浄を行い除去する必要がある。また空気の出し入れや scope 操作によりさまざまな角度から胃内を観察することが重要である。その上で血管透見の低下や消失，わずかな色調変化，粘膜面の凹凸所見を認識し，不整な形態を有する領域性のある病変を指摘する。また色素散布も積極的に行い，粘膜の微細な変化を観察する。その後，拾い上げた領域の NBI（narrow band imaging）拡大観察を行う。NBI 拡大観察では，まず明瞭な境界（demarcation line）の有無を確認し，表面微細構造や微小血管構築像の不整所見を捉えれば癌と診断できる。

　また噴門部領域は，内腔が狭く非常に観察困難な部位であるため，口側から観察する場合は患者に深吸気をしてもらい，十分な伸展のもと観察を行う。反転操作も行い，scope のアングルやトルク操作を適宜行い，全周隈なく観察することが重要である。

　一方，H.pylori 感染に対する除菌症例が増加し，その後に発見される除菌後胃癌が近年注目されており注意を要する。除菌により胃粘膜の浮腫や粘液が消失し胃癌が明瞭になる一方，胃癌が見つけにくくなることも報告され，通常内視鏡や NBI 拡大内視鏡でも胃炎類似様の胃癌が多く，病理組織学的に非腫瘍性上皮の被覆や混在あるいは分化型癌腺管の表層細胞分化がその要因とされている。したがって，除菌後症例の観察においては，通常観察では背景粘膜とは異なる領域性を有する胃炎様模様に着目し，NBI 拡大観察では胃炎様領域の形状不均一や方向性不同の所見により診断を行うことが大切である。

1．噴門部癌

　噴門部後壁に軽度発赤を呈する陥凹性病変を認め（図 1A），反転観察では噴門部大弯側に発赤調軽度陥凹領域が確認される（図 1B）。NBI 拡大観察では DL を有し，小型で密度の高い net work 血管を認め（図 1C），反転での NBI 拡大観察では周囲の整った絨毛状様構造と境界を有する領域内に net work 血管を認め（図 1D），高分化型腺癌と診断できる。

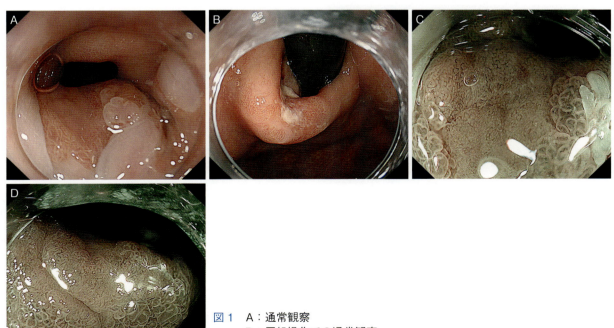

図1　A：通常観察
　　　B：反転操作での通常観察
　　　C，D：NBI 拡大観察

（竹内　学）

13. 内視鏡スクリーニング～症例集～

2. 胃癌

症例1

見下ろしの通常観察では，体中部後壁に接戦方向ではあるが径10mm大の発赤調陥凹を認める（図1A）。反転観察では，病変の認識は容易となり不整な辺縁を呈していることがわかる（図1B）。色素観察では粘膜構造の不整がより明瞭に視認できる（図1C）。NBI拡大観察では明瞭な境界を有し，陥凹内部は大小不同で一部小型の乳頭・顆粒状構造と不整な血管を認め，高分化型腺癌と診断できる（図1D, E）。

症例2

反転の体部の通常観察では，小弯側を中心に血管透見の消失した発赤調の平坦病変を認める（図2A）。色素観察では発赤部分は粗造な粘膜構造を呈しているが，その境界は不明瞭である（図2B）。NBI弱拡大観察は，病変部が茶褐色領域として描出され，その境界は明瞭である（図2C）。境界部のNBI拡大観察ではDLを認め，病変部は構造の不明瞭化と不整血管を認め癌と診断可能である（図2D）。NBI観察をもとに施行した範囲診断では，非常に広範な病変であることがわかる（図2E）。

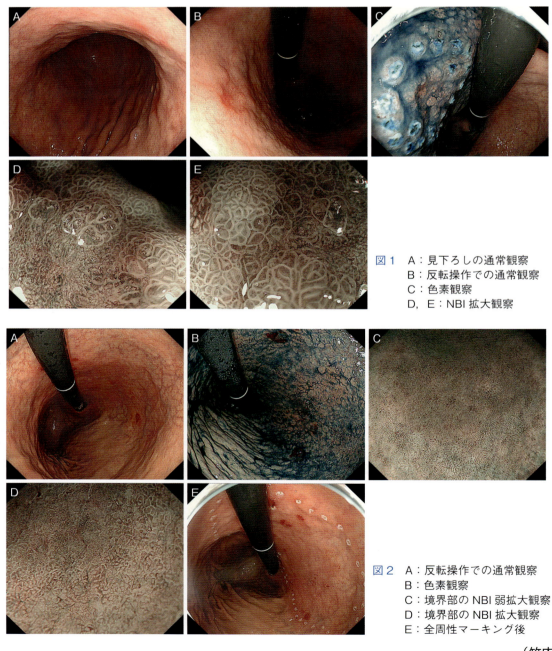

図1　A：見下ろしの通常観察
　　　B：反転操作での通常観察
　　　C：色素観察
　　　D, E：NBI拡大観察

図2　A：反転操作での通常観察
　　　B：色素観察
　　　C：境界部のNBI弱拡大観察
　　　D：境界部のNBI拡大観察
　　　E：全周性マーキング後

（竹内　学）

3. Hp 陰性胃癌

症例 1
　体上部後壁大弯に比較的境界明瞭な発赤陥凹を認め，口側には以前の内視鏡治療後瘢痕を認め除菌後の症例である（図1A）。NBI 拡大観察では，境界はある程度認識可能で，比較的整った顆粒状あるいは pit 様構造を認め，胃炎に類似した所見であるが，周囲背景粘膜とは明らかに異なる構造であることより高分化型腺癌と診断する（図1B，C）。

症例 2
　胃角小弯に境界がやや不明瞭な淡い発赤調陥凹を認める（図2A）。近接像では，陥凹部は小型の乳頭状様構造を呈し，境界を有する（図2B）。NBI 拡大観察では，周囲粘膜に比べ，やや小型の顆粒状構造を呈し DL は存在し（図2C），近接像でもその構造に大小不同が確認されることより高分化型腺癌と診断できる（図2D）。

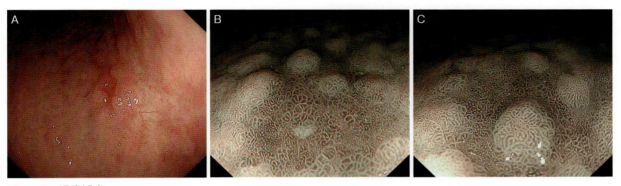

図1　A：通常観察
　　　B，C：NBI 拡大観察

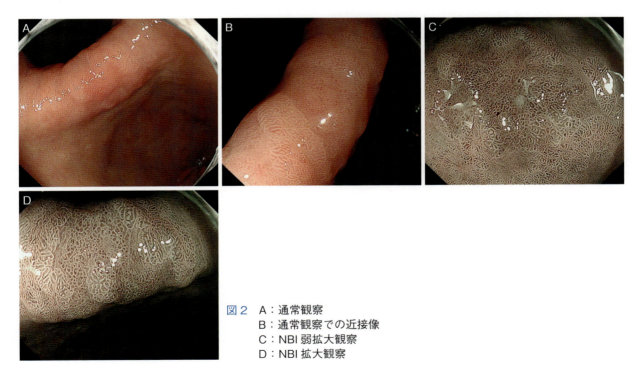

図2　A：通常観察
　　　B：通常観察での近接像
　　　C：NBI 弱拡大観察
　　　D：NBI 拡大観察

（竹内　学）

4．A型胃炎＋B型胃炎に認められた胃腺腫

　77歳，女性。地域検診として細径スコープ（EG-L580NW）を用いて内視鏡を行った。体中部小弯前壁に山田Ⅱ型，体下部前壁に山田Ⅰ型の褪色隆起を認め（図1），いずれも生検で group 3（adenoma）であった。背景胃粘膜は前庭部も体部も高度萎縮を呈し，前庭部には腸上皮化生も認めた（図2）。血液検査では，ペプシノゲンⅠ：3.8 ng/mL，ペプシノゲンⅡ：7.6 ng/mL，Ⅰ/Ⅱ比：0.5と高度萎縮粘膜を反映し，血清ガストリンは2,590 pg/mLと著明高値を呈していた。また，抗壁細胞抗体陽性（20倍）であり，悪性貧血に対して VitB$_{12}$ 補充療法の既往もあり，A型胃炎（自己免疫性胃炎）と診断した。血清 *H.pylori* 抗体（LZテスト'栄研'H. ピロリ®）は3 U/mL 未満と陰性であったが，前庭部にも萎縮・腸上皮化生を認め，もともとB型胃炎（*H.pylori* 胃炎）も存在していたと推測できる。

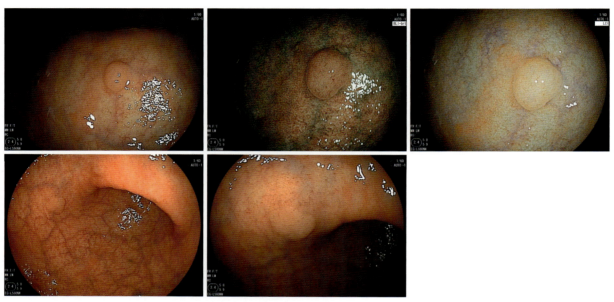

図1　A型胃炎＋B型胃炎を背景とした胃腺腫（EG-L580NW によるスクリーニング）

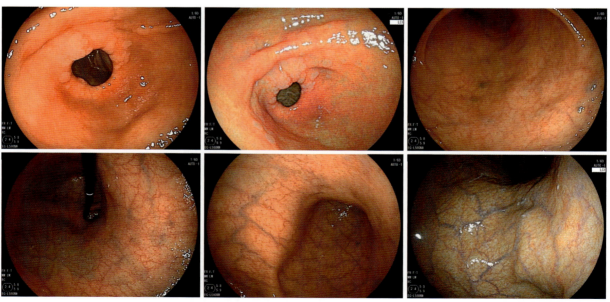

図2　A型胃炎＋B型胃炎の胃粘膜（EG-L580NW によるスクリーニング）

（井上和彦）

5. *H.pylori* 除菌治療後に発見された胃癌

　62歳，男性。職域検診として行った胃Ｘ線検査で体中部大弯の壁不整を指摘され，細径スコープ（EG-L580NW）を用いて内視鏡を行った。O-1の萎縮を認めるが，体部小弯の萎縮粘膜はまだらとなっており，また，びまん性発赤はなく，除菌成功後の状態と判断した。また，胃Ｘ線検査で指摘された体中部大弯には異常所見は認めなかった（図1）。しかしながら，噴門直下後壁に不整陥凹びらんを認め（図2），0-Ⅱc型胃がんと判断し，生検でgroup 5（tub1）であった。2年前に萎縮性胃炎に対して*H.pylori*除菌治療を受けているが，除菌前の内視鏡像を図3に示す。噴門直下後壁に淡い発赤域があり，今回0-Ⅱc型胃がんと診断した部位と一致していた。色素散布や生検を加えることでその時に確定診断に至った可能性があるが，サーベイランスの重要性も示唆された。

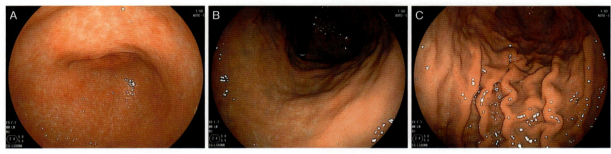

図1　*H.pylori*除菌成功後の胃粘膜（EG-L580NWによるスクリーニング）
　　Ａ：前庭部
　　Ｂ：体部小弯
　　Ｃ：体部大弯

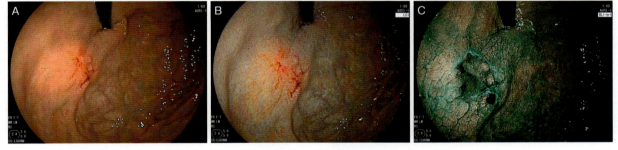

図2　噴門直下後壁の0-Ⅱc（tub1）（EG-L580NWによるスクリーニング）
　　Ａ：通常観察
　　Ｂ：LCI
　　Ｃ：BLI-brt（インジゴカルミン）

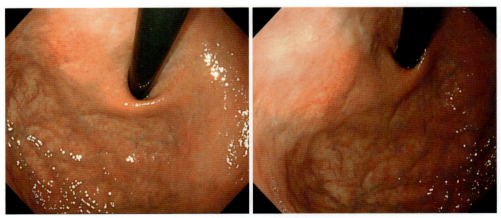

図3　2年前（*H.pylori*除菌前）の内視鏡像

（井上和彦）

13. 内視鏡スクリーニング～症例集～

BLI，LCI による胃癌，リンパ腫の診断

1．胃 MALT リンパ腫（40 代女性）

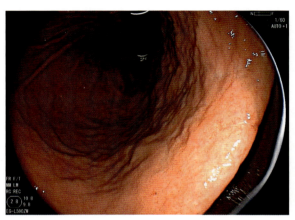

図1　WLI
胃角小彎のやや褪色調の陥凹性病変。

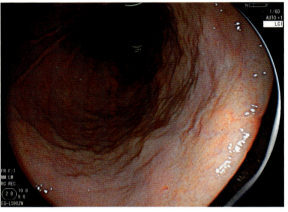

図2　LCI
体部に萎縮はなく，LCI ではリンパ腫の病変がより白色に描出され，体部粘膜は唐紅色を呈するヘリコバクターピロリ胃炎のため，WLI よりコントラストがより明瞭となっている。

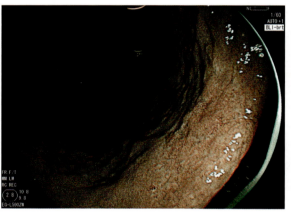

図3　BLI-bright
色調差はわかるが，LCI のほうが視認しやすい。

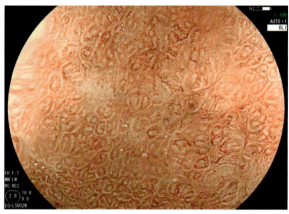

図4　BLI
病変境界部の BLI 強拡大。非腫瘍部と腫瘍部の境界は不明瞭で，Demarcation line は認めない。微細表面構造はやや大型化あるいは一部で破壊され，微小血管の不規則性もみられる。

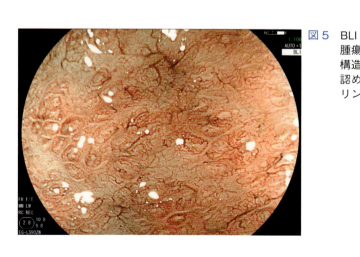

図5　BLI
腫瘍中心部の BLI 強拡大。腺管構造の破壊，無構造領域と不規則に走行する異常な微小血管を認める。生検で Wotherspoon grade 4 胃 MALT リンパ腫と診断された。

（小野尚子）

2. 早期胃癌（70代女性）

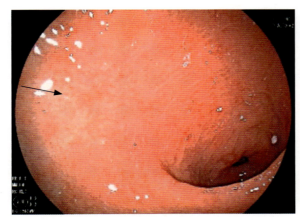

図1　WLI
最初 WLI では病変を見逃していた。

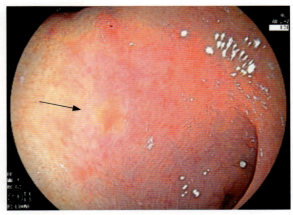

図2　LCI
背景粘膜はラベンダー色を呈する腸上皮化生で、内部にわずかに発赤調を呈する1cm程度の陥凹性病変を認めた。

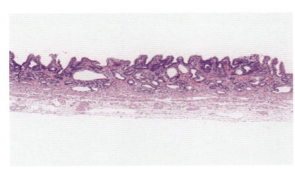

図3　ESD 病理組織像（HE 染色，弱拡大）

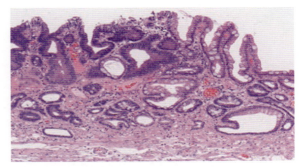

図4　ESD 病理組織像（HE 染色，強拡大）

生検で高分化型腺癌の診断となり，ESDで切除した。腫瘍の背景は腸上皮化生粘膜に囲まれていた。Type 0-IIc，10×8mm，tub1＞tub2，pT1a，Ul（−），ly（−），v（−），pHM0，pVM0。

（小野尚子）

13. 内視鏡スクリーニング～症例集～

Hp 陰性胃癌

1. 胃底腺型胃癌

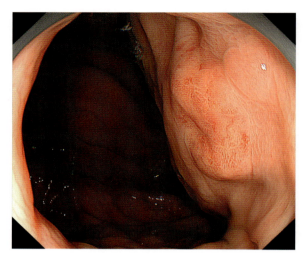

図1　体上部小彎前壁の粘膜下腫瘤様隆起

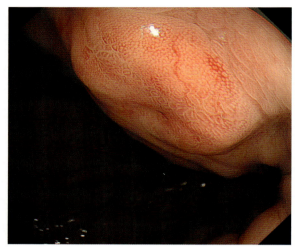

図2　近接像
　　　緊満感があり表層の血管拡張がみられる。

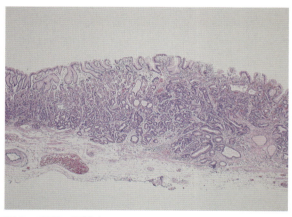

図3　病理　弱拡大
　　　最表層は非腫瘍の腺窩上皮。粘膜筋板に浸潤した胃底腺型胃癌の所見。

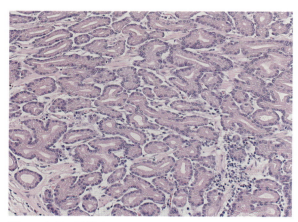

図4　病理　強拡大
　　　主細胞に類似した低異型度腫瘍が充実性に増殖している。

（吉村大輔）

2. 腺窩上皮型胃癌

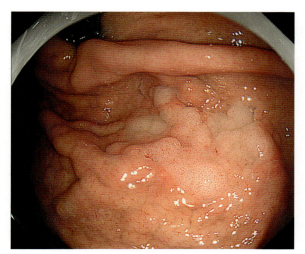

図1 体上部小彎前壁の退色調顆粒状扁平隆起

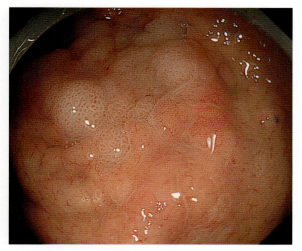

図2 病変の肛門側境界近接像

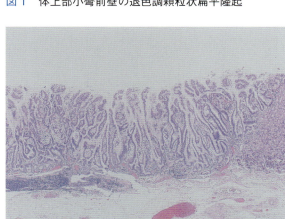

図3 病理　弱拡大
粘膜全層を占め，一部粘膜下層に浸潤した乳頭腺癌の所見。

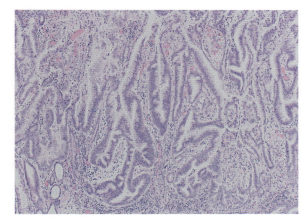

図4 病理　強拡大
丈の高い腺窩上皮に類似している（MUC5AC陽性）。

（吉村大輔）

13. 内視鏡スクリーニング～症例集～

3. 印環細胞癌

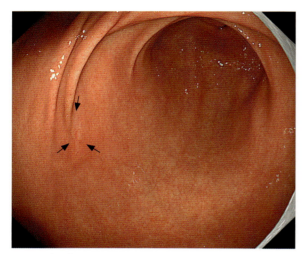

図1 遠景像
　　胃角前庭部前壁の退色調平坦病変。

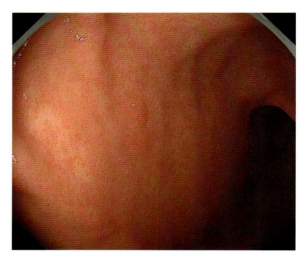

図2 近接像

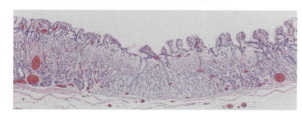

図3 病理　弱拡大
　　粘膜内に限局した印環細胞癌の所見。

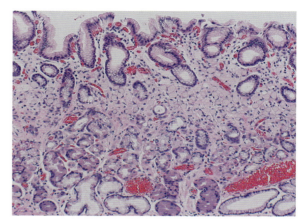

図4 病理　強拡大
　　癌細胞は粘膜固有層腺頚部に限局している。

（吉村大輔）

4. 印環細胞癌

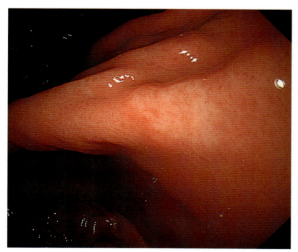

図1 胃角小彎後壁の限局性退色調平坦病変

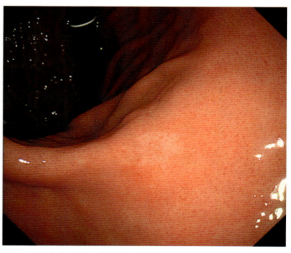

図2 丁寧な見上げ観察が有用であった。

（吉村大輔）

十二指腸

1. 十二指腸腺腫

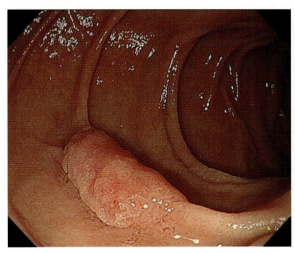

図1 白色光通常観察像
十二指腸下行部に平坦隆起性病変を認める。

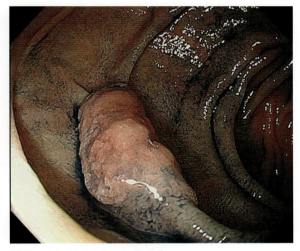

図2 インジゴカルミン散布像

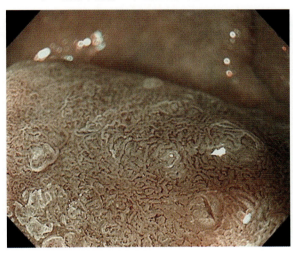

図3 NBI拡大像
病変中心部ではmesh状の微小血管像と一部に白色化を認める。

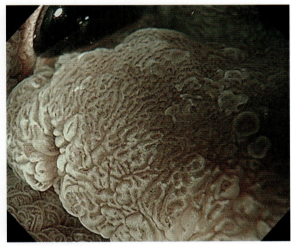

図4 NBI拡大像
病変辺縁部では白色化が著明であり，微小血管像は評価が困難である。

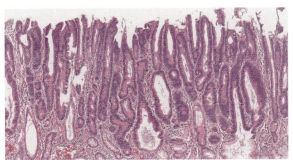

図5 HE染色中拡大像
紡錘形で腫大した核を有する異型細胞の管状増殖を認め中等度異型管状腺腫と診断した。

(遠藤昌樹)

13. 内視鏡スクリーニング〜症例集〜

2. Brunner 腺過形成

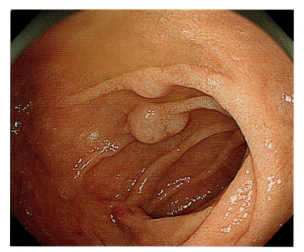

図1 下行部に半円球状の柔らかい粘膜下腫瘍様隆起を認める。

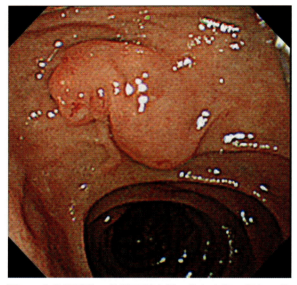

図2 主乳頭近傍に粘膜下腫瘍様の隆起を認め頂部に粘液口を認める。

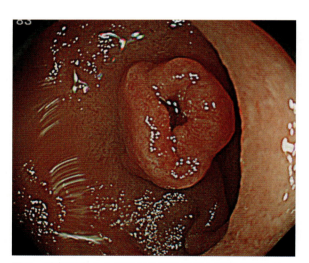

図3 球部に立ち上がりが比較的急峻な隆起を認める。陥凹内部は絨毛構造を認めた。

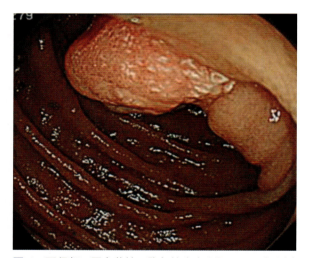

図4 下行部に亜有茎性の隆起性病変を認める。出血例のため内視鏡的切除を施行し，Brunner 腺過形成と診断した。

（遠藤昌樹）

付録　検診（スクリーニング）JED 用語一覧

患者基本情報 1

種別1	種別2	JED Type Ⅳでの必須/非必須	JEDマスタ名称（出力名称） 第一階層	第二階層	第三階層	備考
患者情報	上部消化管	必須	検査目的			
患者情報	上部消化管			対策型（住民）検診		
患者情報	上部消化管			任意型（人間ドック）検診		
患者情報	上部消化管			外来スクリーニング検査		
患者情報	上部消化管		これは任意⇒	有症状		
患者情報	上部消化管					
患者情報	上部消化管	必須	ASA Grade			
患者情報	上部消化管		⇒マスタ上の正式用語は一行目のみ	class 1：（手術となる原因以外は）健康な患者　手術対象の疾患は局所的で，全身障害を起こさない。		
患者情報	上部消化管		附記は検査室に紙などを貼って対応	class 2：軽度の全身疾患をもつ患者　新生児，80歳以上，軽症のDM，HT。高度の肥満，貧血，慢性気管支炎。		
患者情報	上部消化管			class 3：重度の全身疾患をもつ患者　重症DM，中等症以上の肺障害，コントロールされた虚血性心疾患。		
患者情報	上部消化管			class 4：生命を脅かすような重度の全身疾患をもつ患者　MOF		
患者情報	上部消化管			class 5：手術なしでは生存不可能な瀕死状態の患者		
患者情報	上部消化管	必須	抗血栓薬			
患者情報	上部消化管			なし		
患者情報	上部消化管			あり		
患者情報	上部消化管			⇒ありの場合右から選択を推奨	アスピリン（休薬なし）	
患者情報	上部消化管				ワルファリン（休薬なし）	
患者情報	上部消化管				DOAC（休薬なし）	
患者情報	上部消化管				チエノピリジン（休薬なし）	
患者情報	上部消化管				その他の抗血小板薬（休薬なし）	
患者情報	上部消化管				その他の抗凝固薬（休薬なし）	
患者情報	上部消化管				アスピリン（休薬日数を記載）	置換なし
患者情報	上部消化管				ワルファリン（休薬日数を記載）	アスピリン置換
患者情報	上部消化管				DOAC（休薬日数を記載）	シロスタゾール置換
患者情報	上部消化管				チエノピリジン（休薬日数を記載）	ヘパリン置換
患者情報	上部消化管				その他の抗血小板薬（休薬日数を記載）	
患者情報	上部消化管				その他の抗凝固薬（休薬日数を記載）	
患者情報	上部消化管	必須ではない	喫煙			
患者情報	上部消化管			非喫煙者（今まで合計100本または6ヵ月以上吸わず，過去一月も吸っていない）		
患者情報	上部消化管			前喫煙者（今まで合計100本または6ヵ月以上喫煙，過去一月は吸っていない）		
患者情報	上部消化管			現在喫煙者（今まで合計100本または6ヵ月以上喫煙，過去一月毎日喫煙）		
患者情報	上部消化管	必須ではない	飲酒			
患者情報	上部消化管			附記：飲酒日の1日当たりの飲酒量　清酒1合（180mL）の目安：ビール中瓶1本（約500mL），焼酎35度（80mL），ウイスキーダブル1杯（60mL），ワイン2杯（240mL）		
患者情報	上部消化管			習慣飲酒者：週に3日以上飲酒する人		
患者情報	上部消化管			非習慣飲酒者：飲酒するが週2回以下月3回以上の人		
患者情報	上部消化管			機会飲酒者：飲酒するが月2回以下の人		
患者情報	上部消化管			非飲酒者：飲酒をしない人		
患者情報	上部消化管			現在禁酒者：以前は習慣飲酒であったが現在はやめている人		
患者情報	上部消化管	必須ではない	お酒の体質（Flushing反応）			
患者情報	上部消化管			あり		
患者情報	上部消化管			なし		
患者情報	上部消化管		基準⇒	現在，ビールコップ1杯程度の小量の飲酒ですぐ顔が赤くなる体質がありますか？		
患者情報	上部消化管			飲酒を始めた頃の1～2年間は，ビールコップ1杯程度の小量の飲酒で，すぐ顔があかくなりますか		
患者情報	上部消化管			双方 Yes で Flushing 反応あり		
患者情報	上部消化管					
患者情報	上部消化管	必須ではない	悪性腫瘍家族歴（1st degree）			
患者情報	上部消化管			なし		
患者情報	上部消化管			あり		
患者情報	上部消化管	必須	ヘリコバクター・ピロリ感染状態			
患者情報	上部消化管			除菌歴あり　成功		
患者情報	上部消化管			除菌歴あり　失敗		
患者情報	上部消化管			除菌歴有り　判定不明		
患者情報	上部消化管			除菌歴なし　ピロリ検査陽性		
患者情報	上部消化管			除菌歴無し　ピロリ検査未受診		
患者情報	上部消化管			その他（詳細不明，除菌判定前など）		
患者情報	上部消化管	必須ではない	過去検査			
患者情報	上部消化管			まったくの初回検査		
患者情報	上部消化管			半年以内検査		
患者情報	上部消化管			1年未満		
患者情報	上部消化管			1年以上2年未満		
患者情報	上部消化管			2年以上3年未満		
患者情報	上部消化管			3年以上5年未満		
患者情報	上部消化管			5年以上10年未満		
患者情報	上部消化管			10年以上前		
患者情報	上部消化管			不明（このデータが多いとデータが不正確になります）		

付録　検診（スクリーニング）JED 用語一覧

患者基本情報 2

種別1	種別2	JED Type IVでの必須 / 非必須	JED マスタ名称（出力名称）			備考
			第一階層	第二階層	第三階層	
検査情報	上部消化管	必須ではない	鎮痙剤			
検査情報	上部消化管			l-メントール		
検査情報	上部消化管			抗コリン薬		
検査情報	上部消化管			グルカゴン		
検査情報	上部消化管			なし		
検査情報	上部消化管	必須ではない	鎮静・鎮痛剤			
検査情報	上部消化管			BZP		
検査情報	上部消化管			鎮痛薬		
検査情報	上部消化管			プロポフォール		
検査情報	上部消化管			DEX		
検査情報	上部消化管	必須	挿入経路	経口		
検査情報	上部消化管			経鼻		
検査情報	上部消化管			経瘻孔・その他		
検査情報	上部消化管	必須ではない	送気			
検査情報	上部消化管			CO_2		
検査情報	上部消化管			空気		
検査情報	上部消化管	必須ではない	手技開始時間		システムで対応済みの時のみ	
検査情報	上部消化管	必須ではない	手技終了時間		システムで対応済みの時のみ	
検査情報	上部消化管	必須	手技中偶発症			
検査情報	上部消化管			なし		
検査情報	上部消化管			マロリーワイス症候群		
検査情報	上部消化管			出血	可能なら輸血の有無などの詳細を記載	
検査情報	上部消化管			穿孔	可能なら穿孔部位など詳細を記載	
検査情報	上部消化管			鼻出血　Grade2：湧出性出血		
検査情報	上部消化管			鼻出血　Grade3：流出性出血		
検査情報	上部消化管			その他		
検査情報	上部消化管	必須	手技後偶発症			
検査情報	上部消化管			なし		
検査情報	上部消化管			出血		
検査情報	上部消化管			穿孔		
検査情報	上部消化管			肺炎		
検査情報	上部消化管			血栓塞栓症		
検査情報	上部消化管			鼻出血　Grade2：湧出性出血		
検査情報	上部消化管			鼻出血　Grade3：流出性出血		
検査情報	上部消化管			その他		

部位情報

種別１	種別２	臓器	JED マスタ名称 第一階層	JED マスタ名称 第二階層 必須でない	
詳細部位	上部消化管	口腔	口腔底		
詳細部位	上部消化管	口腔	舌		
詳細部位	上部消化管	口腔	硬口蓋		
詳細部位	上部消化管	口腔	頬粘膜		
詳細部位	上部消化管	口腔	上歯肉		
詳細部位	上部消化管	口腔	下歯肉		
詳細部位	上部消化管	上咽頭	自由記載		
詳細部位	上部消化管	中咽頭	上壁		
詳細部位	上部消化管	中咽頭	側壁		
詳細部位	上部消化管	中咽頭	前壁		
詳細部位	上部消化管	中咽頭	後壁		
詳細部位	上部消化管	中咽頭	舌根		
詳細部位	上部消化管	下咽頭	梨状陥凹		
詳細部位	上部消化管	下咽頭	輪状後部		
詳細部位	上部消化管	下咽頭	後壁		
詳細部位	上部消化管	喉頭	喉頭蓋舌面		
詳細部位	上部消化管	喉頭	喉頭蓋喉頭面		
詳細部位	上部消化管	喉頭	披裂喉頭蓋ヒダ		
詳細部位	上部消化管	喉頭	披裂		
詳細部位	上部消化管	喉頭	声門		
詳細部位	上部消化管	吻合部			
詳細部位	上部消化管	自由記載			
詳細部位	上部消化管	食道	Ce		
詳細部位	上部消化管	食道	Ut		
詳細部位	上部消化管	食道	Mt		
詳細部位	上部消化管	食道	Lt		
詳細部位	上部消化管	食道	Ae		
詳細部位	上部消化管	食道	吻合部		
詳細部位	上部消化管	食道	門歯から〜 cm		
詳細部位	上部消化管	食道	上部		
詳細部位	上部消化管	食道	中部		
詳細部位	上部消化管	食道	下部		
詳細部位	上部消化管	食道	胃管		
詳細部位	上部消化管	食道	その他		
詳細部位	上部消化管	胃	U		
詳細部位	上部消化管	胃	M		
詳細部位	上部消化管	胃	L		
			↑上記の表記　あるいは	↓下記の表記，どちらかを施設で選択	
詳細部位	上部消化管	胃	穹窿部	小弯	JED データベース側で『U』で認識
詳細部位	上部消化管	胃	噴門部	大弯	JED データベース側で『U』で認識
詳細部位	上部消化管	胃	体上部	前壁	JED データベース側で『U』で認識
詳細部位	上部消化管	胃	体中部	後壁	JED データベース側で『M』で認識
詳細部位	上部消化管	胃	体下部		JED データベース側で『M』で認識
詳細部位	上部消化管	胃	胃角部		JED データベース側で『M』で認識
詳細部位	上部消化管	胃	前庭部		JED データベース側で『L』で認識
詳細部位	上部消化管	胃	幽門部		JED データベース側で『L』で認識
詳細部位	上部消化管	十二指腸	球部		
詳細部位	上部消化管	十二指腸	上十二指腸角		
詳細部位	上部消化管	十二指腸	下降脚		
詳細部位	上部消化管	十二指腸	下十二指腸角		
詳細部位	上部消化管	十二指腸	水平脚		

付録　検診（スクリーニング）JED 用語一覧

診断情報 1

種別 1	種別 2	種別 3		JED マスタ名称（出力名称）	
			第一階層	第二階層	第三階層
全検査入力必須項目					
	上部消化管	必須項目	萎縮度（木村竹本分類）		
	上部消化管	必須項目		C-0	
	上部消化管	必須項目		C-1	
	上部消化管	必須項目		C-2	
	上部消化管	必須項目		C-3	
	上部消化管	必須項目		O-1	
	上部消化管	必須項目		O-2	
	上部消化管	必須項目		O-3	
	上部消化管	必須項目		A 型胃炎疑い（逆萎縮）	
	上部消化管	必須項目		その他・不明	
全検査入力推奨項目					
	上部消化管	胃 必須項目	内視鏡的胃炎診断		
	上部消化管	胃 必須項目		Hp 感染胃炎（びまん性発赤）	↓下記複数選択可
	上部消化管	胃 必須項目			粘膜腫脹
	上部消化管	胃 必須項目			雛壁腫大・蛇行
	上部消化管	胃 必須項目			鳥肌
	上部消化管	胃 必須項目			萎縮
	上部消化管	胃 必須項目		Hp 感染既往（びまん性発赤の消褪・軽減）	↓下記複数選択可
	上部消化管	胃 必須項目			地図状発赤
	上部消化管	胃 必須項目			雛壁腫大・蛇行
	上部消化管	胃 必須項目			鳥肌
	上部消化管	胃 必須項目			萎縮
	上部消化管	胃 必須項目		Hp 未感染（正色調で光沢のある胃粘膜かつ体下部〜胃角小弯の RAC）	
	上部消化管	胃 必須項目		Hp 鑑別困難	
	上部消化管	胃 必須項目		A 型胃炎	
診断	上部消化管	頭頸部	異常なし		
診断	上部消化管	頭頸部	癌		
診断	上部消化管	頭頸部	癌疑い		
診断	上部消化管	頭頸部	ESD 後		
診断	上部消化管	頭頸部	放射線化学療法後		
診断	上部消化管	頭頸部	放射線療法後		
診断	上部消化管	頭頸部	化学療法後		
診断	上部消化管	頭頸部	手術後		
診断	上部消化管	頭頸部	その他		
診断	上部消化管	食道	異常なし		
診断	上部消化管	食道	腫瘍		
診断	上部消化管	食道		食道癌	
所見	上部消化管	食道		（食道癌　の場合のみ記載）	長径（mm）
所見	上部消化管	食道			0-Ip
所見	上部消化管	食道			0-Is
所見	上部消化管	食道			0-IIa
所見	上部消化管	食道			0-IIb
所見	上部消化管	食道			0-IIc
所見	上部消化管	食道			0-III
所見	上部消化管	食道			Type1
所見	上部消化管	食道			Type2
所見	上部消化管	食道			Type3
所見	上部消化管	食道			Type4
所見	上部消化管	食道			Type5
診断	上部消化管	食道		バレット食道腺癌	
診断	上部消化管	食道		食道癌壁内転移	
診断	上部消化管	食道		食道悪性黒色腫	
診断	上部消化管	食道		食道乳頭腫	
診断	上部消化管	食道		食道粘膜下腫瘍	
診断	上部消化管	食道		食道悪性リンパ腫	
診断	上部消化管	食道	非腫瘍		
診断	上部消化管	食道		逆流性食道炎（GERD）	
診断	上部消化管	食道			Grade N
診断	上部消化管	食道			Grade M
診断	上部消化管	食道			Grade A
診断	上部消化管	食道			Grade B
診断	上部消化管	食道			Grade C
診断	上部消化管	食道			Grade D
診断	上部消化管	食道		食道カンジダ症	
診断	上部消化管	食道		好酸球性食道炎	
診断	上部消化管	食道		食道静脈瘤	
所見	上部消化管	食道		（食道静脈瘤の場合のみ記載）	L＿, F＿, C＿, RC＿
診断	上部消化管	食道		バレット食道	
診断	上部消化管	食道			SSBE
診断	上部消化管	食道			LSBE
診断	上部消化管	食道		食道アカラシア	
診断	上部消化管	食道		びまん性食道痙攣	
診断	上部消化管	食道		マロリー・ワイス症候群	
診断	上部消化管	食道		食道憩室	
診断	上部消化管	食道		異所性胃粘膜	
診断	上部消化管	食道		壁外性圧排	
診断	上部消化管	食道		食道メラノーシス	
診断	上部消化管	食道		グリコーゲン・アカントーシス	
診断	上部消化管	食道	腫瘍内視鏡治療後評価		
診断	上部消化管	食道	その他		

診断情報 2

種別 1	種別 2	種別 3	JED マスタ名称（出力名称）		
			第一階層	第二階層	第三階層
診断	上部消化管	胃	異常なし		
診断	上部消化管	胃	腫瘍		
診断	上部消化管	胃		腺腫	
所見	上部消化管	胃		（腺腫の場合のみ記載）	大きさ（mm 大）
所見	上部消化管	胃			隆起
所見	上部消化管	胃			陥凹
診断	上部消化管	胃		胃癌	
所見	上部消化管	胃		（胃癌の場合のみ記載）	大きさ（mm 大）
所見	上部消化管	胃			0-I
所見	上部消化管	胃			0-IIa
所見	上部消化管	胃			0-IIb
所見	上部消化管	胃			0-IIc
所見	上部消化管	胃			0-III
所見	上部消化管	胃			Type1
所見	上部消化管	胃			Type2
所見	上部消化管	胃			Type3
所見	上部消化管	胃			Type4
所見	上部消化管	胃			Type5
診断	上部消化管	胃		胃粘膜下腫瘍	
診断	上部消化管	胃		胃悪性リンパ腫	
診断	上部消化管	胃			DLBCL
診断	上部消化管	胃			MALT リンパ腫
診断	上部消化管	胃			
診断	上部消化管	胃	非腫瘍		
診断	上部消化管	胃		急性胃粘膜病変（AGML）	
診断	上部消化管	胃		その他の胃炎	
診断	上部消化管	胃		胃潰瘍	
所見	上部消化管	胃			A1stage
所見	上部消化管	胃			A2stage
所見	上部消化管	胃			H1stage
所見	上部消化管	胃			H2stage
所見	上部消化管	胃			S1stage
所見	上部消化管	胃			S2stage
診断	上部消化管	胃		ポリープ	
診断	上部消化管	胃			過形成性ポリープ
診断	上部消化管	胃			胃底腺ポリープ
診断	上部消化管	胃			ポリポージス
診断	上部消化管	胃			その他ポリープ
診断	上部消化管	胃		胃憩室	
診断	上部消化管	胃		異物	
診断	上部消化管	胃			アニサキス症
診断	上部消化管	胃		胃前庭部毛細血管拡張症（DAVE，GAVE）	
診断	上部消化管	胃		門脈圧亢進性胃症（PHG）	
診断	上部消化管	胃		胃静脈瘤	
診断	上部消化管	胃		マロリーワイス症候群	
診断	上部消化管	胃	内視鏡治療後		
診断	上部消化管	胃		その他	記述する
診断	上部消化管	十二指腸	異常なし		
診断	上部消化管	十二指腸	腫瘍		
診断	上部消化管	十二指腸		十二指腸腺腫	
診断	上部消化管	十二指腸		十二指腸癌	
所見	上部消化管	十二指腸		（癌の場合のみ記載）	
所見	上部消化管	十二指腸			十二指腸癌 大きさ(mm 大)
所見	上部消化管	十二指腸			0-I
所見	上部消化管	十二指腸			0-IIa
所見	上部消化管	十二指腸			0-IIb
所見	上部消化管	十二指腸			0-IIc
所見	上部消化管	十二指腸			0-III
所見	上部消化管	十二指腸			Type1
所見	上部消化管	十二指腸			Type2
所見	上部消化管	十二指腸			Type3
所見	上部消化管	十二指腸			Type4
所見	上部消化管	十二指腸			Type5
診断	上部消化管	十二指腸		十二指腸粘膜下腫瘍	
診断	上部消化管	十二指腸		十二指腸悪性リンパ腫	
診断	上部消化管	十二指腸			DLBCL
診断	上部消化管	十二指腸			濾胞性リンパ腫
診断	上部消化管	十二指腸			MALT リンパ腫
診断	上部消化管	十二指腸	非腫瘍		
診断	上部消化管	十二指腸		十二指腸潰瘍	
所見	上部消化管	十二指腸			A1stage
所見	上部消化管	十二指腸			A2stage
所見	上部消化管	十二指腸			H1stage
所見	上部消化管	十二指腸			H2stage
所見	上部消化管	十二指腸			S1stage
所見	上部消化管	十二指腸			S2stage
診断	上部消化管	十二指腸		異所性胃粘膜	
診断	上部消化管	十二指腸		ブルンネル腺過形成	

付録　検診（スクリーニング）JED 用語一覧

処置情報

項目	検査種別	臓器	JED マスタ名称	
			第一階層	第二階層
処置	上部消化管	食道	処置なし	
処置	上部消化管	食道	処置あり	
処置	上部消化管	食道	生検	
処置	上部消化管	食道	ポリペクトミー	
処置	上部消化管	食道	止血（止血剤散布）	
処置	上部消化管	食道	止血（内視鏡的止血術）	
処置	上部消化管	食道	異物除去	
処置	上部消化管	食道	記載できるときは記載⇒	魚骨
処置	上部消化管	食道		PTP
処置	上部消化管	食道		食物
処置	上部消化管	食道		その他
処置	上部消化管	胃	処置なし	
処置	上部消化管	胃	生検	
処置	上部消化管	胃	マーキング	
処置	上部消化管	胃	止血（止血剤散布）	
処置	上部消化管	胃	止血（内視鏡的止血術）	
処置	上部消化管	胃	異物除去	
処置	上部消化管	胃	記載できるときは記載⇒	魚骨
処置	上部消化管	胃		PTP
処置	上部消化管	胃		食物
処置	上部消化管	胃		その他
処置	上部消化管	十二指腸	処置なし	
処置	上部消化管	十二指腸	生検	
処置	上部消化管	十二指腸	止血（止血剤散布）	
処置	上部消化管	十二指腸	止血（内視鏡的止血術）	
処置	上部消化管	十二指腸	異物除去	
処置	上部消化管	十二指腸	記載できるときは記載⇒	魚骨
処置	上部消化管	十二指腸		PTP
処置	上部消化管	十二指腸		食物
処置	上部消化管	十二指腸		その他

索　引

和文索引

あ

アセトアルデヒド脱水素酵素 2 ················ 85
アレルギー ········· 19，21，23，24，26，27，45

い

胃 MALT リンパ腫 ····························192
胃 X 線 ·····2，5，6，15，30，84，98，99，100，
　　　　　103，156，157，170，171，191
胃炎の京都分類 ···· 71，98，106，110，111，116
胃型粘液形質 ·························117，118
胃がん検診 ········ 2，4，5，6，15，21，25，27，
　　　　　65，66，74，84，99，100，116，142，
　　　　　146，147，151，155，156，157，158，
　　　　　159，160，163，166，169，171，172
胃がんリスク ············ 4，25，28，59，71，80，
　　　　　84，97，98，99，102，103，106，
　　　　　110，111，150，156，158，171
胃がんリスク層別化検査 ················99，157
意識下鎮静 ································20，43
胃縦走ひだの口側終末部 ····················95
萎縮 ·········· 4，25，61，71，73，74，77，78，
　　　　　79，80，81，84，95，97，98，99，100，
　　　　　102，106，107，108，109，110，111，
　　　　　113，114，116，117，118，119，121，
　　　　　131，132，133，148，156，171，181，
　　　　　183，185，186，190，191，192，202
胃上皮化生 ······························57，62
胃静脈瘤 ·················· 29，57，59，60，203
異所性胃粘膜 ······ 58，86，122，125，202，203
異所性膵 ························124，125，126
胃腺腫 ···················· 61，100，187，190
胃底腺型胃癌 ·······················117，118，194
胃底腺ポリープ ············ 53，57，59，107，
　　　　　　　　　　　118，180，203
胃内視鏡検診 ····· 2，5，6，9，10，17，53，57，
　　　　　74，155，158，160，161，162，163，164，
　　　　　165，167，168，169，170，171，172，173

胃内視鏡検診運営委員会 ······ 9，10，161，162，
　　　　　　　　　　　165，167，171，173
胃粘膜萎縮 ············ 84，95，97，98，99，100
胃噴門部癌 ·····························95，117
印環細胞癌 ·······················116，118，196
インジゴカルミン法 ·························136
飲酒歴 ·····································22
咽頭麻酔 ········· 14，23，35，36，39，46，88
咽頭リンパ装置 ······························57

う

ウォータープリーズ ·························12

お

黄色腫 ··············53，57，59，78，106，107，
　　　　　　　　109，110，111，181

か

潰瘍瘢痕 ·················· 59，60，82，148
潰瘍病変 ·································56，60
過形成性ポリープ ········ 53，57，59，81，100，
　　　　　107，109，110，111，113，117，181，203
過誤腫 ····································126
過酢酸製剤 ·································50
ガスコン水 150mL 法 ··················67，68
画像強調観察 ··········· 35，57，71，74，135
画像強調機能 ····························11，71
画像点検 ·········· 9，161，162，165，166，173
家族性びまん性胃癌 ·························118
観察方法 ···································140
感染症 ···················· 28，49，73，167，169
癌の家族歴 ································119

き

既往歴 ········· 19，21，25，27，147，150，173
喫煙歴 ·····································23
逆流性食道炎 ···· 42，58，86，92，93，148，202
キャパシティ ·················· 2，3，6，84，161，
　　　　　　　　　　　163，171，172
休薬 ·················· 14，19，21，22，29，30，

205

31，32，46，53，199
教育 ･･････････････ 4，5，6，8，12，54，73，83，
84，151，152，154，155，156，158，
160，162，163，171，173
狭帯域光観察 ･･･････････ 16，35，128，135
京都分類 ････････････････････････148
局所血管収縮剤 ･････････････ 36，37，38，39
曲率半径 ･･･････････････････ 67，68，70，71

く

偶発症 ････ 7，12，13，14，15，16，17，19，30，
36，39，42，44，45，46，148，149，150，
152，157，160，161，162，165，168，
169，170，171，172，173，200
グリコーゲンアカントーシス ･･････････ 57，58
クリスタルバイオレット染色拡大内視鏡所見
･････････････････････････････････122
グルタラール製剤 ････････････････････50

け

経口 ･･･････ 11，14，15，16，17，31，35，36，
74，89，167，172，200
経口内視鏡 ･･･････ 11，12，19，24，35，36，37，
65，66，68，162
経口補水液 ････････････････････････33
経鼻内視鏡 ･･････ 11，12，13，15，17，19，23，
24，26，27，29，35，36，53，65，
66，67，68，70，71，73，82，89，
148，149，160，162，170
頸部異所性胃粘膜島 ････････････････････57
血管拡張症 ･･････････････ 53，57，59，203
血清 *H.pylori* 抗体価 ･･････････････ 102，103
研修カリキュラム ･･･････････ 8，167，169，173
検診 ･･･････ 2，3，4，6，7，9，10，11，12，14，
25，30，32，42，53，65，84，99，146，
147，148，149，150，151，155，156，
157，159，160，161，162，165，166，
167，168，169，170，171
検診システム ･･･････････ 4，5，6，103，158
検診に付随して行われる生検 ････････････57

こ

抗血栓薬 ･･･････ 14，15，19，22，26，27，29，30，
31，32，33，34，46，53，147，
150，161，164，170，199
高水準消毒 ･･････････････ 49，50，51，163
固定液 ･･････････････････････ 55，56

さ

酢酸 ･･･････････ 60，61，63，85，93，94，135，
136，137，178，179
柵状血管 ･･･････････････ 94，95，117，178
撮影部位 ･････････････ 65，74，78，164，173

し

ジアゼパム ･･･････････････････ 44，45，46
色素法 ･････････････････ 135，136，140，141
自己免疫性胃炎 ･･･････････ 98，99，106，113，
114，185，190
質的診断 ････････････ 78，93，123，136，138，
141，150，156，178
指導体制 ･････････ 152，154，155，162，173
死亡抑制 ･･････････････････････ 143，144
十二指腸腺腫 ･･･････････････ 122，197，203
皺襞腫大 ･････････････ 98，99，106，111
絨毛（villi）･･････ 117，118，121，122，123，
125，126，187，198
出血リスク ･･･････ 21，29，31，53，54，59，60
消毒剤 ･････････････････････････ 50，51
上部消化管内視鏡スクリーニング検査
･･･････････ 21，26，152，153，154，160
消泡剤 ･･･････････････････････ 35，67
除菌後胃癌 ････････････････････ 113，187
除菌後発見胃癌 ････････････････････191
食事 ･･･････････････ 19，24，26，33，34
食道胃逆流症 ･･･････････････････ 85，92
食道胃接合部癌 ･･･････ 92，93，94，95，117
神経内分泌腫瘍 ････････････････ 113，123

206

す

スクリーニング JED ・・・・・・・・・・・・・・・・・・・・・・ 6
スティック法 ・・・・・・・・・・・・・・・・・・・・・・・・・・ 37，39
スプレー法 ・・・・・・・・・・・・・・・・・・・・・・・・・・・・ 36，37

せ

生検鉗子 ・・・・・・・・・・・・・・・・・・・・・・・ 49，53，54
生検診断 ・・・・53，54，55，62，63，64，117，118
生検に伴う主な合併症 ・・・・・・・・・・・・・・・・・・・ 55
生検病理依頼書 ・・・・・・・・・・・・・・・・・・・・・・・・・ 56
生検不良 ・・・・・・・・・・・・・・・・・・・・・・ 53，61，63
生検率 ・・・・・・・・・・・・・・・・・・・・・・・・・・ 57，168
精度管理 ・・・・2，3，4，5，6，7，9，15，65，67，
　　　　73，84，154，156，157，158，159，160，
　　　　162，163，165，166，168，170，172
絶食時間 ・・・・・・・・・・・・・・・・・・・・・・・・・・・・・・・ 33
腺窩上皮型胃癌 ・・・・・・・・・・・・・・・・・・・・・・・・ 195
腺腫 ・・・・・・・・・・・62，63，64，79，81，121，122，
　　　　123，125，126，143，148，203
腺腫発見率（ADR）・・・・・・・・・・・・・・・・・・・・ 143
専門医制度 ・・・・・・・・・・・・・・・・・・・・・ 8，10，154

そ

早期胃癌 ・・・・16，81，118，119，130，133，136，
　　　　137，138，139，140，141，148，178，193
早期咽喉頭癌 ・・・・・・・・・・・・・・・・・・・・・・・ 88，90
狙撃生検 ・・・・・・・・・・・・・・・ 53，63，64，87，90

た

対策型内視鏡検診 ・・・・・・・・・・57，156，157，158，
　　　　　　　　159，163，164
タコイボびらん ・・・・・・・・・・・・・・・・・ 53，57，59
多剤服用症例 ・・・・・・・・・・・・・・・・・・・・・・・・・・ 32
ダブルチェック ・・・・・・3，6，9，10，72，74，78，
　　　　82，154，158，160，161，162，163，164，
　　　　165，166，168，169，171，172，173
単剤 ・・・・・・・・・・・・・・・・・・・・・・・・ 32，42，44

ち

チェックリスト ・・・・・・・・・・・・・・ 160，169，172
地図状発赤 ・・・・・・ 106，110，112，183，186，202
注入法 ・・・・・・・・・・・・・・・・・・・・・・・・・・ 37，39
腸上皮化生 ・・・・・・71，73，80，97，98，99，106，
　　　　107，109，110，111，112，116，117，
　　　　131，133，136，182，190，193
鎮痙剤 ・・・・・・・・・・・・・・・・・ 38，39，73，148，200
鎮静 ・・・・・・・・・・15，19，20，21，22，23，24，35，
　　　　42，43，44，45，46，48，95，
　　　　117，144，152，153，154
鎮静薬・鎮痛薬 ・・・・・・・・・・・・・・・・・・・・・・・・ 15
鎮痛 ・・・・・・・・・・・・・・・・・・・・・・・・ 42，43，45

て

データベース ・・・・・・・・ 142，143，144，145，146，
　　　　　　　　154，161，165，166，201
データベースシステム ・・・・・・・・・・・・・・・ 6，144
デクスメデトミジン ・・・・・・・・・・・・・・ 42，45，46
点状発赤 ・・・・・・・・ 99，106，107，108，109，110

と

読影委員会 ・・・・・・・・ 3，4，9，10，161，163，164，
　　　　　　165，166，167，168，171，172，173
鳥肌 ・・・・・・・・・・・・・ 98，99，106，107，109，110，
　　　　112，113，182，202

な

内視鏡検診 ・・・・・・・・ 2，3，4，5，6，10，14，30，
　　　　55，57，65，66，74，78，84，149，
　　　　156，157，158，159，160，161，
　　　　162，165，170，171，172，173
内視鏡処置具 ・・・・・・・・・・・・・・・・・・・・・ 51，52
内視鏡専門医 ・・・・・・・・・ 8，155，156，157，158，
　　　　　　　　162，163，172
内視鏡送水装置 ・・・・・・・・・・・・・・・・・・・・・・・・ 12
内視鏡二次精検精度管理委員会 ・・・・・・・ 157，159

207

に

二次内視鏡精検実施医の条件 ·················· 157
二重読影 ································· 72，73
日本消化器がん検診学会認定医 ··· 9，162，163
乳頭腫 ···························· 57，58，202

ね

粘膜下腫瘍 ··········· 57，58，59，84，124，125，
126，198，202，203
粘膜腫脹 ···106，107，108，109，110，181，202
粘膜内癌 ···························· 122，123

は

ハイリスク群 ············· 88，112，114，171
白色化 ··················· 93，122，131，197
白濁粘液 ·········· 106，107，108，109，181
バルサマウス ····························· 90
バレット腺癌 ························· 178
範囲診断 ···117，136，137，138，140，178，188

ひ

鼻腔内前処置 ····························· 66
鼻腔粘膜収縮剤 ························· 66
鼻腔麻酔 ··············· 14，19，36，46，67
鼻出血 ············· 13，14，15，17，27，66，
170，172，200
鼻痛 ························· 13，14，66
ピットフォール ··········· 65，67，69，70，72
びまん性発赤 ······· 71，72，78，99，102，106，
107，108，109，110，130，131，
132，181，183，191，202
標準化項目選択 ························· 146
標準撮影 ··················· 74，78，164
標準的撮影法 ··············· 65，67，164
病理医との十分な対話 ················· 118
拾い上げ ············· 93，131，136，137，138，
141，152，163，187
ピロリ菌 ······ 4，19，25，27，28，42，52，70，
71，72，73，121，144，147，171

ふ

フィードバック体制 ············· 142，143，144
フタラール製剤 ················· 50，51
不利益 ······· 7，16，30，53，54，84，152，160，
162，168，169，170，173
フルニトラゼパム ················· 44，45，46
フルマゼニル ···················· 45，47，48
ブルンネル腺過形成 ················· 125，203
プロポフォール ··· 24，35，45，46，47，48，200

へ

平坦・陥凹病変 ····················· 60，61
ペプシノゲン ················· 98，99，190
ヘリコバクター・ピロリ未感染胃癌
····················· 116，118，119
ベンゾジアゼピン系薬剤 ················· 42

ほ

ホルマリン液 ····························· 55

み

ミタゾラム ····················· 44，45，46

も

問診 ········· 21，28，39，43，86，88，102，
103，147，160，167

や

山形県における胃がん検診のあゆみ ·········· 155

よ

ヨード染色 ······· 21，58，74，86，87，88，129，
135，136，175，177
ヨード染色法 ··············· 57，135，136

ら

ラベンダー色 ················· 112，131，133，193

り

リスク因子 ················· 14，23，25，59，92，
93，117，150
リスク層別化 ····· 4，84，86，92，97，99，102，
103，106，116，121，148，157
隆起病変 ································· 60，61，62
リンパ管拡張症 ························ 57，59，62

ろ

露出血管 ······································ 57，60
濾胞性リンパ腫 ················ 62，124，125，203

わ

ワルファリン ····· 21，28，29，30，31，32，199

欧文索引

A

ABC 分類 ················· 4，99，100，102，103，
157，158，171
ABC 分類（胃がんリスク層別化検査）併用
胃がん胃炎 X 線検診の導入 ················· 157
AFI ··· 16
AIM ····························· 136，137，138
ASA 分類 ····························· 43，44
A 型胃炎 ········· 98，99，106，111，113，114，
119，180，185，190，202

B

background coloration：BGC ·················· 87
Barrett 食道癌 ···················· 92，93，95，136
BLI ·················· 16，65，74，87，121，128，
130，131，133，192
BLI-bright ··· 68，73，128，129，130，131，192
Blue Laser Imaging ············· 16，65，87，128，
135，177
brownish area ·············· 57，87，88，89，90，
129，175，177
Brunner 腺 ··························· 121，122
Brunner 腺過形成 ············· 57，59，62，198

D

deeper cut ································· 63，64
demarcation line ············· 93，95，138，140，
178，187，192
DL ··· 138，139，140，141，178，187，188，189
DOAC ······························· 31，32，199

E

E 群（eradication 群）························· 102

F

Flushing 反応 ···························· 147，199

H

H.pylori ···················· 59, 84, 97, 98, 107, 110, 111, 112

H.pylori 除菌治療 ············ 100, 103, 156, 191

H.pylori 陽性胃炎 ································· 130

I

IRI ··· 16

J

Japan Endoscopy Database ········ 5, 142, 146, 154, 165

JED ··············· 5, 6, 8, 142, 146, 147, 148, 149, 150, 151, 165, 199, 200, 201, 202, 203, 204

JED プロジェクト ············· 46, 142, 143, 145

L

LCI ······· 16, 65, 72, 73, 87, 112, 121, 128, 129, 130, 131, 132, 133, 191, 192, 193

Linked Color Imaging ········· 16, 65, 87, 112, 128, 177

M

MESDA-G ······················· 139, 140, 141

micro-surface pattern ········ 138, 139, 140, 141

micro-vascular pattern ······ 138, 139, 140, 141

Minimal Standard Endoscopic Database： MESD-J ································· 146, 147

N

Narrow Band Imaging ····· 16, 57, 65, 87, 88, 89, 112, 135, 175

NBI

NBI ············· 16, 57, 58, 60, 62, 65, 74, 87, 88, 90, 93, 95, 112, 113, 121, 123, 125, 130, 131, 135, 137, 138, 140, 141, 178, 179, 182, 184, 185, 187, 188, 189, 197

P

pine cone pattern ····················· 123, 124

pink color sign ······· 58, 86, 87, 129, 175, 177

post-anesthesia discharge scoring system： PADSS ································· 48

Q

Quality indicator（QI）···················· 142, 154

R

RAC ············· 71, 72, 78, 99, 106, 107, 108, 111, 116, 180, 202

regular arrangement of collecting venules ·································· 71, 99, 107, 116

S

SB 生検鉗子 ·································· 13

SMT ···························· 57, 59, 61, 62

Spaulding の分類 ························· 49, 51

V

Valsalva 法 ······························ 89, 90

数字

1 症例 1 情報 ······························ 148

1 病変 1 情報 ······························ 148

おわりに

　有効性評価に基づく胃がん検診ガイドライン（2014年度版）では，対策型胃がん検診においても内視鏡検診が胃X線検査と同様に推奨されました。これに伴い新たに内視鏡検診を導入，あるいは導入を予定している自治体が増えております。しかし胃がん内視鏡検診は始まったばかりで，各地域において手探り状態で開始しています。内視鏡検査が胃がん検診に導入されたことを受け日本消化器内視鏡学会では，内視鏡検診・健診ありかた委員会を設置いたしました。内視鏡学会では田尻理事長が中心となり，現在胃がん内視鏡検診の導入状況を各支部長にお願いして状況を把握しております。自治体へのヒアリング（人口10万以上282自治体）では，導入済22%，導入予定17%とわずかです。各医師会・自治体とも住民から内視鏡検診の希望が多く，早急に導入するよう鋭意準備を進めておられる状況です。内視鏡検査はすでに病院からクリニックまで広く行われておりますが，これまでとの大きな違いは対策型検診として内視鏡検査を行うことです。したがって内視鏡検査の標準化・精度管理が要求され，検査機関・検査医の選定をはじめ，内視鏡機器の消毒も含めたリスクマネジメント，内視鏡写真のダブルチェック体制，さらには対象者の集約化や検診期間も検討されています。現在各自治体が地区医師会と協力し内視鏡検診委員会を立ち上げ"対策型検診のための胃内視鏡検診マニュアル"を参考にシステムを作成しておられます。本書は巻頭言にて，田尻先生が述べておられるように内視鏡検診・健診の立場から，対策型検診だけでなく，内視鏡スクリーニングにおける内視鏡検査の前処置から，撮影方法，さらに検診JEDまで記載されています。より良い内視鏡検診・健診を先生方とご一緒に考えていきたいと思っております。よろしくお願い申し上げます。

東京医科大学病院内視鏡センター

河合　隆

上部消化管内視鏡スクリーニング検査マニュアル

2017 年 5 月 10 日　第 1 版発行

監　修　日本消化器内視鏡学会
発行者　鈴木文治
発行所　医学図書出版株式会社
〒 113-0033 東京都文京区本郷 2-29-8
Tel: 03-3811-8210 Fax: 03-3811-8236
ホームページ　http://www.igakutosho.co.jp
印刷：木元省美堂／製本：フォーネット社

検印
省略
2017

ISBN978-4-86517-216-4
定価　（本体 4,800 円 + 税）

・本書に掲載された著作物の翻訳・複写・転載・データベースへの取り込みおよび送信に関する許諾権は，小社が保有します。
・ JCOPY ＜㈳出版者著作権管理機構委託出版物＞
本書の無断複写は，著作権法上での例外を除き禁じられています。複写される場合は，そのつど事前に㈳出版者著作権管理機構
（電話: 03-3513-6969，FAX: 03-3513-6979，E-mail: info@jcopy.or.jp）の許諾を得てください。